The Ketogenic Bible

生酮！

深入细胞层面解读有关生酮饮食的一切

［美］雅各布·威尔森 ［美］莱恩·罗力◎著 乔 鹏◎译

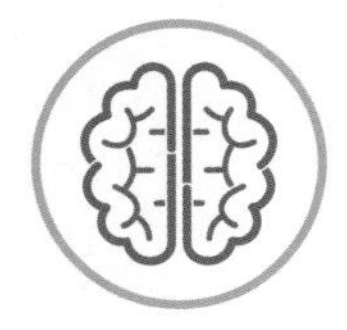

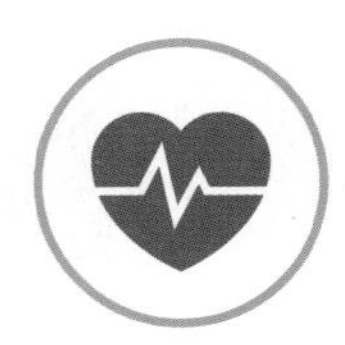

北京科学技术出版社

著作权合同登记号　图字：01-2021-4946

图书在版编目（CIP）数据

生酮！/（美）雅各布·威尔森，（美）莱恩·罗力著；乔鹏译．—北京：北京科学技术出版社，2021.11（2024.11 重印）
书名原文：THE KETOGENIC BIBLE
ISBN 978-7-5714-1791-8

Ⅰ．①生… Ⅱ．①雅… ②莱… ③乔… Ⅲ．①减肥—食物疗法 Ⅳ．① R247.1

中国版本图书馆 CIP 数据核字（2021）第 175689 号

策划编辑：宋　晶
责任编辑：白　林
图文制作：赵玉敬
责任印刷：张　良
出 版 人：曾庆宇
出版发行：北京科学技术出版社
社　　址：北京西直门南大街 16 号
邮政编码：100035
电话传真：0086-10-66135495（总编室）
　　　　　0086-10-66113227（发行部）
网　　址：www.bkydw.cn
印　　刷：北京利丰雅高长城印刷有限公司
开　　本：720 mm × 1000 mm　1/16
字　　数：354 千
印　　张：14.25
版　　次：2021 年 11 月第 1 版
印　　次：2024 年 11 月第 6 次印刷
ISBN 978-7-5714-1791-8

定　价：89.00 元

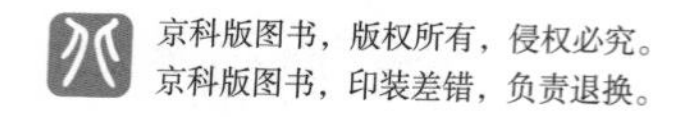

致　谢

如果说我看得比别人更远些，那是因为我站在巨人的肩膀上。

——艾萨克·牛顿爵士

本书是一群优秀的人共同努力的成果，他们激励我们将研究做好做透，陪伴着我们一步步向前。如果没有他们，就不会有这些研究，也不会有这本书。

在这里，我们想先感谢一下给予我们灵感和帮助的朋友及同仁：维多利亚·阿德勒斯、彼得·阿提亚博士、汤姆·比利厄、卢西亚诺·布鲁诺、斯蒂芬·坎南博士、多米尼克·达戈斯蒂诺博士、大卫·戴蒙德、布鲁诺·法尔考、贝拉·法尔科尼、乔希·费尔德、格伦·芬克尔、肯·福特博士、安迪、萨尔·福利瑟拉、杰森·冯博士、本·格林菲尔德、克里斯·哈丁、马丽雅·霍兰德博士、乔丹·乔伊、Ketogains和Ketovangelist相关社团人员、埃里克·科索夫博士、艾米丽·马奎尔、德鲁·曼宁、叶曼尼·梅萨、吉米·摩尔、玛丽·纽波特博士、蒂姆·诺克斯、丹尼尔·奥雷戈、本·帕库思、罗恩、莎伦·潘那、大卫·珀尔马特博士、史蒂芬·菲尼博士、克雷格·派瑞森朵夫、安吉拉·波夫博士、麦克·罗伯茨博士、奥伯恩团队、艾德丽安·舍克博士、托马斯·赛弗里德博士、蒂姆·司快特、卡伦·汤普森、布莱恩·安德伍德、Victory Belt团队、琳恩·沃格尔、杰夫·沃雷克博士、肖恩·威尔斯、艾瑞克·韦斯特曼博士、托德·怀特、罗柏·沃尔夫等。

身边能有这么多的“巨人”，我们备感荣幸。他们都已经在相关领域有所建树，而且在不断致力于改变人们的生活，造福整个世界。感谢他们对我们的指导和帮助。

团队合作就是为了一个共同目标一起工作。这种合作能力将个人成就引向组织目标。它是让普通人获得超常结果的燃料。

——安德鲁·卡耐基

你的团队有多优秀，你就会有多优秀。幸运的是，我们的团队相当优秀，我们其中的每一个人都成了彼此真正的家人。这里的每一个人都为这本书贡献了自己的力量，如果没有他们，这本书也不能问世。他们是：安德烈斯·阿耶斯塔、安德鲁·巴宁格、山姆·比勒、亚历克斯·伯顿、贾丽萨·哈里斯、保罗·豪瑟、阿什利·霍利博士、克里斯·埃尔文、马修·夏普、马特·斯蒂芬、威廉·华莱士、阿卡迪亚·韦伯，以及我们所有的培训人员。团队中的所有人都致力于通过科学创新改变生活，他们的精神让我们记忆犹新。这种精神贯穿全书，为此，我们深表感激。

当一切都糟糕透顶时，站在你身边毫不退缩的人，就是你的家人。

——詹姆·布契

我们真心希望把这本书献给我们的家人和朋友，感谢他们坚定不移的支持，特别是在过去的这几年里对我们的包容和理解。为了完成这本书，我们牺牲了周末甚至假期，但是我们的家人和朋友却一直在我们身边给予我们支持。我们想对家人（安妮塔、弗洛伊德、斯蒂芬妮、加布里埃尔、劳德尔，以及琼、盖伦和史蒂文）说，感谢你们在深夜打来的慰问电话以及在我们最需要帮助的时候一直陪在我们的身边。你们的爱和建议帮助我们克服了重重困难，我们也希望能像你们一样，激励和帮助其他更多的人。我们非常爱你们每一个人，希望这本书能成为我们改变世界的决心的象征。

推荐序

这是我近期最希望读到的书籍之一。

我从事了30多年的妇产科临床工作，其中有25年专攻妇科内分泌方面的疾病。在我的行医生涯中，多囊卵巢综合征是让我感觉非常棘手的难题之一。大家可能对多囊卵巢综合征不太了解，调查显示在我国每10个育龄妇女中就有1～2人是多囊卵巢综合征患者。多囊卵巢综合征是导致我国女性不孕的最主要原因，多囊卵巢综合征患者即使顺利怀孕，其流产率也很高——超过40%。

科学的生酮饮食可以有效改善多囊卵巢综合征相关症状。生酮饮食的出现让多囊卵巢综合征这个棘手的难题有了解决的办法。作为医生，我已经用生酮饮食帮助了数十位因患多囊卵巢综合征而不能顺利怀孕的肥胖女性。经过一段时间的实践后，她们均成功减重、恢复月经、顺利怀孕。

生酮饮食领域有不少奥秘，这本书就像向导一样，带着我们去探索。本书的作者深入剖析了生酮饮食的本质，旨在让大家真正搞懂什么叫生酮饮食，以及生酮饮食究竟有什么用。执行生酮饮食法时，可以生成葡萄糖的底物（包括非纤维性碳水化合物和生糖氨基酸等）的摄入量非常低，以至于身体需要以燃烧脂肪为主，这可以有效避免血糖水平的波动，进而减轻饥饿感；生酮饮食是对抗饥饿感（减肥大敌）的有力武器，这就是本书作者想告诉读者的主要观点之一。另外，作者还详细介绍了执行生酮饮食法的过程中会用到的多个窍门。在讲解方式上，全书配有多个生动故事，并穿插智者名言。相信我，静心去读，必有收获。

白文佩
北京大学医学部教授
首都医科大学教授、主任医师
妇产科学博士研究生导师

推荐序

大众对人体的了解远比我们想象的要少得多。例如，我们随机在路上找一个人，问他一个关于人体的问题：“人体细胞主要靠什么供能？”相信许多人一定回答：“是葡萄糖。”这个答案并不算错，只是不够全面和完整。事实上，除了葡萄糖之外，还有一种脂肪酸的分解产物（酮体）也同样可以充当人体的能源。而且，酮体可能是比葡萄糖更加高效的能源。这些知识，大多数人并不了解。

作为在肿瘤科工作了30年的医生，我经常直面患者的痛苦与死亡。为了找寻癌症更深层次的病因与更有效的解决方案，我查阅过很多的关于生酮饮食的文献，深切地体会到在浩瀚的文献中寻找到有用的信息并建立起完整知识体系的不易。

所以，当我拿到这本书时，我忍不住向大家推荐它。这是一本基于700多篇科研论文写作而成的权威著作，作者在书中深入浅出地对生酮饮食进行了全方位的讲解。在读这本书时，我收获良多；看完全书后，那些曾经困扰我的问题都不再是问题。因为我在这本书里找到了详细的解释，这些解释从原理出发，基于科学的研究和近千篇参考文献，真正客观、真实、可信。最难能可贵的是，这本书的作者并不是简单地转引枯燥难懂的文献，而是用生动通俗的语言对那些文献进行阐释。总之，该书语言通俗易懂，是真正意义上的通俗科普图书。

无论你是专业人士，还是对生酮饮食略懂一二的生酮爱好者，亦或是完全不了解生酮饮食的普通人，只要你想深入系统地了解生酮饮食，这本书都是你家中必备的。

相信我，它非常值得一读。你想了解的有关生酮饮食的知识，这本书都可以提供！

李枫

江苏省肿瘤医院主任医师

推荐序

我是从事临床工作30余年的内科医生，就在我面临传统医学对慢性代谢性疾病束手无策的困境之时，我接触到了功能医学，并将此运用到我的临床治疗中，近3年来，我不断地学习和实践。通过用低碳生酮饮食法改变患者的生活方式，并让患者补充其所需的营养素，我成功地帮助我的众多患者从糖尿病、心脑血管疾病、高血压、脂肪肝、肾病、癌症的痛苦中解脱出来。他们中的绝大多数摆脱了药物的束缚，过上了正常健康的生活。

近年来，为了工作，我接触并拜读了大量国内外有关低碳生酮饮食的书籍和资料。近期，好友给我寄来了这本书。阅读完此书后，我无比震撼，此书科学全面深入地讨论与剖析了生酮饮食对人体健康的影响，以及其可以逆转慢性病的原理，它堪称有关生酮逆转慢性病的书籍中最为精彩的一本。虽然我已经用低碳生酮饮食成功地帮助了众多患者，但此书仍解开了我的很多迷思。书中提出的酮体是人体的第四种宏量营养素这一观点，指导我深入系统地研究如何打开人体的能量库来逆转慢性病。

我强烈推荐大家一定要阅读此书，它会使我们受益终身。

王彤

天津市第一中心医院肾科主任医师

推荐序

生酮饮食近几年才逐渐进入国人的视野，但它在美国等发达国家已风靡数十年，这很大一部分要归因于在那些国家，有数量众多的专家学者从各种不同的角度写出一部部畅销著作。

虽然在我国目前已经能够见到一些关于生酮饮食的译作，但这部由美国学者威尔森和罗力合著的著作依然令我惊喜不已。它构建了关于酮体的系统的知识体系。据我所知，这是第一部以酮体为主题的著作。酮体在医学界一直是赫赫有名的“毒物”，厚厚一本《内科学》唯一涉及酮体的内容就是糖尿病酮症酸中毒，因此所有接受过医学教育的从业人员对酮体都有一种本能的反感和恐惧。然而，这本书却向我们揭示了酮体不为人知的那一面，即它对全身器官的保护作用和对各种疾病的疗效。另外，作者还在书中向读者详细介绍了关于酮补剂的各类知识。即使在欧美国家，酮补剂也是保健品领域内近年才涌现出的新贵，在我国连萌芽都谈不上。不过相信这部译作面世后，可能加速我国的保健品行业的发展，使保健品行业出现酮补剂这样一个细分品类。

除了上面提到的，这本书还有一个令人惊喜之处，就是作者在书中详细地讲述了生酮饮食的历史。几乎每部关于生酮饮食的著作都会提及生酮饮食的历史，但没有哪本书像本书这样讲解得如此清晰完整。很多以往令我疑惑的历史细节在这本书中都有清晰呈现，令我看后恍然大悟。

这部译作必然能以其丰富系统的知识和通俗易懂的语言俘获中国读者的心。

殷峻

博士生导师

上海交通大学附属第六人民医院主任医师

推荐序

这真是一本难得的介绍生酮饮食的好书。

翻开这本书，我就立刻被它深深吸引。作者是提问题和讲故事的高手，这本书从头至尾充满着一个又一个生动的故事。在生酮饮食的基础知识章节中，作者讲了乔治－卡希尔博士邀请6名学生参加为期8天的断食实验的故事，这个实验首次向世人证明除了葡萄糖之外，人类大脑还有另一种能量来源——酮体。第二章的短短15页中，作者用简洁的文字介绍了几十年来脂肪如何被妖魔化的历史，还介绍了生酮饮食的复兴之路。书中更有专门章节介绍执行生酮饮食时三大宏量营养素及电解质的科学配比、实用的生酮入门小贴士、酮补剂及其市场前景等。在生酮饮食的潜在应用这一章节中，作者摆事实、讲故事（基于大量的基础研究和临床研究循证证据），讲述了生酮饮食及酮补剂对减肥、提升运动表现、抗衰老的作用，以及对心脑血管疾病、精神神经性疾病、自身免疫性疾病等慢性病的治疗效果。

每一位忠实的低碳生酮者都深信不疑：食物是治病的良药。这份深信源于大家日复一日、年复一年的实践和探索。我们有着不同的健康问题，我们尽自己所能尝试生酮、间歇断食、每日一餐、无麸质、纯肉饮食等饮食方法，收获的是恢复健康的喜悦，是宝贵的实践经验，但同时我们也不得不承认心中仍然有很多的问题待解决。这本书解答了我的很多疑问，而且更重要的是，它开拓了我的思路，给了我很多的启发。

无论你是低碳饮食的初学者，还是低碳饮食领域的资深大咖，这本书对你而言都是一本非常实用的参考书。

周华
博士
深圳市宝安区中心医院低碳医学门诊主任医师
2021年7月20日于深圳

序言

有人说，人生如眨眼的一瞬，这一瞬可飘散如烟，也可惊天动地。我们所受到的教育告诉我们，要选择惊天动地，要去启发他人。我们将其视为一种使命，希望可以借生酮饮食来启发他人，改变世界。

追根溯源：雅各布的故事

我的故事要从美国加利福尼亚州的里士满这个城市开始讲起。我的父亲弗洛伊德和母亲安妮塔是世界上最好的父母，他们从小在旧金山长大，小时候的生活也都不富裕。为了抚养我和哥哥长大成人，让我们接受良好的教育，我父亲有时会做三四份工作。我记得每当我带回家一幅画、一首诗或一篇作文时，我的父母都会给我很多奖励。他们让我觉得，我画的那潦草的肖像画连毕加索都会引以为荣。在我5岁左右的时候，父母第一次给我买了万圣节服装——一套科学家套装。套装里面有一件实验服、一副夸张的眼镜和一套化学仪器。当时一穿上实验服，我就马上明确了自己的理想：我要成为一名科学家。这一时刻并没有转瞬飘散，而是深深地留在了我的记忆中。

我有一个哥哥，所以你应该能想象到，我的母亲必须像个超人一样才能应付顽劣的我们。我父亲沉迷于体育运动，我们也因此去学习了冰球。我特别喜欢冰球，国家冰球联盟史上的每一位重要运动员的名字我都能如数家珍地说出来。高中毕业两年半后，我想在人生最重要的时刻挑战一下自我，便在父亲的鼓励下去了冰球圣地——加拿大。

加拿大少年冰球联盟的地位相当于美国大学生橄榄球联盟。冰球在加拿大是全国性的娱乐消遣运动，整个国家的人民都为这项运动感到自豪。在加拿大，冰球运动员之间的竞争非常激烈。我当时身高只有172 cm，体重68 kg，在每天的训练中我浑身都会被汗湿透。为了增加体重，最大限度地提升运动表现，我开始研究营养学、心理学及训练对人的运动表现和身体成分的影响。没多久，我就对这些课题着迷了，决定把我的一生献给它们，所以打了几年冰球后，我又重新开始了全日制学习。这种热情一直推动着我，直到我获得博士学位。在博士研究生期间，我研究了一种和β羟丁酸非常相似的物质——β-羟基β-甲基丁酸。我们发现，β-羟基β-甲基丁酸进入人体内后，能加速体能恢复，还能减缓与年龄相关的肌肉质量的下降速度、提升蛋白质合成速度。提升蛋白质合成速度对肌肉形成来说很重要。

2008年，在即将博士毕业的时候，我在一个生物学会议上遇到了多米尼克·达戈斯蒂诺博士。在聚餐时，我注意到，他摄入的碳水化合物很少。他主要吃的是沙丁鱼和椰子油。我特别好奇，便问他为什么要这么做，后来得知他正在研究β羟丁酸。他在执行严格的生酮饮食法，一天只吃2顿饭，然而身体却没有垮掉。我当时就对这种饮食方法产生了兴趣。2010年，我从佛罗里达州立大学获得了骨骼肌生理学博士学位。之后，我在坦帕大学创立了一个专门研究营养和人体机能的实验室，专门来研究营养学和人体表现。

在坦帕大学的时候，我一直与达戈斯蒂诺博士和他实验室的其他工作人员保持着良好的联系。我也很幸运地与我所遇到的最聪明的科学界新星——赖安·洛厄里进行了交流。人们一生中很少能有机会遇到真正的天才，而赖安恰好就是那种天才。我们在2010年会面后不久，就一同参加了国家体能协会（NSCA）的全国会议，这个大会为我们打开了一扇通往全新研究领域的大门。自那之后，我们一起发表了100多篇论文和著作摘要。

发端：莱恩的想法

人们常说，狂人自信可以改变世界，也的确改变了世界。对我而言，我很幸运身边有雅各布和一个狂人团队。我们所有人都秉持着同一个信仰：用科技和创新来改变人们的生活。

我的故事开始于新泽西州的巴特勒市，一个距离纽约市大约1小时车程的小城。在那里，橄榄球是最流行的运动，通过橄榄球可以认识同年级的每个人。在我的成长过程中一直有一群挚友与我相伴，我感到很幸运。我们一起分享对运动的热爱。我的这些朋友还有我的老师和教练们鼓励着我在课堂上和赛场上都拼尽全力。我的坚持不懈和他人给予我的帮助，让我有幸取得了一些不错的成绩，进而走上了现在的道路。我觉得我的这种坚持不懈的精神得益于父母从小对我和我哥哥史蒂文的言传身教。我的父亲盖伦和母亲琼是我最坚定的支持者和最好的导师，他们教会了我和哥哥3个核心价值观：

（1）尊重；

（2）激情；

（3）乐观。

他们教会了我们要追求卓越，同时要慎独自谦。我们当时像大多数孩子一样，觉得父母管教得太严了，但是当我坐在这里写这篇文章的时候，我非常感激他们当初对我的教导。其中最重要的是，我的父母让我们知道了接受教育、保持个人发展和帮助他人的重要性。

在我读初中前的那个夏天，有一次在外面玩的时候，我不小心摔断了手肘。在之后的1年多里，我经常去找理疗师进行理疗。从那以后，我决定以后从事理疗师这一职业。我一直都想帮助别人，同时也想参加一些体育运动，可是我也不知道到底该怎么做。不过，我自那时起慢慢看到了我梦想的雏形，那就是成为莱恩医生或物理治疗师。我自孩童时就有了这样的想法，现在也仍在为梦想而努力，我希望有一天能通过一条稍有不同的道路实现我的梦想。但生命中的有些事情有时是令人难以理解的，就好比你正准备扬帆远航，风却隐匿了行踪。我在初中时，就经历了人生中第一次重大的打击。

“败血病、成人型呼吸窘迫综合征、严重的冠心病、多器官衰竭、糖尿病和肥胖。”写下这些存在于我祖母的诊断报告中的词时，我又一次感受到了痛苦。因为这些病，我62岁的祖母玛琳·玛克威的人生就这样匆匆谢幕。报告上写着：“她是一个肥胖的女性，患有中度到重度成人型呼吸窘迫综合征，嗜睡。”我根本不能接受医生对我祖母下的这种定义，因为这份报告没有提到她是我认识的最体贴、最周全、最热心的人，也没有提到她就是把我们全家团结在一起的向心力，更没有提到她还有可爱的丈夫、漂亮的孩子和无数的孙辈，而且他们都深爱着她。她为我们付出了所有，这也是她早早离开我们的原因之一。我的祖母走了，这是我第一次亲历家庭遭受如此巨大的打击。

这到底是怎么发生的？能阻止吗？

之后的几年，我一直因祖母的离世而感到悲痛，也会思考她离世所引发的种种问题。我就是人们口中那种别人家的孩子——学习成绩名列前茅，同时也是棒球队和橄榄球队的队长。虽说坦帕大学离我家比较远，但我最终还是选择了去那里一边打棒球，一边攻读学士学位。我下定决心要帮助人们更好地改变生活，这样他们就不会再经历我所经历过的痛苦。

在我大一第一次上健康科学课的时候，我发现坦帕大学正是我可以实现梦想的地方。更令我惊讶的是，我遇到了一位教授，他竟与我志趣相投。我遇到了一个和我一样有梦想和激情的人，一个也希望改变世界的人。那位教授就是雅各布·威尔森。老天待我不薄，让他一早就发现我也有着同样的热情。于是雅各布就成了我的导师，并把我介绍给了科学界的其他同仁。从那以后，他一直是我的导师，我们也一直努力向前探索。在前进的道路上，我们和另一位亲爱的导师和朋友肖恩·威尔斯一起参加了一个全国性的会议，而那个会议对这本书的出版起着至关重要的作用。

转折点

在 2011 年美国体能协会举办的全国性会议上，我们的朋友兼同事杰夫·沃雷克博士和史蒂芬·菲尼博士发表了一场演讲。他们都是生酮饮食研究领域的先驱。演讲中，他们对生酮饮食的定义及其对运动表现的影响进行了完美的讲解。演讲结束后，一位听众提问道：“请问你有生酮饮食和抗阻力训练对运动员的影响的数据吗？”沃莱克博士回答：“我们目前在这个方面还没有做过具体研究。”那时，我和雅各布默契地同时看向彼此，异口同声地说道：“还有很多事情等着我们去做！”

从那时起，我们就开始研究生酮饮食、酮补剂及其对身体成分、体内分子信号和运动表现的影响。我们的研究范围相当广泛，不仅包括生酮饮食和抗阻力训练，还包括生酮饮食和酮补剂对衰老、线粒体健康状况和认知功能的影响。最近，我们打破了学术界的传统，创建了一个世界上最先进的人类行为研究实验室：位于佛罗里达州坦帕的应用科学与行为研究所（the Applied Science and Performance Institute，简称 ASPI）。我们希望能够打破科学的局限性，通过利用科学界的创新来真正地改变人们的生活，创造出更大的价值。我们希望人们不仅可以了解到世界现在的样子，还能知道其未来可能呈现的样貌。我们每天都在致力于改善生活条件，向人们进行科普，希望可以对后世产生深远影响。

关于本书

本书用一种简单易懂的方式讲解了关于生酮饮食近几十年来的研究成果。本书很适合生酮饮食的初学者，也很适合那些希望了解特定情况下应用生酮饮食的相关科学信息的人。无论你对酮症了解多少，这本书都可以为你提供很多有用的信息。

由于我们在写这本书时秉持着科学的态度，因此本书的参考文献较多。不过，千万别被这些参考文献吓到，正是有了它们，才说明书中的很多内容不仅仅是我的个人观点，更是一种公认的知识。

如果你对生酮有兴趣，那么这本书就可以帮你解答任何你会遇到的问题。本书有以下几个特征：

（1）是详尽的生酮饮食史；

（2）是关于什么是酮症和生酮饮食的指导大纲；

（3）全面地介绍了生酮饮食的应用领域；

（4）是第一本介绍了酮补剂及其在酮症中扮演的角色的图书。

如果你对某些内容特别感兴趣，比如生酮饮食或酮补剂，你也可以略过本书的其他部分。你可以通过本书进一步去探索和了解酮症。

本书是相关领域的众多优秀的科学家在进行了无数实验和交流后的成果。我们真心希望你可以像我们享受研究的过程一样，享受阅读这本书的乐趣。

目　录

第1章

第2章

第3章

第4章

第 5 章

第 6 章

第 7 章

第 1 章

生酮饮食基础知识

既然你翻开了这本书， 那么你应该是对生酮饮食这种饮食方法及人体处于酮症有什么好处比较感兴趣的。

我们常听到这样一种说法：人体主要的能源是碳水化合物。其实，还有一种可以在任何情况下为人体提供能量、供能效率更高、却常常无法被人体充分利用的能源，它就是酮体。

人分解脂肪时，体内会有酮体产生，此时人体可以以酮体为能源。酮体一般可分为 3 种：

- 乙酰乙酸
- β 羟丁酸
- 丙酮（实际上是由乙酰乙酸生成的，更像是一种副产物，但我们在研究中也将丙酮视为一种酮体）。

每一类酮体都有独特的功能，适合的检测手段也不同。例如，β 羟丁酸可通过指尖采血进行检测，乙酰乙酸可以使用尿液检测试纸进行检测，呼出的气体中的丙酮可以使用呼吸酮检测仪进行检测。

在我们一生中的某些时间点或一天中的某些特定时刻，血液中都会有一定量的酮体，只不过我们经常意识不到它的存在。例如，如果你第一天下午 5 时进食后一直到第二天上午 10 时都没有吃东西，那你的血液中就会有少量的酮体，因为你一直没有进食，保持了 17 小时的断食状态。在这样的情况下，人体内自然就会有酮体产生。由于我们的日常饮食中普遍有碳水化合物，因此我们体内并不会一直有酮体存在。我们的身体会利用葡萄糖等碳水化合物来为身体供能，而非脂肪。但是，当葡萄糖不够用时，人体就会转而去分解脂肪，此时酮体也就成了人体主要的能源。

从本质上看，酮症就是人体血酮水平发生一定程度的升高的状态。典型的酮症是血酮值升至 0.5 mmol/L 以上时（图 1.1）。至于人是如何进入酮症状态的，人的血酮水平能达到多高，酮体对人有何益处，这些问题的答案在不同个体身上有很大的差异。

正常饮食
血酮值 0~0.4 mmol/L
血糖值 4.4~6.7 mmol/L
血液 pH 值无变化

长时间断食 / 生酮饮食
血酮值 0.5~7 mmol/L
血糖值 3.3~6.7 mmol/L
血液 pH 值无变化
有利于身体健康

糖尿病酮症酸中毒
血酮值 15~25 mmol/L
血糖值 >11.1 mmol/L
血液 pH 值较低
很可能致命

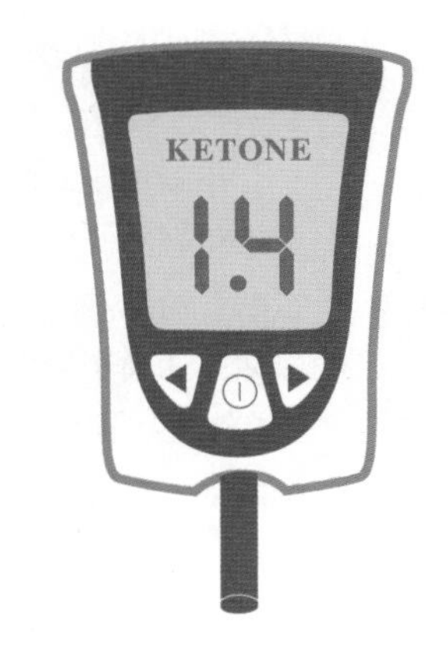

图 1.1　不同情况下的血酮值、血糖值和血液 pH 值

其他供能物质

几个世纪以来，科学家们都认为人体是靠葡萄糖供能的。1915 年，弗朗西斯·本尼迪克特博士发表了一篇关于断食和身体能源利用情况的里程碑式的论文，他认为人体只能储存少量的糖原（人体内葡萄糖的储存形式），这些糖原可提供约 2000 kcal 的能量。当时人们普遍认为，在体内糖原消耗殆尽后身体只能靠分解肌肉和身体组织来生成葡萄糖（肝脏可以通过糖异生作用将某些氨基酸转化为葡萄糖）。这一过程以消耗重要的人体组织为代价来为大脑持续提供葡萄糖——这显然不可取。

在很长一段时间内，酮体甚至被认为是对身体健康有害的。这一误解的源头可以追溯到 20 世纪 20 年代——胰岛素在那时被发现。当时，医生在使用胰岛素治疗糖尿病时，发现过量的胰岛素会使患者血糖水平急剧下降，出现低血糖症状，进而出现神志不清、昏迷等症状，严重的甚至会死亡。不过上述症状会在患者摄入碳水化合物后有所缓解。（大部分人其实都曾经历过不同形式的低血糖，一些人还将其称为“饿怒症”。）这使得科学家们认为，包括大脑在内的中枢神经系统是完全依靠葡萄糖供能的。研究人员发现，病情严重的糖尿病患者的血液含有酮体，因此研究人员认为酮体是糖尿病的“有害副产物”。这一误解一直持续到 20 世纪 60 年代，彼时人们才开始意识到，葡萄糖并非大脑的唯一能源，之前被误认为是糖尿病“有害副产物”的酮体可能也是人体的一种能源。

早在 20 世纪 50 年代中期，研究人员开始考虑用断食的方法来治疗肥胖，并着手观察断食对大脑及其他人体组织能量利用情况的影响。之后，乔治·卡希尔博士及其他优秀的科学家开始质疑葡萄糖是大脑的唯一能源这一传统观念。卡希尔博士认为，如果葡萄糖是人体唯一的能源（蛋白质是一种非常耗能的应急备用能源，人体在极度缺乏葡萄糖的时候，可以通过糖异生作用将蛋白质转化为葡萄糖为人体供能，但人体若依赖蛋白质供能会对身体组织造成伤害），且人体只能储存一定量的糖原，那么长时间（8~18 天）断食就会使人死亡。卡希尔博士相信，人体一定有另外一种能源。于是，他邀请了 6 位学生进行了为期 8 天的断食实验。（该实验现在看来可能有悖于科研伦理，但是意义重大。）该实验的预估结果有两个：一是学生们因饥饿而死，二是学生们存活。鉴于卡希尔留名青史而没有锒铛入狱，该实验结果不言而喻——卡希尔得出了大脑能够使用其他能源的结论，他发现，断食的学生们的血糖值第一天为 4.4 mmol/L 左右，第三天则降到了 3.6 mmol/L，而之后的五天，他们的血糖水平一直稳定不变。在实验第三天，学生们的血酮值从第一天的 0 mmol/L 升至 1.6 mmol/L，到了第八天，血酮值则高达 4.2 mmol/L——而这一血酮水平并未影响血液 pH 值。同时，学生们的胰岛素水平则降至原来的一半。卡希尔的实验第一次向世人证明，除了葡萄糖之外，大脑还有另一种能源——酮体。

营养性酮症及生酮饮食

幸运的是，科学家很快发现，只要不摄入碳水化合物，即使在进食的情况下，人也能模拟断食的状态。也就是说，通过改变饮食就可以使人体处于酮症状态（生酮饮食的起源）。此后不久，研究人员便开始关注这种可以促进酮体生成的饮食——生酮饮食。

一般来说，在节食的状态下人体内产生的酮体少于在断食的状态下产生的酮体，原因在于人摄入了食物。人在执行生酮饮食法时宏量营养素的具体摄取比例的确因人而异，不过

生酮小知识

B女士的6周断食

B女士是一位很聪明的护士，只是胖了些（体重接近127 kg），她想改变一下身体各项成分的占比，变得健康些。由于害怕心力衰竭，她参加了一项由欧文博士（来自卡希尔博士团队）开展的为期6周的饥饿实验。这一实验的结果相当惊人！结果显示，在实验期间，B女士大脑能量的 $^{2}/_{3}$ 来源于酮体，而即使经历了6周的断食她的血酮值也未超过7 mmol/L。自此之后，科学家们确定，酮体可以在其他能源不足时为人体供能，而且人体可以自行控制血酮水平。

标准的生酮饮食通常是脂肪占比较高（高于65%），而碳水化合物占比极低（5%~10%）。研究显示，人体处于由节食引发的酮症状态时，血酮值一般不会高于7 mmol/L，且通常远低于这一水平。杰夫·沃雷克博士的科研团队研究发现，体重正常的男性在执行生酮饮食法3~6周后，平均血酮值接近0.5 mmol/L，这一实验结果在巴拉德等人的实验中也得到了验证。巴拉德等人对心血管疾病患者进行了为期6周的生酮饮食实验（限制能量摄入量），结果发现，患者体内β羟丁酸的平均值一般只会升到0.5 mmol/L。另外，我们团队的研究发现，即使是让经过训练、充满活力且身体健康的男性执行8周严格的生酮饮食法并同时进行抗阻力训练，他们的血酮值也不会超过1.5 mmol/L。

那么，生酮饮食究竟是什么呢？虽然不同的研究人员有不同的观点，但是他们有一个共同的认识，那就是饮食中碳水化合物的占比极低。下面是一些已经公之于众的关于生酮饮食的定义。

（1）每日摄入的碳水化合物不超过50 g或碳水化合物提供的能量占每日能量摄入量的5%~10%，同时脂肪提供的能量占每日能量摄入量的90%。

（2）每日摄入的碳水化合物不超过50 g，无须考虑脂肪、蛋白质的摄入量，无须考虑每日能量摄入量。

（3）每日摄入的脂肪需是碳水化合物的4倍，通过调节蛋白质的摄入量，使脂肪提供的能量占每日能量摄入量的90%。

（4）每日摄入的碳水化合物不超过50 g，或碳水化合物提供的能量占每日能量摄入量的10%左右（如每日能量摄入量为2000 kcal，则碳水化合物提供的能量约为200 kcal）。

（5）脂肪摄入得多，蛋白质、碳水化合物摄入得少。

（6）每日摄入的碳水化合物不超过50 g即可。

上述定义的关注点都集中在脂肪、蛋白质和碳水化合物这三种宏量营养素的摄入量上，这是有道理的，因为在摄入碳水化合物的同时摄入大量蛋白质和少量脂肪的确会影响酮体的生成。我在本书的第3章会重点讲解各种宏量营养素的最优配比。然而，我们在这里希望使用一个更为通用的定义，该定义的关注点不在宏量营养素的特定比例上，而是在生酮饮食的最终目标上。

出于此目的，我们认为生酮饮食是一种可生成葡萄糖的底物（非纤维性碳水化合物和生糖氨基酸）的摄入比例低到足以迫使身体将脂肪作为主要能源的饮食法，它能够促进酮体的生成。

为什么不把关注点放在宏量营养素的比例上呢？你可能也听说过，一般而言生酮饮食的宏量营养素比例是80%的脂肪、15%的蛋白质和5%的碳水化合物。然而，在不了解身体活动水平、每日能量摄入量和健康状况等情况时，我们很难判断一个人依照该比例进食是否能够进入酮症状态。假设我们的一个朋友想通过执行生酮饮食法来增肌（他每日能量摄入量为4500 kcal），如果遵照一般建议——每日能量摄入量的5%~10%需来自碳水化合物，那么他一天就需要摄入225~450 g碳水化合物和675 g蛋白质——从宏量营养素的摄入量来看，这种饮食明显不会引发酮症，尤其是在他不锻炼的情况下。所以，尽管对刚开始执行生酮饮食法的人来说，设定宏量营养素的摄入比例是很有帮助的，但是生酮饮食的详细方案一定要视个人身体情况和目标而定（是治疗疾病 、提高运动能力，还是减肥）。生酮饮食没有一个固定的模式，我们要根据个人目标和身体情况（如胰岛素敏感性、身体成分、性别和运动量）来调整各宏量营养素的比例。

生酮饮食是一种可生成葡萄糖的底物（非纤维性碳水化合物和生糖氨基酸）的摄入量低到足以迫使身体将脂肪作为主要能源的饮食，它能够促进酮体生成。

诱发营养性酮症的生理过程

为什么减少碳水化合物摄入量对促使人体进入酮症状态来说如此重要呢？一是因为这样做能够使血糖水平降低，有研究证明，通过执行生酮饮食法，即减少碳水化合物的摄入量，可以使空腹血糖水平降低；二是能够使体内储存的糖原耗尽。在执行生酮饮食法时，储存在人的肝脏内的糖原可在约48小时内被消耗殆尽。

血糖水平低且体内无糖原是促使人体进入酮症状态的两个至关重要的条件，原因是这两个条件可以迫使人体利用除葡萄糖以外的其他能源。无论是从我们吃的食物中获得的葡萄糖，还是由体内储存的糖原分解产生的葡萄糖，只要人体内葡萄糖充足，身体就会自然而然地利用葡萄糖来供能。因此，只有减少葡萄糖的摄入量以及消耗掉体内储存的糖原，身体才能开始燃烧脂肪，并将其作为身体的主要能源。

低血糖可以使人体进入酮症状态的原因还有一个。碳水化合物能够促使人体分泌胰岛素，胰岛素会促使血液中的葡萄糖进入细胞。另外，胰岛素还会阻碍脂肪的燃烧，并能够促进脂肪在体内的储存。所以，当胰岛素水平较高的时候，脂肪便不会燃烧；当胰岛素水平较低时，人体可以分解甘油三酯（脂肪的储存形式）来为自己供能。脂肪燃烧时还会有酮体生成。

总而言之，人进入营养性酮症状态的前提是血糖水平降低、体内储存的糖原耗尽和胰岛素水平降低（图1.2）。若具备这三个前提，人体内的脂肪就可以被分解掉。最终，这些脂肪会被转化为酮体。酮体作为身体的替代能源，供能效率更高。

摄入脂肪会使人发胖吗？

营养学家常说“你是你吃出来的”，意思是如果你吃了不健康的食物，你的身体也会不健康。但大多数人会根据这句话提出“如果不吃脂肪就不会变胖”的观点。如果该观点成立，那么一个人应该会在每天喝15杯苏打水、每餐都吃谷物类食品的情况下仍旧特别瘦。但是这可能吗？尤其是对胰岛素敏感性非常高的人来说，这是绝对不可能的。

我们先来认定脂肪不是“罪犯”。因为在法庭上，只有有证据证明某人有罪时，法官才能为他定罪。正如我们之前提到的，如果大幅减少碳水化合物的摄入量，那么就需要提高其他一种或两种宏量营养素（脂肪和蛋白质）的摄入量。人们往往太过小心谨慎，他们一般会选择阿特金斯减肥法——执行低糖饮食法的同时摄入较多的蛋白质和较少的脂肪。可惜，这一方法并不能使人体转变为靠脂肪供能，因为肝脏可以通过糖异生作用将蛋白质转化为葡

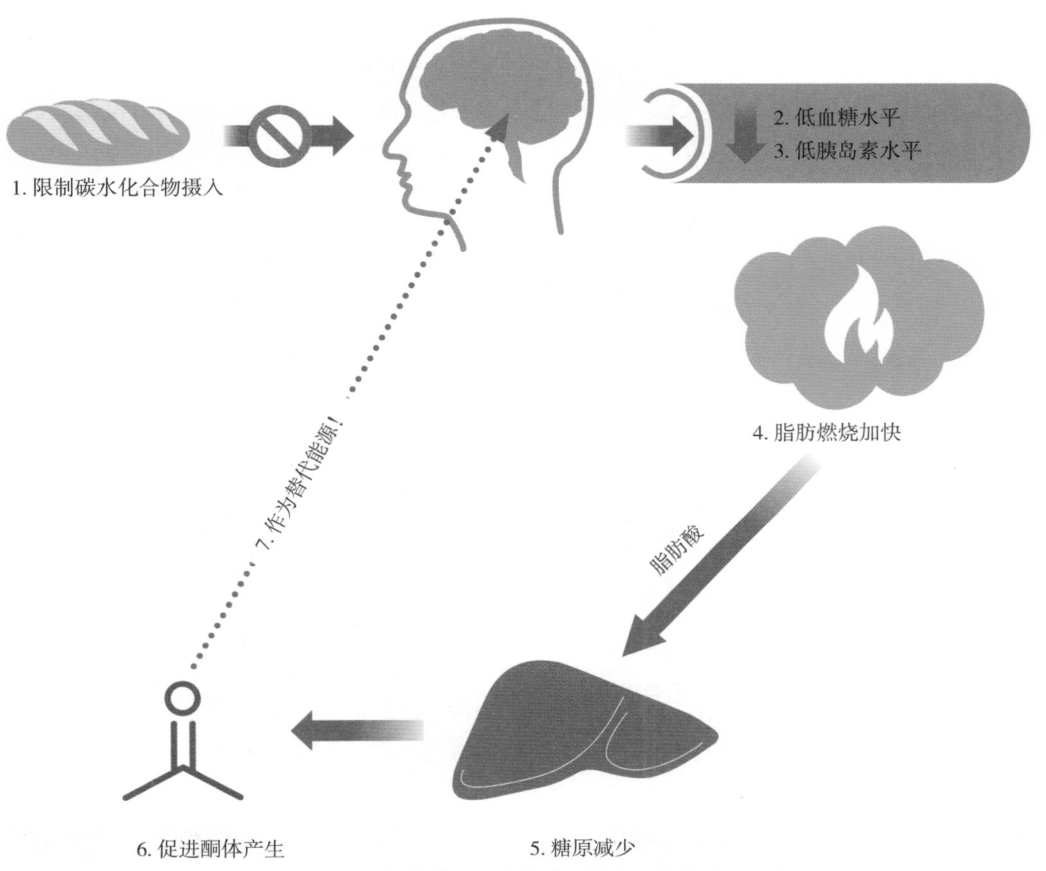

图 1.2　通过调整饮食使人体进入酮症状态的生理过程

通过限制碳水化合物的摄入量来使血糖水平和胰岛素水平降低，以此来使脂肪燃烧加快、促进酮体产生并使其成为身体的能源

萄糖。因此，执行生酮饮食法的人不应提高蛋白质的摄入量，而应该在摄入少量碳水化合物的同时提高脂肪的摄入量，同时使蛋白质的摄入量保持不变或仅仅稍微升高。这样，人体才会进行调整并最终选择将脂肪作为主要能源。

很多人常常会听到摄入大量脂肪会导致心脏病、糖尿病、高胆固醇血症以及肥胖的说法。但我们要告诉大家，培根和黄油对人体健康是有益的。不过人们却不愿意相信这一点，因为人们认为脂肪会使人发胖。但是，如果我们查看美国历史上各个时期的肥胖率，就会发现一个典型的现象。

20 世纪 80 年代，美国政府部门发布的营养指南和食品企业的战略性营销策略让人们相信，摄入脂肪会导致严重的健康问题，比如肥胖。（我们将会在第 2 章详细讨论为什么会出现这种情况。）在当时，无论人们走到哪里，都能看到各种各样的低脂食品，脂肪就像病毒一样让人避之不及。然而，让人意想不到的是，自那时起美国的肥胖率却开始急剧攀升（图 1.3）。遵循着低脂饮食的建议，美国人开始大量食用包装上标有“低脂”二字的食品（这些食品几乎都是靠添加大量糖来弥补因脂肪减少而损失的味道），同时还缺乏锻炼，结果他们却变得更胖了。为什么会这样呢？

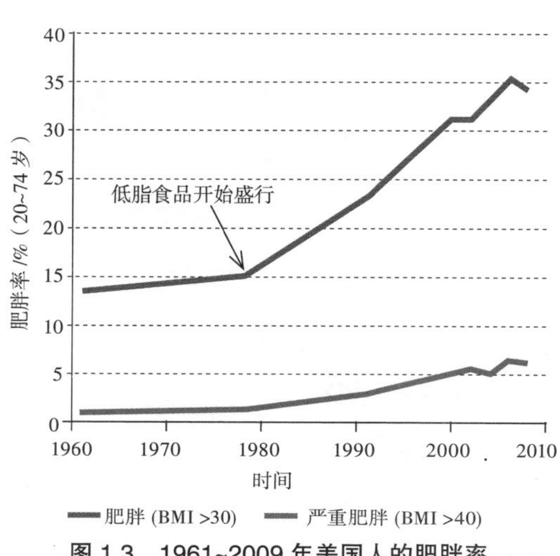

图 1.3　1961~2009 年美国人的肥胖率

从 20 世纪 80 年代开始，低脂饮食在美国盛行，但美国人的肥胖率却持续攀升

这一问题困扰了科学家们数十年。是脂肪还是碳水化合物，抑或是二者一起导致了肥胖及其他新陈代谢问题？一项具有里程碑意义的实验告诉了我们答案。

罗伯特·沃尔夫博士是新陈代谢研究领域的权威专家之一。他的科研团队进行了一项实验。在实验的第一阶段，研究人员将脂肪注入受试者的血液。研究发现，当仅有脂肪进入血液时，它会被用于为身体供能，而且受试者身上并未出现任何预示肥胖的问题，如胰岛素水平升高和血糖水平升高。在实验的第二阶段，研究人员将脂肪和碳水化合物一起注入受试者的血液。这一次，受试者的身体并没有利用脂肪供能，并且身体对脂肪和碳水化合物的利用率都降低了。这一实验结果清晰地表明，单纯摄入脂肪并不会使人发胖，而同时摄入大量脂肪和碳水化合物才会（95% 的快餐都是大量脂肪和大量碳水化合物的组合）。在本书中，我们的观点是，摄入较少的碳水化合物（因此人

生酮小知识

对健康有害的是高脂饮食还是快餐（高脂高糖食物）？

在科学研究中，如果想让动物变得肥胖、生病并出现严重的并发症，科研人员会给它们饲喂高脂食物。而实际上，大多数研究中，实验小鼠每日所需能量只有 40 %~60 % 来自脂肪，剩下的能量则主要由碳水化合物来提供。因此，这些研究中的小鼠执行的其实是高脂高糖饮食。但通常情况下，传统媒体和自媒体会用这些动物研究数据来宣传高脂饮食对健康有害。不过，他们也会宣传培根芝士汉堡配薯条和苏打水对健康有害（一般来说，事实确实是这样）。所以，请记住，在判断一种饮食是否对健康有害时，要看它的实际内容，而不是看它的名字（图 1.4）。

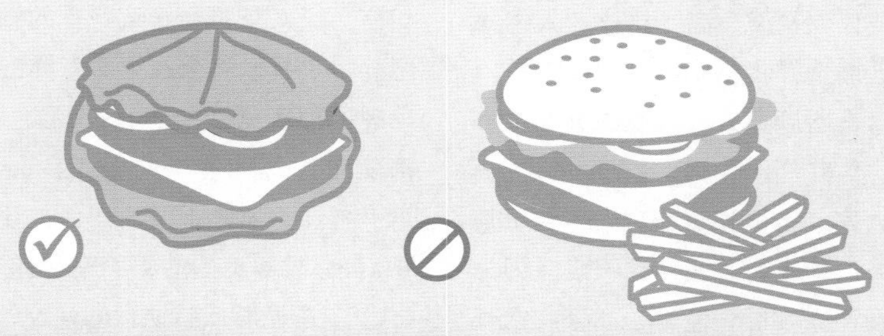

图 1.4　用生菜代替培根芝士汉堡中的面包就可以让汉堡不再是高脂高糖食物

体产生的胰岛素也较少）和较多的脂肪有利于减脂，并且在这种情况下，胰岛素水平、血糖水平和胆固醇水平也会有所下降，人的健康水平能够得到全面提升。

生酮适应期

大部分人一生都在执行高糖饮食法。所以，在执行生酮饮食法或断食之后，大部分人的身体还需要一段时间的调整才能转变为主要靠脂肪供能。假设你突然接到一个电话，被告知明天要去一个语言不通的国家并要在那里生活 6 个月，那么你肯定需要用一段时间学习那个国家的语言并适应当地的文化。你在那里生活的时间越长，就越能适应当地的文化，你就会生活得越舒适。同样，在开始执行生酮饮食法后，人体也需要一段时间来完全适应这种饮食方法。你要知道，生酮饮食不仅有助于缓解肥胖和糖尿病等疾病，还能提高人体运动能力并延长人的寿命，对人的身体健康有着极为积极的影响。

下面请拿出几分钟，试着想想你的一位很瘦的朋友。这个人像我们大多数人一样，体内储存了 1600~2000 kcal 的能量（以糖原的形式）。那你觉得在这个人体内以脂肪的形式储存的能量有多少呢？要是你知道在这个人体内以脂肪这一形式储存的能量有 30000~60000 kcal，你肯定会大吃一惊（图 1.5）。在一个不胖不瘦的人体内，以脂肪形式储存的能量能达到 100000 kcal，而肥胖的人体内以脂肪的形式储存的能量可能高达 200000 kcal。所以说，我们的身体并不缺能量，因为我们每个人的体内都有脂肪。我们的身体缺乏的其实是利用脂肪的能力。

有研究表明，婴儿和儿童的身体利用脂肪的能力很强。但随着年龄的增长，人的身体就越来越依赖体内储存的糖原（可提供的能量较少）来供能了。

实际上，婴儿生来就处于酮症状态，他们的身体是可以靠酮体供能的，而且婴儿利用酮体的效率是成年人的 5~40 倍。我们可以大胆假设，随着年龄的增长，富含碳水化合物的饮食导致了我们的身体利用脂肪供能的能力下降。而且，的确有研究显示，高糖饮食会使人体更

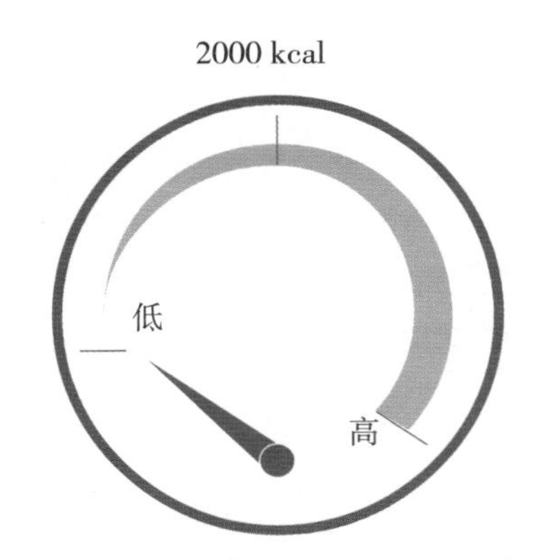

人体内储存的糖原可提供的能量

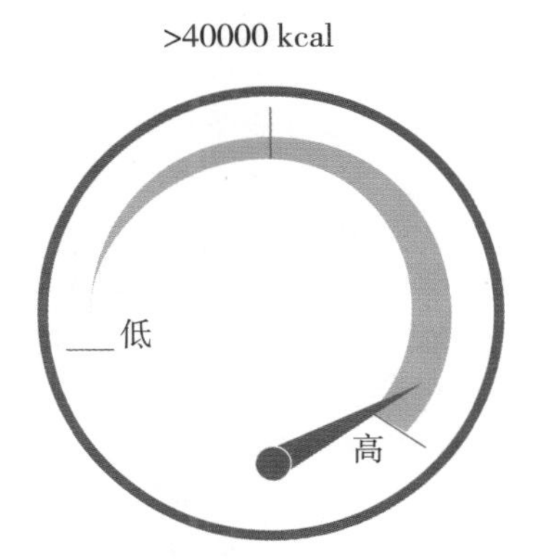

人体内储存的脂肪可提供的能量

图 1.5　两种能源的预估储存量

人体储存的糖原的量有限，却有大量的脂肪储备可供利用

倾向于靠碳水化合物供能。人们经常说葡萄糖是人体最爱的能源，但其实我们每个人生来就处于酮症状态，是我们的饮食习惯让我们的身体逐渐脱离了酮症状态,并且开始依赖碳水化合物。

那有没有办法让我们的身体重新启用那个更大的“能量库”呢？答案是肯定的，但这就需要让身体经历一个被称为生酮适应期的过程。

生酮适应是限制碳水化合物摄入后人体的正常反应。研究表明，人在执行生酮饮食法一周后，体能会显著下降，然而，大约 6 周或更长的时间后，体能就会恢复。一般认为生酮适应期可能长达几周到几个月。然而，从执行极低糖饮食法的专业运动员身上收集的长期数据来看，生酮适应期甚至可能持续长达 1 年的时间。人在执行生酮饮食法之后，身体会出现一系列生酮适应反应，至于人经历完所有生酮适应反应需要多久，并没有一个固定答案。因为这涉及几个具体的因素，包括饮食、运动、胰岛素敏感性等。研究表明，说明身体进入酮症状态的几个典型现象包括但不限于细胞内线粒体数量增加、血酮水平升高、身体吸收和利用酮体的能力增强。

生酮小知识

从以葡萄糖为能源转为以酮体为能源

你是否尝试过执行生酮饮食法或低糖饮食法？是否在最初的几天里感觉相当难熬？在这期间，你可能会感到身体缺乏能量、注意力不集中，甚至有些头痛。这些现象被称为“酮流感”，是人体从依赖葡萄糖供能向依赖酮体供能转变的表现，这些不适感一般会在过渡期结束后逐渐消失。有人说他执行过生酮饮食法，但是没什么用。其实他们中的大多数都是在过渡期内就放弃的。合理掌控运动强度、电解质自我调节情况、摄入的脂肪类型、进食频率（是否断食）和酮补剂摄入情况等能让人更平稳地渡过过渡期。

糖尿病酮症酸中毒

当我们向别人提到“酮症”这个词的时候，几乎不可避免地会被问到以下问题：“难道你不担心会慢慢出现酮症酸中毒吗？”其实，要回答这个问题，最重要的是要了解酮症和酮症酸中毒的不同。

当酮体的产生失控时，人体就会发生酮症酸中毒。这时，血酮值会达到 15~25 mmol/L，血液 pH 值也会降低。血液 pH 值的降低极有可能对人体健康造成损害。

健康的人体会自行调控血液的酸碱度。如果血液的 pH 值小于 7，则血液呈酸性；如果大于 7，则正常或呈碱性（与酸性相反）。人体的血液通常呈弱碱性——pH 值为 7.35~7.45。如果一个人血液的 pH 值超出了这一范围，哪怕只有微小差距他也极可能有生命危险（图 1.6）。

酮症酸中毒最常见的一种类型就是糖尿病酮症酸中毒。糖尿病酮症酸中毒通常发生在 1 型糖尿病患者身上，不过在 2 型糖尿病患者身上偶尔也会发生。这两种糖尿病的区别是什么呢？1 型糖尿病是患者的胰腺不产生胰岛素，而 2 型糖尿病是患者存在胰岛素抵抗，或者其胰腺产生的胰岛素较少。（我们会在第 5 章进行详细讨论。）

很明显，胰岛素在这两种类型的糖尿病中都扮演了至关重要的角色，那它的作用到底是什么呢？胰岛素的主要作用是：

（1）促使葡萄糖进入细胞，为人体供能；

（2）调节脂肪代谢。

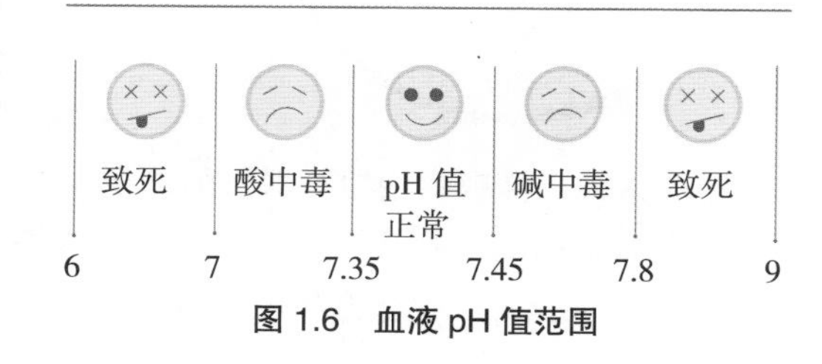

图 1.6　血液 pH 值范围

在断食或执行低糖饮食法期间，人的胰岛素水平会下降，而胰岛素敏感性即细胞对胰岛素作用的反应能力会显著提高。也就是说，胰岛素敏感性高的人只需较少的胰岛素就可以将大量的葡萄糖送入细胞。

然而，当人体缺乏胰岛素（如1型糖尿病患者）或存在胰岛素抵抗的情况（如2型糖尿病患者）时，葡萄糖便不能顺利地进入细胞，也就不能为人体供能。在这种情况下，摄入碳水化合物会使人体的血糖值从空腹时的4.4~5.6 mmol/L飙升至16.7 mmol/L以上！此时，人体内虽然有大量葡萄糖，但它只能"敲着细胞的门"而不能进入，最后只能漂浮在血液中，无法为人体供能，这种情况会对人体造成很大的伤害。许多科学家将这种现象称为"富足却饥饿"。

当细胞感知到细胞内的葡萄糖水平很低以及人体内的胰岛素分泌不足（或细胞对胰岛素的作用没有反应）时，肝脏会加速糖异生的进程——利用非碳水化合物底物来制造葡萄糖。人体会利用体内的氨基酸（通过饮食或从肌肉组织中获得）、脂肪分子中的甘油主链或运动时肌肉中产生的乳酸来制造葡萄糖。此时，由于葡萄糖还是不能进入细胞，细胞仍处于"饥

生酮小知识

胰岛素抵抗："富足却饥饿"

我们可以用一个简单有趣的"抵抗小镇"的故事来解释胰岛素抵抗和"富足却饥饿"（图1.7）。在抵抗小镇，下雨（即人摄入碳水化合物）时，会有污泥（即葡萄糖）堆积在街道（即血管）。于是，该镇会要求清洁工（即胰岛素）清理街道。清洁工们会将污泥扫进人们的房子（即细胞）里。他们会挨家挨户地敲门，人们会开门，让清洁工们把污泥扫进自己的房子里，之后清洁工们再继续去下一家。虽说污泥被扫进了自己家里，可是人们不会特别介意，因为他们知道这样做对小镇很有意义。但如果雨一直下（即经常摄入碳水化合物，经常提升血糖水平），那么小镇里的人就会对污泥感到厌烦。最后，当清洁工们再来清扫污泥的时候，开门的人会越来越少，这就是所谓的胰岛素抵抗——细胞停止对胰岛素做出反应。当街上的污泥太多时，小镇就会召集更多的清洁工来强行将污泥扫进人们的房子里，但很快污泥就会从每家的窗户中溢出来。最后，由于房子里的污泥已经满了，所以无论清洁工们多么努力，都不能把污泥扫进房子里，只能任其留在街上。而当葡萄糖积存在血液中时，人体便会停止一个被称为脂肪分解的过程，不再燃烧脂肪，而会将脂肪都储存起来。

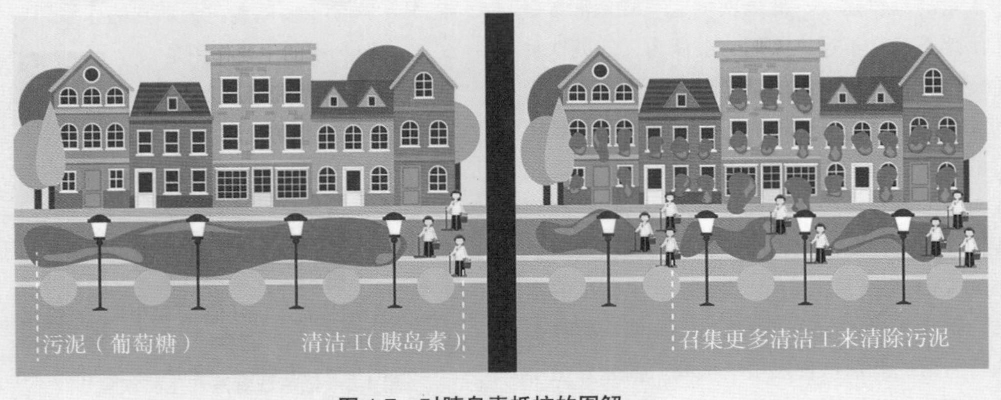

图1.7 对胰岛素抵抗的图解

饿”状态，因此脂肪酸就会被加速分解，进而产生酮体。

那么，酮症酸中毒究竟是怎么回事呢？首先是存在血液中有大量葡萄糖而细胞却不吸收它们（即细胞会“抵抗”葡萄糖）的情况。当人体的血糖水平过高时，肾脏无法对葡萄糖进行正常的过滤和重吸收，这时葡萄糖就会随着尿液被排出体外，同时血液中的部分液体也会随着葡萄糖被一起排出体外，这就会导致人体血液总量减少以及血酮水平升高。此时，这些高浓度、弱酸性的酮体会使血液 pH 值下降，一旦血液 pH 值偏离了正常的范围就出现了酮症酸中毒，人就需要被立即送医治疗。

需要说明的是，酮症酸中毒通常不会发生在执行生酮饮食法的健康人身上，哪怕是持续补充酮补剂的健康人也不会发生酮症酸中毒，这两类人的血酮值最多会升到 5~7 mmol/L，因为在这两类人身上情况都是可控的。酮症酸中毒一般都是不可控的，患者的血酮值会达到 15~25 mmol/L。

生酮饮食仅仅是另一种低糖饮食吗？

很遗憾，由于没有每日最低碳水化合物摄入量的具体建议，低糖饮食这一概念常常令人困惑不已。不过，人们一般认为，低糖饮食是碳水化合物提供的能量低于每日能量摄入量的 50% 的饮食，这就与碳水化合物摄入量极低的生酮饮食有很大不同了，因为生酮饮食建议每日的碳水化合物摄入量小于 50 g。（想想我们在前文提到的那位朋友，他每天需要摄入 4500 kcal 的能量，如果套用低糖饮食法的定义，他每天摄入 550 g 碳水化合物似乎就算是执行所谓的低糖饮食法了。但我们清楚这绝不是低糖饮食。）

如前所述，生酮饮食是一种通过让体内可生成葡萄糖底物的含量低到足以迫使身体从代谢葡萄糖转变为燃烧脂肪并促进酮体产生的饮食。因此，虽说生酮饮食中碳水化合物的含量较低，但我们却并不能说低糖饮食就一定是生酮饮食。

一项来自杨等人的经典研究清晰地揭示了低糖饮食和生酮饮食的差别。科学家们在一些超重的男青年身上进行了低糖饮食实验，该实验将男青年分为了 3 组，每天分别摄入 30 g、60 g 及 100 g 碳水化合物。9 周后，研究人员发现，每天摄入 100 g 碳水化合物的那组并未进入酮症状态，而每天摄入 30 g 碳水化合物的那组则进入了酮症状态，且血酮水平较高。此外，尽管 3 组人摄入的总能量和蛋白质量并无不同，但与另外两组相比，摄入 30 g 碳水化合物的那组减掉的脂肪更多（图 1.8）。这项研究清晰地表明，并非所有的低糖饮食所产生的效果都是相同的，而且也不是所有的低糖饮食都是生酮饮食。你必须先理解生酮饮食的概念，才能从本书中收获更多。

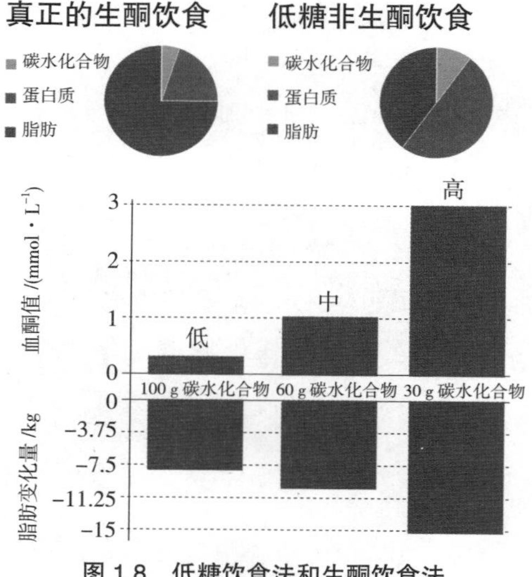

图 1.8　低糖饮食法和生酮饮食法的不同减脂效果

本章小结

本章为读者理解生酮饮食和酮症提供了详尽的基础知识。我们在本章提出的观点是，血酮值高于 0.3 mmol/L 即为处于酮症状态。一般来说，生酮饮食中可生成葡萄糖的底物（非纤维性碳水化合物和生糖氨基酸）的含量很低，这足以迫使人体将脂肪作为主要能源并生成酮体。这种饮食方法会使人体进入生酮适应期，脂肪会逐渐取代碳水化合物成为人体主要的能源。生酮适应期有长有短，但即便是长期处于生酮适应期的人在这期间也会获益。人单纯摄入脂肪并不会发胖，但同时摄入大量碳水化合物及大量脂肪（吃典型西方饮食）则会发胖并出现胰岛素抵抗的症状。

针对糖尿病患者的早期研究发现，如果不进行治疗，糖尿病患者的血酮值会升至 15 mmol/L 以上，进而出现酮症酸中毒——在血糖水平较高的情况下，人体的血酮水平飙升，导致血液 pH 值降低。研究人员曾因此而认为酮体是代谢紊乱和某些疾病的有毒副产品。然而，现如今，很多研究证明，酮体对人体而言是一种含高能量的能源，可以替代葡萄糖，成为身体的主要能源。

第2章 生酮饮食的过去、现在及未来

每个人体内都住着一位“医生”，我们只需协助他完成工作即可。人体天生的自愈能力是我们恢复健康的最佳武器……生病时吃东西就是在喂养疾病。

——希波克拉底

想象一下，如果1928年夏天亚历山大·弗莱明在度假时没有忘记实验室的培养皿中的细菌，我们可能到现在也不会拥有青霉素；如果珀西·斯宾塞站在雷达装置的磁控管旁边时没有发现口袋里的巧克力熔化了，我们可能也不会有微波炉；如果约翰·彭伯顿没有把古柯叶、可乐果、糖浆与碳酸水混合在一起（用于治疗头痛和戒瘾），我们也就不会有可口可乐。

你可能不知道这些人的名字，但他们确实在以某种方式影响着你的生活。同样的，在生酮饮食的发展历程中，也有一些不为你所知的人物发挥了巨大的作用。我们会在本章介绍生酮饮食发展史上一些重要的人物和事件，以及酮补剂的发展史。

一切的缘起

早在19世纪中叶，通过限制碳水化合物的摄入来减肥和改善健康状况的理念就已然存在。“低糖饮食之父”让·安泰尔姆·布里亚－萨瓦兰（一位法国律师和政治家）是第一个将肥胖与碳水化合物联系起来的人。他在《厨房里的哲学家》（原版于1825年出版）一书中指出：“诱发肥胖的主要原因是面粉等含淀粉的物质，而该类物质正是人们日常饮食的主要组成部分。……所有以含淀粉的食物为主要食物的动物都会发胖，人类也不例外。”

不久以后，英国殡仪员威廉·班廷就开始在威廉·哈维博士的建议下执行低糖饮食法。65岁的班廷身高165 cm、体重92 kg，此前他尝试过服用药物、节食和进行极限运动等多种减肥方法，可惜都没有成功。这一次，他尝试限制碳水化合物的摄入，以及戒除面包、糖、土豆、牛奶和啤酒等食物，然后他的体形发生了巨大的变化。班廷因此欣喜万分，在1863年出版了《论肥胖的公开信》（*A Letter on Corpulence*）一书，当时该书销量达数千本。到了1866年，班廷饮食法盛行于英国及欧洲大部分国家，颇受民众追捧。尽管该饮食法与生酮饮食法并不完全相同，但它为限制碳水化合物的摄入这一理念的发展奠定了基础。同时，在《真正的饮食革命》（*The Real MealRevolution*）一书的作者蒂姆·诺克斯博士等人的倡导下，班廷饮食法在南非也受到了民众的追捧。

要想充分了解生酮饮食的起源，不仅要了解班廷饮食法的发展史，还要了解断食的发展史，因为正是由于断食对健康颇有益处，才吸引了大批研究人员和医生最终开始研究生酮饮食。

在古代，断食是一种神圣的疗法，可被用于治疗癫痫等各种疾病，与此有关的文献不胜枚举。在国外，早在公元前5世纪就有史书记载，断食可有效治疗癫痫性惊厥。在现代，医生和科学家也认识到了断食对健康有很多益处，于是试图通过更深入的研究来探索为什么断食会对身体产生这些影响。我们的终极问题是：人体是否有可能在摄入能量的同时获得断食带来的益处？

当今时代是一个社交媒体时代，从照片墙（Instagram）到脸书（Facebook）再到色拉布（Snapchat），每一个社交平台上都活跃着许多健身爱好者。无论我们使用哪款社交软件，总会看到一些熟悉的面孔和他们那令人惊叹的身材。通过照片或视频，他们在各种你能想象到的地方（如健身房、厨房）展示着自己的身材。我们下面要讲的是一个非传统英雄的故事——伯纳尔·麦克法登的故事。20世纪初，麦克法登就已经是当时健身界的专家了，他被《时代》杂志戏称为“身体的爱”。麦克法登在健身领域做出的贡献为我们今天研究断食和酮症奠定了坚实的基础。

麦克法登的成长经历非常坎坷，他的父亲酗酒成性，母亲则患有抑郁症。11岁时，他父母双亡，此后他一直漂泊无依。他在孤儿院生活了一年，期间在接种疫苗时遭遇了医疗事故，险些丧命。从那之后，他便对主流医学不再信任。麦克法登小时候体弱多病，十几岁时开始使用哑铃锻炼身体，并每天步行5~10 km，同时采用自然疗法来为自己治病。在历经各种艰难困苦之后，麦克法登终于拥有了健康的身体，他还开启了健身产业的发展之路。

“体弱是犯罪！不要当一个罪犯。”
——伯纳尔·麦克法登

麦克法登对主流医学嗤之以鼻，除此之外，他还痴迷健美和健身，并于1899年创办了《体育》杂志（图2.1），旨在宣传让身体充满活力及限制烟草、酒精甚至面包（麦克法登称这三种食物为“死神的仆从”）的重要性。到了1903年，《体育》杂志每月的发行量已超过10万册，麦克法登也因此荣登美国第一健康专家的宝座。

成名后不久，麦克法登宣布，他发明的疗法可以治愈任何疾病，让人们活到100多岁。他的疗法很简单，就是要做到以下几点：坚持运动、坚持晒太阳、不抽烟、不喝酒、保持健康饮食并适度断食（坚持3天到3周不等）。他认为，只要坚持做到这几点，任何疾病都可以得到缓解或治愈，包括哮喘、膀胱疾病、糖尿病、前列腺疾病、癫痫、阳痿、瘫痪、肝肾疾病，甚至眼疾。

麦克法登对自己的能力颇为自信，1907年，他在美国密歇根州的巴特尔克里克开办了伯纳尔·麦克法登疗养院。该疗养院设施完善，内部建有阅览室、先进的健身房，甚至还有一个长18米的游泳池。后来，麦克法登将疗养院迁

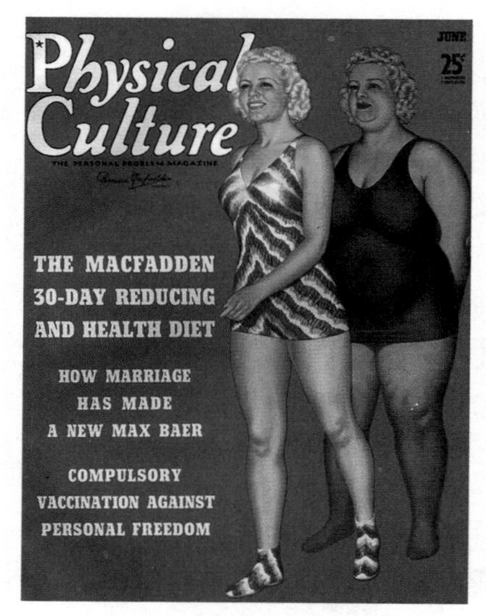

图2.1 《体育》其中一期的封面
该期的主题是讨论健康与美

址到了芝加哥，改名为伯纳尔·麦克法登保健院。该保健院运营了几十年，先后为30多万积极追求健康的人提供了服务。后来，麦克法登的保健院被哈维·凯洛格疗养院收购。哈维·凯洛格疗养院提倡的是低脂低蛋白饮食，注重全谷物的摄入。有趣的是，麦克法登的疗养院在巴特尔克里克时，与同在这个城市的哈维·凯洛格疗养院竞争多年。

麦克法登和其疗养院的首席整骨治疗师休·康克林因向主流医学界喊话“我们会把那些你们放弃的人治好”而闻名于世。尽管麦克法登因宣称自己有能力治愈传统医学无法医治的疾病而受到媒体的负面评价（他因为在《体育》杂志中讨论性传播感染和婚前性行为而被指控涉嫌传播淫秽信息，进而被捕），但在厄普顿·辛克莱等人的大力支持下，麦克法登仍然人气大涨。厄普顿·辛克莱是麦克法登坚定的支持者，他还在1911年出版了《断食疗法》（*The Fasting Cure*）一书。综上所述，麦克法登所做的贡献之大是显而易见的，是他让人们对断食、性、体育活动与人体健康之间的关系产生了兴趣。

时间来到1921年，罗尔·格耶林要出场了。他是一位来自纽约的著名医生，对断食有着浓厚的兴趣。他年轻的表弟罹患癫痫4年，因此他研究了癫痫治疗领域权威医生推荐的所有疗法，如使用溴化物和苯巴比妥（又称鲁米那，一种镇静剂，曾是治疗癫痫的最流行的药物之一），但是这些疗法都没有什么作用。于是，格耶林医生和他表弟的家人找到了那两个声称有解决方法的人：伯纳尔·麦克法登和休·康克林。

> “当人们认识到体育运动的重要性时，它将融入人类生活的每一阶段。……几乎生活中的每一个问题都可以通过体育运动找到答案。”
>
> ——伯纳尔·麦克法登

在对格耶林医生的表弟进行治疗的几个月内，康克林博士让他连续断食了几天。此前，格耶林的表弟的家人本来已经失去了希望，可是从断食的第二天起，他的癫痫就再也没有发作。在那之后的两年多的时间里，格耶林医生的表弟只是通过定期断食来预防癫痫的发作，没有再依靠药物进行治疗。看到这一治疗结果，格耶林医生感到相当震惊，于是他也开始对他的癫痫患者使用同样的断食疗法，希望也能在这些患者身上看到他表弟那样的治疗结果。在让30名患者断食20天后，他发现，约87%的患者的癫痫都未再发作过。格耶林医生之后说：“一个人要是想让头脑变得清醒，断食几乎是最好的办法。”

怀着因这一发现而产生的兴奋之情，格耶林医生在美国医学会大会上分享了他的研究成果。可以想象，当得知那个可笑的自诩为“治愈者”的伯纳尔·麦克法登的想法居然有科学数据支持时，在座的医生们有多么惊讶。在那之前，人们常用一些荒谬且野蛮的方法来治疗疑难杂症，如放血、在头骨上钻孔、摘除卵巢和肾上腺，以及服用各种草药。所以，当人们听说简单控制饮食就能有效治疗癫痫时，无不表示怀疑和感到受挫。然而，研究数据表明，断食疗法已经治愈了格耶林医生87%的癫痫患者，而且康克林博士的“喝水饮食法”（即断食）也治愈了90%的10岁以下的癫痫患儿。（在10~15岁的患者中，治愈率是80%；在16~25岁的患者中，治愈率是65%；在26~40岁的患者中，治愈率是50%；41岁及以上患者的治愈率较低。）

尽管康克林和格耶林在治疗癫痫方面取得了成功，但是他们并没有解释这一疗法取得成功的原因，也就是他们没有解释断食为什么可以治疗癫痫、为什么可以清除人体内的毒素。其实，早在1919年，格耶林表弟的父亲查尔斯·豪兰就资助了他的兄弟约翰·豪兰博士 5000 美元，希望豪兰可以为断食疗法找到理论依据。约翰·豪兰博士当时是一名儿科医生，就职于约翰斯·霍普金斯大学。正如伟大的学者们常说的一句话——你的团队有多优秀，你就会有多优秀。豪兰用这笔启动资金建立了自己的实验室，并聘请了临床化学家詹姆斯·甘布尔博士来共同研究患者身体的代谢情况和断食时体内的生化反应。

甘布尔博士设计了一系列实验来检测各种血液标志物和组织标志物的变化。他指出，接受断食治疗的患者的电解质平衡情况和酸碱平衡情况与普通人不同，但是他仍未解释为什么断食能治疗癫痫。

1921 年，芝加哥的内分泌学家罗林·伍迪亚特博士对断食能清除人体血液中的葡萄糖这一作用产生了浓厚的兴趣。他想知道糖尿病患者由主要摄入碳水化合物转变为主要摄入脂肪会对病情产生哪些影响。他的理论是，断食可以让胰腺"休息"（因为胰腺会释放胰岛素来"管理"由碳水化合物分解的葡萄糖），并让人体以脂肪为能源。在实验过程中，伍迪亚特博士发现，即使是健康的受试者，其体内也存在 β 羟丁酸和丙酮等酮体。

与此同时，在 480 千米外的北方，梅奥诊所的罗素·怀尔德博士也指出脂肪能让人在获取能量的同时又享受到断食的好处。人体代谢脂肪时，体内会有一种被称为酮体的微粒产生，而人体就会以这些酮体为能源。怀尔德提出，康克林在病人身上观察到的疗效可能是因为酮血症，具体表现为血酮水平较高。怀尔德认为，人还可以通过断食以外的方法进入这种状态（即我们现在所说的酮症），比如减少碳水化合物的摄入量及增加脂肪的摄入量。于是，怀尔德便开始让他的癫痫病人执行一种能促进酮体生成的饮食法，也就是今天我们所熟知的生酮饮食。

科学界都在殷切地期待着怀尔德对生酮饮食的研究结果。梅奥诊所的儿科医生米尼·彼得曼博士于 1925 年在他的部分癫痫患儿身上进行了生酮饮食实验。实验结果出乎所有人的意料——执行了生酮饮食法的患儿癫痫发作的次数明显减少，有些患儿的癫痫甚至完全不发作了。更令人吃惊的是，他们不再那么烦躁了，警觉性有所提高了，睡眠质量也变得更好了。彼得曼的这一研究结果很快传播开来，到了 20 世纪 20 年代末，全美国的医生都会对癫痫患者提出执行生酮饮食法的治疗建议。在当时，患者的选择其实很简单：是执行生酮饮食法还是服用有严重副作用的镇静剂。

20 世纪 30 年代的经济大萧条导致了科研基金的崩盘，由于研究经费不足，大部分研究人员转而进行动物实验，因为动物更容易控制，也更方便研究人员对各种复杂情况进行观察，如癫痫发作的症状。在历史上的很长一段时间，生酮饮食一直是癫痫的治疗手段之一，不过当以神经外科医生特雷西·普特南和神经学家休斯顿·梅里特为首的优秀科研团队找到镇静剂苯巴比妥的替代药物之后，情况就发生了改变。在各类替代药物中，有一种名为苯妥英钠的苯巴比妥衍生物，其镇静作用一般，

生酮小知识

具有意外疗效的安眠药

苯巴比妥既是一种流行的安眠药，也是一种流行的抗癫痫药物，至今仍在被使用。当年，一个名叫阿尔弗雷德·霍普特曼的年轻医学生在癫痫病房值班时，发现癫痫患者普遍睡眠质量不高，于是便尝试寻找让这些病人入睡的方法。偶然间，霍普特曼发现，患者在服用了苯巴比妥之后，睡眠质量显著提高，病情也得到了显著缓解。于是，苯巴比妥便成了抗癫痫药物。此后的几十年，科学家们一直致力于抗癫痫药物的研究，希望可以找到一种能够治疗癫痫及其并发症的药物。

却在治疗癫痫方面潜力巨大，它又被称为大仑丁，是第一种真正意义上的抗惊厥药物。到了1940年，医生们开始将其作为治疗癫痫的一线药物。这项科学发现可能是医学研究史上最好但也是最坏的发现之一：虽然研究人员发现了新的、有效的抗惊厥药物，但这也导致生酮饮食法被使用的次数减少了。

在此后的十年里，研究人员发现了几十种抗惊厥化合物，制药公司也竞相研发最好的抗惊厥药物。不过，普特南和梅里特很快意识到，他们的发现尽管重要，但却为搞清楚癫痫的病因以及生酮饮食能够治疗癫痫的原因设置了障碍。（医生们认为有了很好的药物，所以就用药效掩盖了还未解决的问题，这在一定程度上也减弱了大家探究问题的决心。）

多年来，尝试执行生酮饮食法的患儿越来越少，与此相反的是，越来越多的患儿选择服用医生给他们开具的各种药物。同时，很少有医生、营养学家或研究人员再去关注生酮饮食了，特别是在他们了解了一个将改变食品工业的研究之后。这项研究的研究者是安塞尔·基斯。

闻名于世的研究

如果你听说过安塞尔·基斯这个名字，那很可能是因为历史伟人论——拥有强大个性的人能运用自己的个人魅力、天分、智慧或洞察力主导事件来改变历史。在营养史上，安塞尔·基斯就是这样的一位伟人。

基斯是一位很有影响力的营养学家，他的职业生涯相当有趣。他最开始研究的是鱼类生理学，之后投身于著名的七国研究。基斯可能自己也不知道，他的研究在数十年后依旧影响深远。

20世纪50年代初，在基斯开展研究之前，关于动脉斑块（心脏病的关键危险诱因之一）的主要理论是在20世纪初俄罗斯病理学家尼克拉·阿尼契科的研究的基础上提出的。阿尼契科的研究表明，摄入大量胆固醇会导致动脉粥样硬化和动脉斑块的形成。此项研究的实验尽管在设计上存在一定的局限性，但为之后的动脉斑块研究铺平了道路，同时也让当时的人们对胆固醇产生了警觉。到了20世纪50年代初，

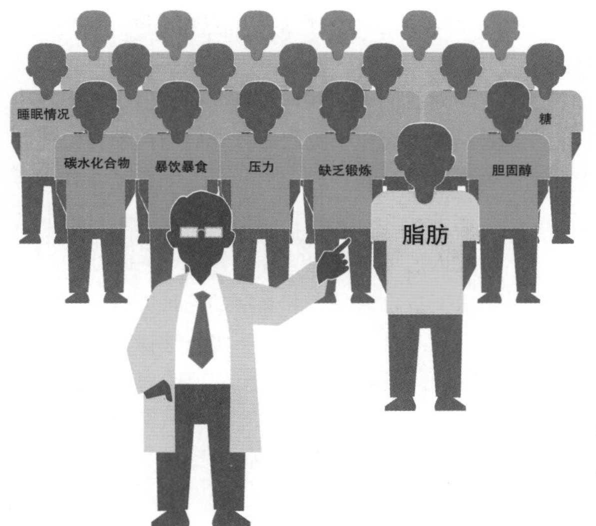

“生活中没有其他变量能像脂肪那样显示出与冠心病或退行性心脏病死亡率的关联性。”

——安塞尔·基斯

基斯驳斥了这一理论。他让受试者每天摄入高达 3000 mg 的胆固醇（相当于 16 个鸡蛋所含的胆固醇的总量），却发现受试者的血液胆固醇水平并没有显著变化。同时，很多其他研究也得出了类似的结论——摄入大量胆固醇（从饮食中摄取）不一定会导致血液胆固醇水平升高。从那以后，人们对于胆固醇的负面评价变得越来越少。

然而，全世界心脏病的发病率却在逐年上升，这吸引了科学家们积极地寻找治疗心脏病的解药。但实际上，他们只想找一个“替罪羊”。就这样，科学家们闭上眼睛，随机挑选，最后将脂肪定为罪魁祸首，而基斯就是这群指控者中的主力。1952 年，他将注意力从胆固醇转向脂肪，进而开始发展他的“饮食 - 心脏假说”。最终，这一假说使数百万人相信了脂肪和心脏病有关，进而引发了之后持续数十年的低脂饮食热潮。

1953 年，基斯发表了一篇名为《动脉粥样硬化：新公共卫生领域中的一个问题》的论文，他在文中将脂肪摄入量与心脏病死亡率联系在一起。1955 年，英国医生乔治・皮克林爵士在世界卫生组织召开的会议中对基斯的观点提出了质疑。皮克林要求基斯为他的假说提供证据，证明心脏病与脂肪的摄入量有关。基斯为此拿出了其论文（关于动脉粥样硬化的论文）中的一个图表来进行解释（图 2.2）。该图表展示了美国、加拿大、澳大利亚、英国、意大利和日本 6 个国家的居民的脂肪摄入量和心脏病死亡率之间的关系。他认为，从该图表来看，美国人摄入的脂肪最多，死于心脏病的人数也最多；日本人摄入的脂肪最少，死于心脏病的人数也最少。由此可见，摄入过量脂肪会引发心脏病。不过，许多与会者对这种相关性提出了质疑。基斯相当受挫，在离开会场后他决定开展更深入的研究来证明自己的观点。

大约在同一时间，美国总统艾森豪威尔第一次心脏病发作，此后他便对饮食及饮食对心脏健康的影响产生了极大的兴趣。越来越多的美国科研人员投身于这一领域的研究，希望可以帮助他们的总统、国民甚至自己找到解决心脏问题的方法。1957 年，在世界卫生组织召开的一次会议中，两位与会者——雅各布・耶鲁沙米和赫尔曼・希尔博发布了一篇反驳基斯观点的论文，题为《饮食中的脂肪和心脏病死亡率：方法论笔记》。文章中的数据来自 22 个国家，远超基斯所研究的国家的数量（图 2.3）。尽管耶鲁沙米和希尔博也发现了脂肪摄入量与心脏病的发病率呈正相关，但是他们还发现了基斯之前没有注意到的现象。例如，芬兰的心脏病死亡率是墨西哥的 20 倍，可是两国居民的脂肪摄入量却相当。此外，在研究了全因死亡率而不是只关注心脏病死亡率之后，研究人员发现脂肪摄入量竟然与全因死亡率呈负相关：在脂肪摄入量较高的国家，居民的全因死亡率实际上更低。在所有数据中，只有碳水化合物的摄入量与全因死亡率呈正相关。

> 众所周知，用间接法进行研究只能表明研究的特征与死亡率之间存在关系……但是该研究并不能作为因果关系的凭证。
>
> ——耶鲁沙米和希尔博，1957

对我们来说，这些研究的价值也许不在于其结果，而在于我们通过它们明白了相关性并不等同于因果关系（图 2.4）。我们常举这样一个例子：由于谋杀率与冰激凌销售额高度相关，因此人们可以提出这样的论点——吃冰激凌会使人变成杀人犯（和基斯的论证方式类似）。这显然不合理，上述例子很好地说明了区分相关性和因果关系的重要性。

> “戴着眼罩的收藏家除了价格什么也看不到。”
>
> ——安妮・莫里・林白

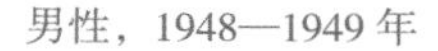

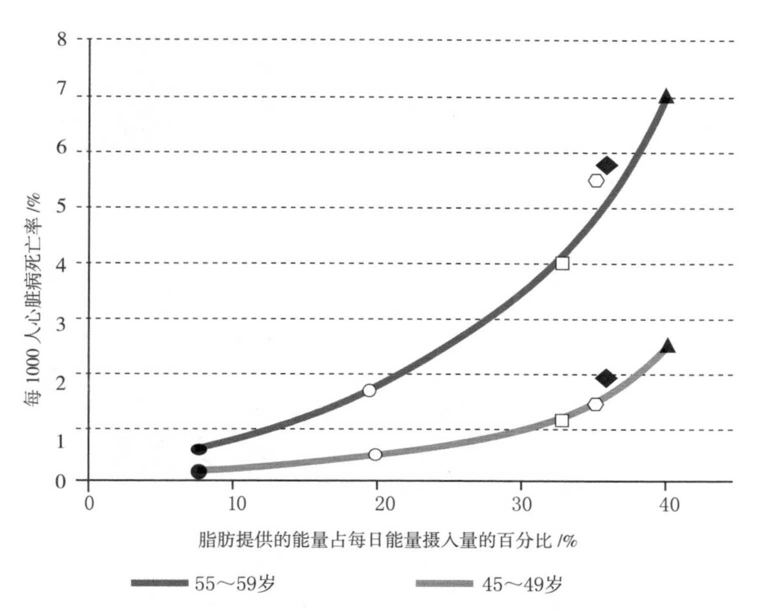

图 2.2　日本、意大利、英国、澳大利亚、加拿大、美国 6 个国家的居民的脂肪摄入量与心脏病死亡率的关系

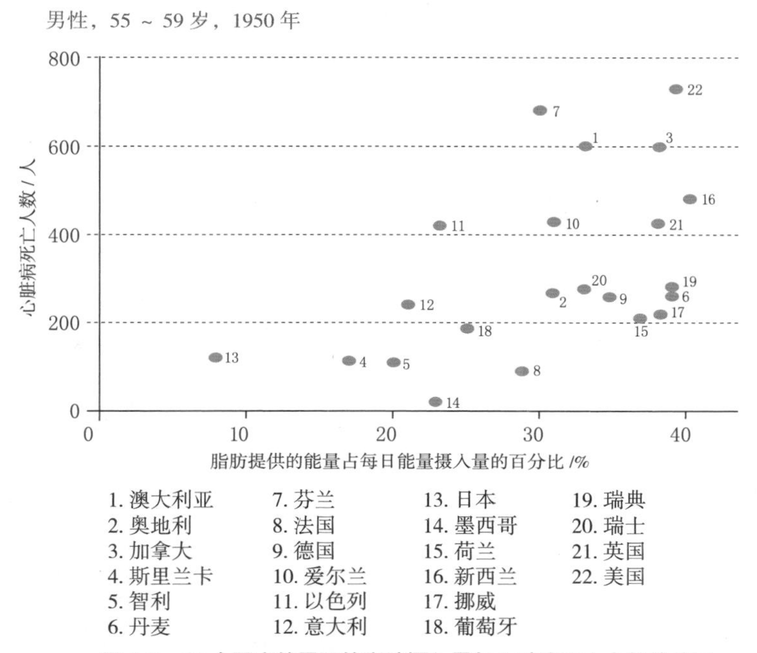

图 2.3　22 个国家的居民的脂肪摄入量与心脏病死亡人数的关系

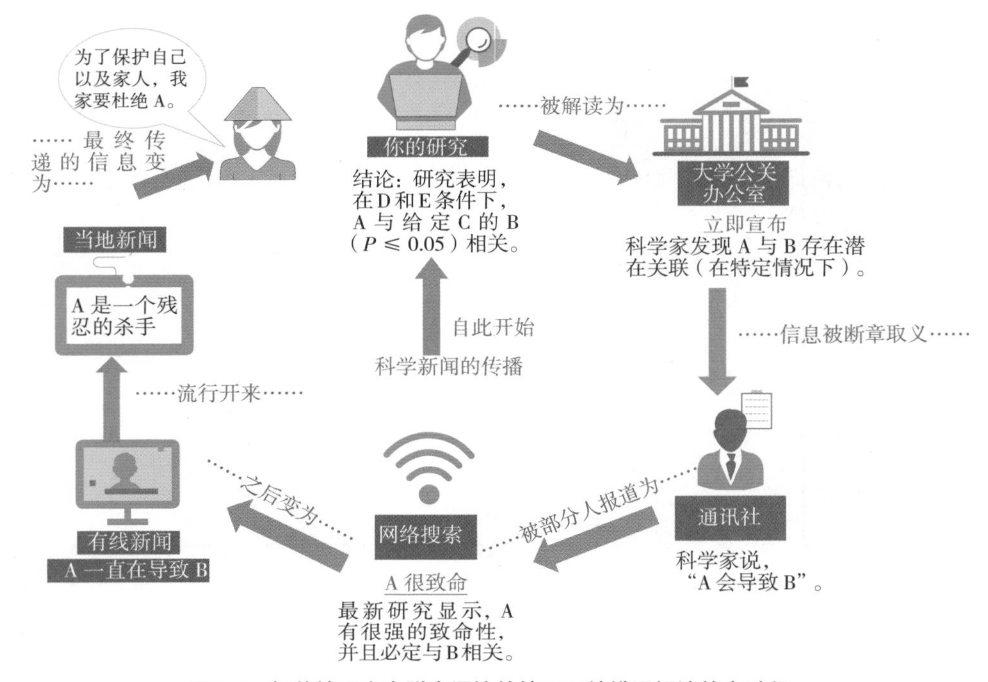

图 2.4　相关性研究在脱离语境的情况下被错误解读的全过程

1958 年，基斯和来自其他国家的几位同事一起发起了七国研究，致力于研究饮食（特别是摄入饱和脂肪）与心血管疾病之间的关系。该研究结果揭示了来自美国、日本和几个欧洲国家的近 13000 名中年男性的饮食和健康状况之间的关系。通过这项研究，基斯发现，习惯吃大量肉类和乳制品的国家的居民比那些习惯吃较多谷物、鱼类、坚果和蔬菜的国家的居民心脏病的发病率更高。这一发现引出了基斯后来的“饮食 - 心脏假说”——摄入大量饱和脂肪会导致血液中胆固醇水平升高，进而增大心脏病的患病风险。基斯认为自己就像是电影《洛奇 2》里的英雄（一个过时的比喻），虽然屡次被对手击倒，但还是一次次地站起来，想成为坚持到最后的人。

可是这里却存在一个问题：洛奇在电影中是光明正大地击败了阿波罗，而基斯却是操纵比赛的人。作为一名有战略眼光的“斗士”，基斯钻了所谓的“选择偏见”的空子。他并不是随机选择一些国家作为研究对象，而是有针对性地选择了那些可能支持他的假说的国家，比如芬兰和意大利。他排除了法国、瑞士、瑞典等国家——这些国家的居民普遍习惯摄入大量脂肪，但心脏病的发病率却很低。无论如何，请记住一点，基斯的七国研究的重点是脂肪摄入量和健康之间的相关性，而非因果关系。可以确定的是，从来没有人因为摄入了大量脂肪而得心脏病，这项研究只不过探寻了饱和脂肪摄入量和心脏病发病率之间的关系。

该研究存在着严重的问题，却对公众产生了极大的影响。根据该研究，美国人开始相信摄入大量脂肪会使患心脏病的风险增大。基斯本人可能也没想到他的研究会对营养学领域产生如此大的影响：美国政府根据这项研究结果制订了相关的饮食指南并设计了新的食品营养成分表，使得脂肪（特别是饱和脂肪）被妖魔化至今。

1961 年是营养学史上至关重要的一年，这一年，基斯受雇于美国心脏协会（AHA），并制订了该国有史以来的第一份饮食指南。该指南建议民众限制饱和脂肪的摄入，决定了饱和脂肪的命运。由于基斯在解决健康危机方面的理论成果以及他提出的摄入大量脂肪不利于身体健康这一观念的迅速普及，美国《时代》杂志还将他选作了封面人物（图 2.5）。1977 年，支持基斯理论的营养学研究员马克·赫格斯塔德博士参与了游说美国参议院营养和人类需求特别委员会主席乔治·麦戈文的工作，最终成功地将限制脂肪摄入的提议纳入了当年的美国饮食目标。然而，该提议是基于观察性研究、部分科学家的实验以及可能有问题的方法论的基础上的，具有很大的局限性。1978 年，赫格斯塔德被任命为美国农业部人类营养中心主任，他声称："遵循低脂饮食的建议可以为身体健康带来很多好处，而风险呢？没有。"不过，如果他能看到未来的话，我相信他会收回这些话。

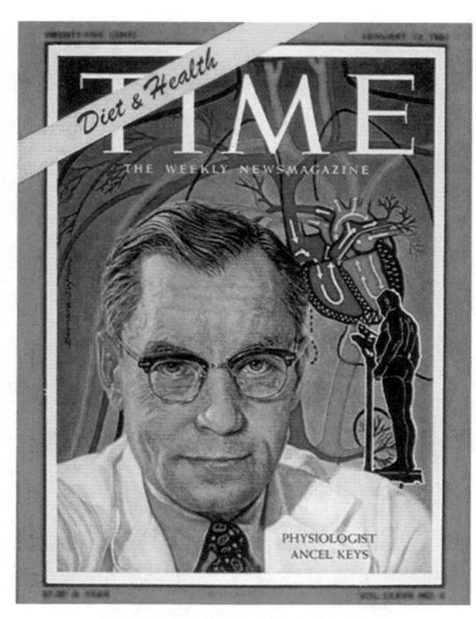

图 2.5　安塞尔·基斯博士登上美国《时代》杂志封面

来自科学界的另一种声音

并非所有的科学家都认为脂肪是诱发心脏病的元凶，一位来自英国的科学家竭尽全力地想让人们相信另一种宏量营养素才是真正的元凶，可惜没有人愿意聆听他的想法。这位科学家就是约翰·尤德金。1972 年，约翰·尤德金在他的著作《纯净、洁白、致命》（*Pure, White, and Deadly*）一书中写道："哪怕糖的影响仅与食品添加剂的影响有一丝相似之处，糖都最好被立即禁止使用。"尤德金一直在思考人们是如何忽视糖对健康的影响的，毕竟糖是一种缺乏膳食纤维等营养成分的简单碳水化合物，仅在西方饮食中存在了几百年而已。

就在大多数营养学权威专家将饱和脂肪视为致病元凶时，尤德金提出了不同的观点——近些年种种疾病的发生可能是人类摄入大量糖导致的。低脂饮食建议不仅误导了大众，更可怕的是，它可能鼓励人们摄入更多的

生酮小知识

古时候依靠采集和狩猎为生的人是执行生酮饮食法吗？

目前，许多人都在探讨我们那些依靠采集和狩猎为生的祖先是否执行了生酮饮食法。如果那时候有食物追踪程序，我们可能就能更好地了解古代人的饮食结构了。我们都知道，肉类、蔬菜和水果在古代是很受欢迎的食物，而且在饥荒时期，人们一定会进入某种程度的酮症状态。关于古代人是否像我们想象的那样依赖脂肪而非碳水化合物为身体供能的讨论超出了本书的范围，但可以确定的是，我们的祖先可不会整天吃能量棒、饼干和薯条。

生酮小知识

糖门丑闻

20 世纪 50~60 年代，在营养学领域，科学界的争论达到了高潮。争论双方的代表分别是认为脂肪是导致心脏病元凶的安塞尔·基斯和认为糖才是问题所在的尤德金。著名的哈佛大学营养学家马克·赫格斯塔德也站在基斯一边，他希望政府倡导民众减少脂肪摄入，而且他还在糖研究基金会的资助（约 48000 美元）下完成了一篇综述性论文，旨在总结早期蔗糖（食用糖）与冠心病关系的研究情况。

每一位刑事辩护律师都知道，好的辩护词能够通过具有一定连贯性和可能性的叙述，将责任推到被告人以外的人身上。赫格斯塔德也深谙其理，为了反驳糖与心脏病有关的说法，他把注意力转移到了脂肪和胆固醇上，针对其大做文章，并于 1967 年将其论文发表在了《新英格兰医学杂志》上。当时，没有人知道赫格斯塔德从该研究中牟取了暴利——他与制糖行业达成了某种协议。这个例子说明，一个经不起道德审判的决定会对后代产生多么大的影响。

糖。1974 年，英国医学杂志《柳叶刀》发出了警告，提出了“疗法不应比疾病更恐怖”的观点。科学家们都清楚，如果饮食中脂肪的摄入量大幅减少，那么蛋白质或碳水化合物的摄入量则会相应增加，而一般而言增加的绝不会是蛋白质。原因有两个：第一，蛋白质明显更贵；第二，糖可以使口味差的食物变甜。可惜，每当尤德金试图拿出证据来证明是糖而不是脂肪导致了心脏病时，他都会遭到基斯以及美国政府相关部门的否定。

这场真理之辩就如同大卫和巨人歌利亚的对决，不过在这场对决中，“歌利亚”有十个，而“大卫”只有一个。与尤德金持相同观点的人远远少于基斯的支持者。在 20 世纪 60~70 年代的美国，研究人员常常会因为反对基斯的观点而失去科研资助，这对他们继续进行研究非常不利。总之，对科研人员来说，反对基斯的观点就相当于在科研资助方面自绝后路。

20 世纪中期，尽管科学家们掌握的大量数据可以推翻“饱和脂肪是心脏病元凶”的错误观点，但来自基斯的声音还是占了上风，因为这个声音更大。

生酮饮食的复兴

“一个病入膏肓的社会是不会有与其完美契合的健康标准的。”

——吉杜·克里希那穆提

尽管关于抗惊厥药物的研究有了一定程度的进展，脂肪也一直在被妖魔化，但是在生酮饮食的研究领域还是有一丝曙光的。20 世纪 70 年代，约翰·霍普金斯医院的科研团队在神经学家塞缪尔·利文斯顿博士、约翰·弗里曼博士和营养师米莉·凯利的带领下改进了生酮饮食，并将其专门用于治疗儿童癫痫。此后，关于断食和生酮饮食对身体各项指标影响的研究如雨后春笋般不断出现。其中一项研究以一组血酮水平不高的肥胖的男性为实验对象。首先，研究人员为他们注射了胰岛素，观察他们是否会出现低血糖的临床症状，结果是肯定的。之后，研究人员让这组受试者断食 2 个月，之后他们平均减重 33 kg，平均血酮值升高到 8 mmol/L 左右。最后，研究人员重新为受试者注射了胰岛素，期望看到与断食之前相似的结果，如受试者出现低血糖的症状甚至达到昏迷的程度。出人意料的是，即使受试者被注射胰岛素后血糖水平“致命的低”，但他们也没有出现任何不良反应。这项研究表明，当血酮水平显著升高时，酮体可以作为大脑的替代能源，从而避免人体出现低血糖的症状。

自此之后，科学家们对生酮饮食和断食的疗效变得越来越感兴趣。

你如果问一个人是否尝试过低糖饮食法，常常会得到这样的回答：“是的，我以前尝试过阿特金斯饮食法。”罗伯特·阿特金斯是一位美国的医生、心脏病学家，他曾深受肥胖的困扰，因此尝试使用阿尔弗雷德·彭宁顿博士独创的饮食法来减肥。在第二次世界大战结束后的几年里，美国一家大型企业杜邦公司聘请了彭宁顿博士来调查公司中肥胖员工的人数快速增加的原因。经过调查，彭宁顿指出，这些员工变肥胖不仅因为饮食过量，还因为其身体无法合理利用葡萄糖供能。因此，他建议这些人不要把解决肥胖问题的重点放在能量平衡问题上，而应放在身体对摄入的营养成分的处理方式上——是将其燃烧用于供能，还是转化为脂肪储存起来。因为上述事件，彭宁顿减肥法又被称为杜邦饮食法。20世纪50年代，《假日》（*Holiday*）杂志刊载了关于该饮食法的文章。1953年，彭宁顿在《新英格兰医学杂志》上发表了一篇文章，讨论了碳水化合物在肥胖问题中扮演的角色问题。

阿特金斯在彭宁顿减肥法中找到了快速减肥并长久保持身材的良方。1965年，他在《今夜秀》节目中推广了该减肥法。1972年，他出版了《阿特金斯博士的饮食革命》(*Dr. Atkins' Diet Revolution*)一书，该书一经出版便成了畅销书。阿特金斯提倡的饮食法是以高蛋白、高脂肪和低糖为主的饮食，不完全等同于生酮饮食（尽管两者经常被混淆）。此后，低糖饮食的潮流席卷了全世界——不用严格限制能量就能减肥的观念变得非常流行。阿特金斯当然不是第一个提出这种饮食方法的人，但他让营养学界对低糖饮食印象深刻，为研究人员研究低糖饮食甚至是生酮饮食铺平了道路。

虽然阿特金斯提倡高脂肪高蛋白饮食的呼声在营养学界获得了一些支持，但很快就被赫格斯塔德和麦戈文的声音淹没了——他们在阿特金斯的著作出版几年后就发布了全新的饮食指南，倡导低脂饮食。鉴于政府一直将心血管疾病的发生完全归咎于脂肪，一些大型食品公司也趁机改变产品配方以打造低脂产品。从20世纪70年代末到今天，食品公司一直在试图用夸张的广告语吸引消费者的眼球，并宣称自己的产品中饱和脂肪含量很低、有益健康(图2.6)。

在接下来的20年里，由于阿特金斯观点的不断普及和研究人员对癫痫研究的深入，与生酮饮食相关的研究激增。与此同时，政府倡导的低脂饮食似乎收效甚微——美国人的肥胖率继续稳步上升（图2.7）。1992年，作为对之前版本的更新，阿特金斯又出版了《阿特金斯博士的新饮食革命》一书。此后不久，巴里·西尔斯出版了一本颇为畅销的饮食类书籍——《区域饮食法》

生酮小知识

在阿特金斯发起饮食革命之前，是否还出现过其他饮食革命？

20世纪50年代，彭宁顿并非唯一一个提倡低糖饮食的医生。1958年，英国一家治疗肥胖和食物过敏的诊所的医生理查德·马卡尼斯博士出版了《吃油脂瘦身》一书，他认为引发肥胖的根本原因是摄入过量碳水化合物（而非摄入过量能量）。几年后，赫尔曼·塔勒博士出版了《能量不算什么》（*Calories Don't Count*）一书。塔勒是第一批提出饮食需要进行个性化设计的人，因为每个人的身体对食物的反应都是不一样的。他进一步说：“问题的关键不在于我们摄入了多少能量，而在于我们的身体如何利用这些能量。”每个人的身体对同样数量的碳水化合物的接受能力都不一样，因此我们需要个性化地规划我们的饮食。

《吃油脂瘦身》和《能量不算什么》两本书在出版后受到了读者的极大欢迎，却都远不及罗伯特·阿特金斯的书有影响力。

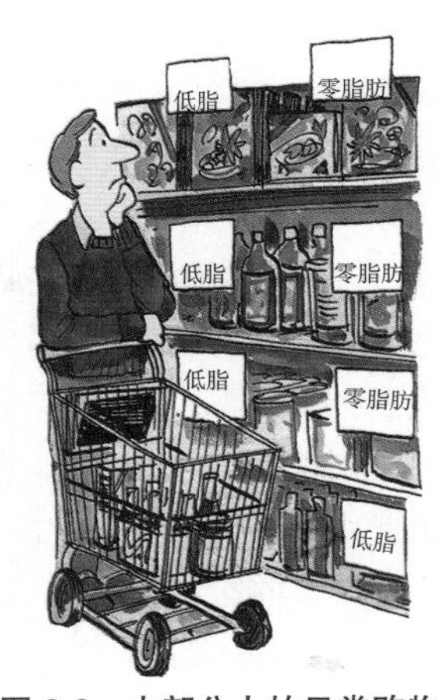

图 2.6　大部分人的日常购物场景

超市货架上布满了"低脂"类的营销标语，以吸引顾客去购买相应的产品来获取所谓的"健康"

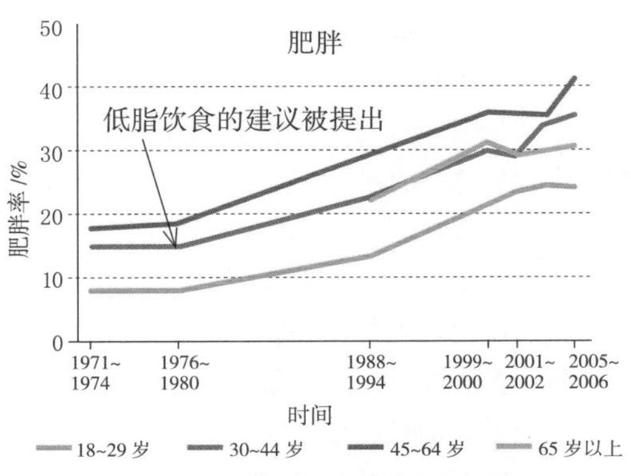

图 2.7　低脂饮食这一建议被提出后，美国人的肥胖率仍持续攀升

（*The Zone*），该书对碳水化合物的优劣进行了区分。此外，迈克·埃德斯博士和玛丽·埃德斯博士于 1997 年出版了《蛋白质能量》（*Protein Power*）一书，提倡高蛋白低糖的饮食。《区域饮食法》和《蛋白质能量》两本书中都提出了一个相似的观点：低脂饮食的减肥效果并不理想，而且摄入大量精制碳水化合物还会引发许多健康问题。可惜在 1992 年，美国农业部就发布了"食物金字塔"指南，建议国民每天食用 6~11 份谷类食品，同时减少脂肪的摄入量（图 2.8）。实际上，我们真正需要做的，是把"食物金字塔"翻过来。

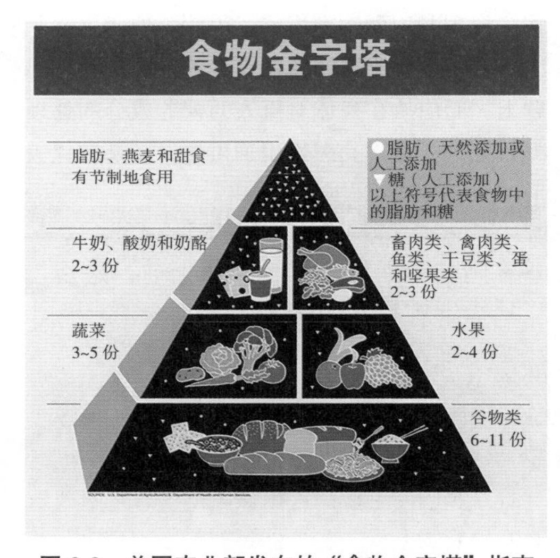

图 2.8　美国农业部发布的"食物金字塔"指南

最后一搏

好莱坞电影制片人吉姆·亚伯拉罕斯的儿子查理在一岁时被确诊患有癫痫，到了 20 个月大的时候，他的癫痫每天都会发作，严重时一天可发作 100 多次。尽管尝试了各种药物，但是查理的病情依然没有好转。吉姆·亚伯拉罕斯后来在一次专访中说："你无数次地看着孩子把药服下，可是内心还是一直有一个声音在说'等一下，这应该没用'。"亚伯拉罕斯夫妇一直在不断地寻求癫痫的有效治疗方法，但是一无所获。

在翻阅了数百本与癫痫有关的书后，亚伯拉罕斯夫妇发现了《儿童惊厥和癫痫：家长指南》（*Seizures and Epilepsy in Childhood: A Guide for Parents*）这本书，其作者是约翰·弗里曼博士——约翰·霍普金斯大学的一位儿童神经学家，一直致力于用生酮饮食来治疗癫痫。在这本书里，弗里曼博士简单地提到了他曾经用于治疗癫痫的饮食方法。在看到此书之前，亚伯拉罕斯夫妇已带着查理奔波了数万里，遍访名医。在这期间，查理服用过一些强效药，也做过手术，但这些都没有任何效果。这一次，亚伯拉罕斯夫妇决定孤注一掷，立即飞往巴尔的摩市见弗里曼博士，学习如何执行生酮饮食法。

见到弗里曼博士后，查理很快就按照医生的要求严格执行了生酮饮食法。在开始执行生酮饮食法之后的48小时内，查理的癫痫完全没有发作。几天、几周甚至几个月过去了，查理的癫痫一直没有发作，而且他的生长发育状况也迅速有了改善。原来，生酮饮食就是亚伯拉罕斯一家苦苦寻求的有效治疗方法。为了让其他癫痫患者能够了解生酮饮食，吉姆·亚伯拉罕斯创立了查理基金会（Charlie Foundation）——该基金会通过发布视频和其他形式的信息加深大众对生酮饮食的认识。他同时还资助了一部分科学研究，希望生酮饮食能解决其他问题。

1994年10月，美国热门电视节目《日界线》（*Dateline*）对查理的故事进行了专题报道，这不仅使人们加深了对生酮饮食的认识，还激励了科研人员进一步探索生酮饮食。1997年，吉姆·亚伯拉罕斯制作拍摄了电影《不要伤害我的小孩》，这部电影讲述了查理·亚伯拉罕斯执行生酮饮食法的故事。在电影播出的当晚，有800多万名观众观看了这部电影。电影播出之后，来自世界各地的患者及其家属蜂拥到约翰·霍普金斯大学学习执行生酮饮食法。2001年，该校的一项研究证明，150多名癫痫患儿在执行了生酮饮食法之后，症状有了明显改善。

亚伯拉罕斯对生酮饮食的支持就像一个希望的信号，强调了生酮饮食对健康的重要性。在20世纪90年代和21世纪初，数千项关于生酮饮食的研究证明了其对癫痫、癌症、阿尔茨海默病的缓解作用，以及对人体成分和人体表现的影响。我们将在本书中详细地探讨以上提到的各方面以及与生酮饮食相关的最新研究。

酮补剂：新兴的研究领域

在生酮饮食的发展历程中，科学家们发现，血酮水平的升高会引发一些特殊的生理反应，这些反应可能对健康有益。可是，通过改变饮食来使血酮水平升高并不容易，那么补充酮补剂呢？70多年前，一项针对公牛精子的研究发现，β羟丁酸和乙酰乙酸这两种酮体能够在提高公牛精子活力的同时降低细胞的耗氧量。这一发现一直无法得到解释，直到德国医生、生物化学家汉斯·克雷布斯研究出酮体是如何提高细胞的代谢效率后，该发现才得到了合理的解释。

克雷布斯发现了发生在细胞内负责产生能量的一系列关键代谢反应——三羧酸循环（又称克雷布斯循环）。他还因此于1953年获得了诺贝尔奖。20世纪50年代后期，克雷布斯与科学家理查德·维克共同开展了一项研究，内容是细胞在氧化还原状态下有多少能量被利用和浪费，以及细胞是否能有效地发挥其应有的作用。该研究为搞清楚摄入的酮体是如何通过提高细胞的工作效率来影响人体健康的这一问题奠定了基础。20世纪90年代初，维克和他的同事们开展了更多的研究，证明了酮体对提高心脏的做功效率有积极的影响，并能够促使线粒体（细胞的动力工厂）制造能量。与此同时，还有一些研究表明，β羟丁酸不仅有助于减少食物摄取量和减轻体重，还能够提高胰岛素敏感性。但如果人们不坚持严格执行生酮饮食法，那他们是否能从中获益呢？

2000年，维克和他的同事们发表了一项关于某种酮体对代表阿尔茨海默病和帕金森病的神经元功能障碍的影响的研究。2004年，美国国防部高级研究计划局（DARPA）给了包括维

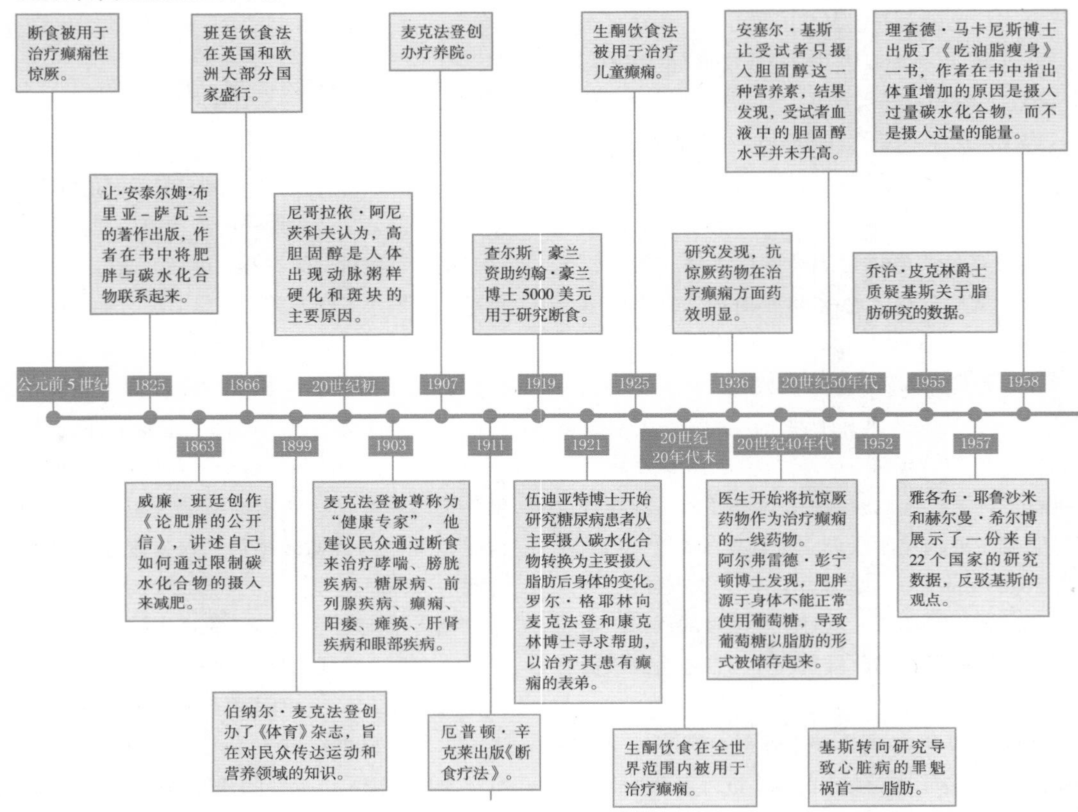

克博士的实验室在内的几个研究小组每年200万美元的科研经费，希望他们可以互相竞争，从而找到一种供特种部队作战时使用的"超级燃料"。维克和他的合作伙伴基兰·克拉克最终在竞争中获胜，获得了美国国防部高级研究计划局的进一步资助，继续研究酮体对人体表现的影响。这一研究还促成了一种名为酮酯的药物的开发，该药物已获得美国食品药品监督管理局的批准。

几年后，多米尼克·达戈斯蒂诺博士开始研究生酮饮食对美国海军海豹突击队队员的影响。海豹突击队的潜水员在水中下潜过深，常常反复呼吸氧气瓶中的处理过的氧气，所以他们可能会得一种与氧气再呼吸相关的癫痫。达戈斯蒂诺博士希望能找到一种方法来避免潜水员患上癫痫，而最有可能的就是开发一种在深潜时能帮助大脑保持稳定的方法。达戈斯蒂诺博士在动物实验中模拟了海豹突击队潜水员在进行深潜时氧气再呼吸的行为，观察了不同类型的酮酯对实验对象的影响。研究发现，只需一剂酮酯就能显著减少癫痫的发作。

科学家的一生中很少有"啊，我懂了！"的时刻，而达戈斯蒂诺博士及其团队就等到了这一刻，这无疑也是他们的高光时刻。目前，脑能量代谢和酮补剂研究方面出现了一些有趣的实验现象，达戈斯蒂诺和他的团队对此也进行了大量的研究。在第4章和第5章，我们会更深入地探讨这些研究。

不过，很可惜，酮酯有两个缺点：一是目前价格昂贵，二是尝起来像航空燃油。因此，想要将酮酯投入市场，还需要对其进行改进。

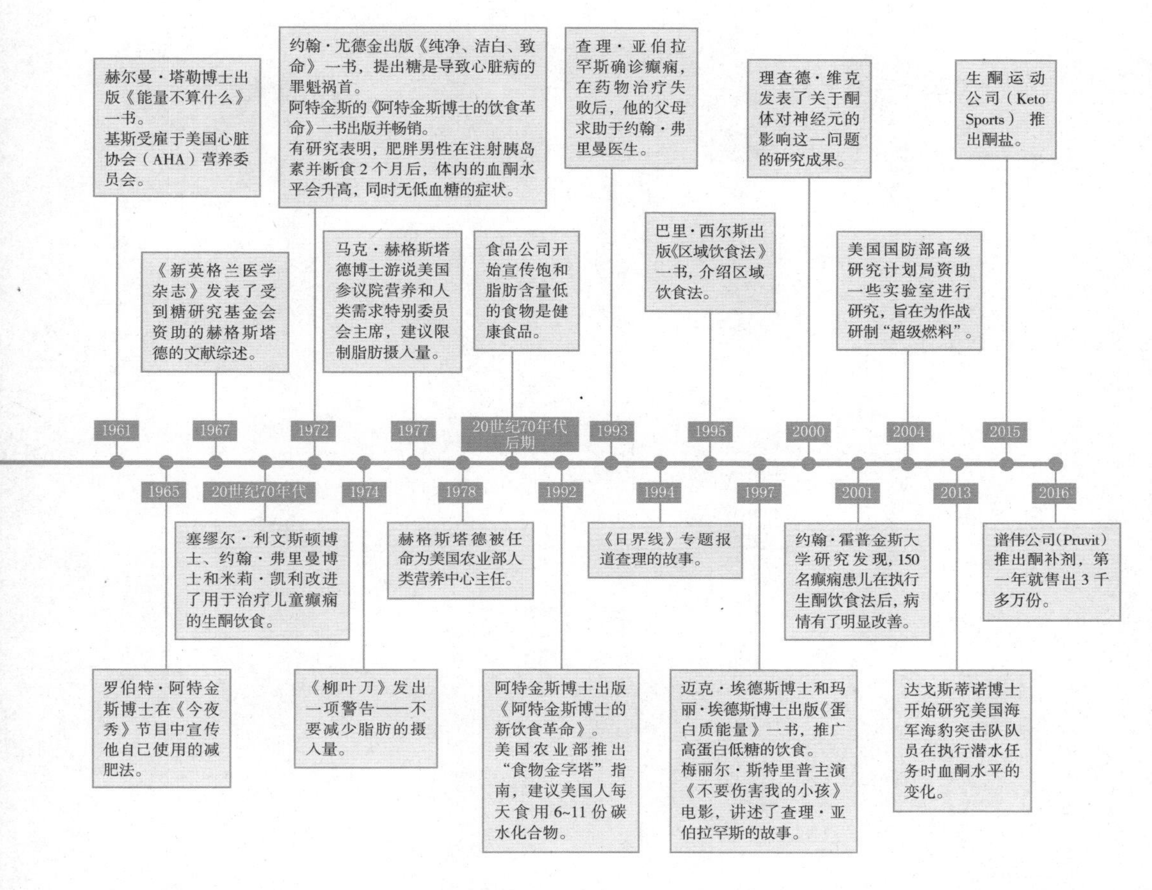

后来，化学家帕特里克·阿诺德将一种较为可口的酮矿盐溶液（如酮－钠盐溶液、酮－钙盐溶液、酮－镁盐溶液和酮－钾盐溶液）推向了市场。那时候，虽然人们可以买到酮补剂，但是许多人却不知道它究竟是什么、可以用来做什么以及使用它的长期意义。不过没过多久，谱伟公司就开始向大众推广酮补剂。多年来谱伟公司累计售出了3000多万份酮补剂，其效果也令人相当满意。这家公司同时还开展了一些研究，希望可以更深入地研究自己的产品。

如今，很多公司都在生产和销售酮补剂。酮补剂成为主流补剂只是时间问题。所以，如果不久后你还没有在当地的药店或超市见过它们，我们肯定会感到惊讶。目前，关于酮矿盐、酮酯和其他类型的生酮药剂对人体健康和人体表现影响的研究方兴未艾，我们保证这只是一个开始。

本章小结

在这一章中，我们回顾了一个多世纪以来的历史，探索了断食的起源、断食在20世纪初的应用，以及脂肪被“妖魔化”的缘由。我们讨论了生酮饮食的复兴，还介绍了酮补剂这一新兴的热门话题。希望你现在可以更好地了解导致人类肥胖和各种疾病出现的原因，以及当下饮食指南是现在这样的原因。还希望你能继续阅读本书，了解更多有关酮症、生酮饮食及其影响的内容。

第3章 配比合理的生酮饮食方案

想象一下，一群人一起吃生酮餐的样子肯定特别有趣。更有趣的是，大家还会在吃完饭后拿出血酮仪来测量自己饭后的血酮水平。人们在执行生酮饮食法初期，就像在玩《精灵宝可梦 Go》这款游戏——当血酮仪显示的数值为“0.3”时，就好像抓到了一只“波波”（非常简单）；当血酮仪显示的数值超过了2.0，就好像抓到了一只“快龙”（非常困难）。最近，我们和两位同事共进午餐，其中一个人只吃了培根和奶油奶酪，而另一个人吃了三文鱼、一大份蔬菜沙拉、一些用椰子油和黄油调制的西蓝花。饭后，每个人都拿出了血酮仪开始测量。过了一会儿，结果出来了，两位同事的血酮值都在0.8 mmol/L左右——都抓到了“皮卡丘”（中等难度）。怎么会这样呢？他们午餐的营养成分相当不同，但最终却拥有相同的血酮水平。这是不是意味着他们各自的午餐都是进行了精心配比的呢？本章关注的就是这一问题。

引发营养性酮症的方法有很多，你可以选择完全不进食（即断食），也可以选择摄入大量脂肪，使脂肪提供的能量占每日能量摄入量的70%~100%。生酮饮食在本质上是低糖饮食，然而低糖饮食却不一定是生酮饮食，由此则引出了一系列问题：我们应该摄入多少碳水化合物，摄入哪种碳水化合物；摄入蛋白质后会发生什么，毕竟身体可以将其转化为葡萄糖；各种宏量营养素的比例应该是多少；生酮和非生酮营养素的比例应是多少。而以上这些问题都可以归结为下面几个基本问题。

每种宏量营养素的作用是什么？它们是如何使人处于营养性酮症状态的，又是如何增加饱腹感并有益于长久地维持健康的？

下面，就让我们来深入探讨一下配比合理的生酮饮食究竟是什么样的。

生酮力和生酮比

生酮力是指一种饮食在人体内引发生酮反应（有酮体产生），进而提高血酮水平的能力。为了让大家更好地理解生酮力，科学家发明了生酮比这一概念及其计算公式。

$$生酮比=\frac{生酮因子}{抗生酮因子}$$

生酮因子是指有助于人体进入酮症状态的营养素，而抗生酮因子则相反。中链甘油三酯就是一种生酮因子，它可以迅速被人体消化，有助于酮体的生成。而碳水化合物则是一种抗生酮因子，因为它会提高血糖水平和胰岛素水平，从而抑制酮体的产生。一般来说，脂肪是生酮因子，碳水化合物是抗生酮因子，而蛋白质有点复杂，因为它既可能生酮又可能抗生酮（亮氨酸和赖氨酸是生酮因子，而其他氨基酸如丙氨酸则是抗生酮因子）。为了方便计算生酮比例，蛋白质被划分为抗生酮因子。

因此，我们可以得到以下计算公式。

$$生酮比=\frac{脂肪摄入量（g）}{蛋白质（g）+碳水化合物（g）}$$

生酮比是3∶1意味着每摄入1 g蛋白质和碳水化合物就要摄入3g脂肪。如果一份零食含有21g脂肪、7g碳水化合物和蛋白质，那么这份零食的生酮比就是3∶1。再举一个例子，假设你吃了一个用7g椰子油烹制的鸡蛋（鸡蛋含有6g蛋白质和5g脂肪），那你就大约摄入了12g脂肪、6g蛋白质和0g碳水化合物，这份食物的生酮比是2∶1。

大多数人倾向于选择生酮比为2∶1左右的生酮饮食，即每摄入1g蛋白质和碳水化合物，就需要摄入2g脂肪。但当该饮食法被用于治疗疾病（如癫痫）时，医生通常会建议患者执行生酮比为4∶1的生酮饮食。在这种生酮饮食中，脂肪摄入量占90%，剩下的10%是蛋白质和碳水化合物。

这一公式为执行生酮饮食法的人提供了理论依据，因此它在一定范围内也被用于临床。但是，该公式也存在一些局限性，因为：

（1）它假定蛋白质不是生酮因子；

（2）它只考虑到了饮食中各种宏量营养素的比例，却未考虑它们提供的总能量。

研究表明，只有当人体处于能量平衡的状态（即消耗的能量等于摄入的能量）时，这一公式才能真正预测饮食的生酮力。而且，前面讲过，人在进入生酮适应期后，人体对脂肪的利用率会提高（包括会燃烧体内储存的脂肪），而这一公式并未将体内储存的脂肪考虑在内。这也就解释了为什么有的人虽然选择了生酮比为2∶1甚至1∶1的饮食，但仍然处于酮症状态。

另外，生酮比的计算公式还未考虑到不同种类的碳水化合物对人体的不同影响。正如我们将在本书后面的章节中讨论的——绿色蔬菜中的碳水化合物（纤维性碳水化合物）可能是生酮因子，而意大利面中的碳水化合物（非纤维性碳水化合物）则不是生酮因子。因为纤维性碳水化合物不会刺激胰岛素分泌，也不会被完全消化，不像糖或含糖食物那样会抑制生酮反应。

总之，尽管生酮比是一个很好的参考标准，但在制订生酮饮食方案时，还必须考虑其他因素，如摄入的总能量，脂肪、碳水化合物和蛋白质的来源，身体活动水平和进食频率等。

碳水化合物

碳水化合物基本上是含有水分子的碳基物质，可分为单糖、双糖和多糖。

单糖是结构最简单的碳水化合物。单糖包括葡萄糖（糖的最简单形式）、果糖和半乳糖（存在于牛奶中）。

2个单糖分子结合在一起的被称为双糖。双糖包括蔗糖（由葡萄糖与果糖结合而成）和乳糖（在牛奶中发现的另一种糖，由葡萄糖与半乳糖结合而成）。

10个以上单糖分子聚合在一起的被称为多糖。多糖包括淀粉（存在于谷类食品中）、纤维素（存在于粗粮中）、糊精（存在于烤土豆中）和果胶（存在于果酱中）。

在执行生酮饮食法时，碳水化合物的摄入量需要保持在较低水平，以防血糖水平和胰岛素水平迅速升高。

血糖指数与血糖负荷

最近20年，人们一直根据人体消化碳水化合物的速度和碳水化合物使血糖水平升高的速度将碳水化合物分为简单碳水化合物和复合碳水化合物。单糖和双糖是简单碳水化合物，它们可以使血糖水平迅速上升；而多糖是复合碳水化合物，它会使血糖水平缓慢上升。这种分类方法是有据可依的——分子越简单，就越容易被人体分解；分子链越多，人体吸收它们时花费的时间就越多。不过，现在我们已经意识到，营养素的代谢过程其实比我们了解的更加复杂。于是，科学家们发明了两种新的且较为准确的衡量标准：血糖指数和血糖负荷（图 3.1）。

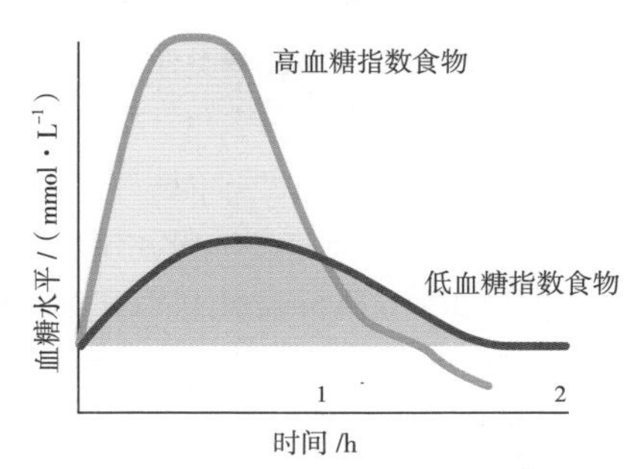

图 3.1　高血糖指数食物和低血糖指数食物对血糖水平的影响

血糖指数的范围是 1~100（表 3.1），其描述了人摄入某种食物后血糖水平升高的速度。各种食物的血糖指数都是以纯葡萄糖的血糖指数（100）为基准设定的。例如，一片白面包的血糖指数约为 75，而花生的血糖指数为 14。

血糖负荷也是衡量碳水化合物影响血糖水平的能力的一个指标（表 3.2），不过它还考虑到了另一个变量——食物中的碳水化合物的含量。计算一种食物的血糖负荷时，需要用其所含碳水化合物的总量乘以该食物的血糖指数，然后再除以 100。

$$血糖负荷 = \frac{所含碳水化合物总量 \times 血糖指数}{100}$$

根据该公式，一片 15 g 的白面包的血糖负荷可按如下算式计算：

$$\frac{15 \times 75}{100} = 11.25$$

一种食物所含碳水化合物的总量并不会影响它的血糖指数，却会对其血糖负荷产生很大的影响。例如，胡萝卜的血糖指数为 47（算是低血糖指数食物中血糖指数相对较高的），每份含有 5 g 碳水化合物，因此其血糖负荷是 2.35（算是低血糖负荷食物中血糖负荷相对较低的食物）。相比之下，全麦意大利面的血糖指数

生酮小知识

人体利用葡萄糖供能，所以当我们提到血糖水平时，指的就是血液中葡萄糖的含量。对以碳水化合物为主要能源的普通人来说，空腹血糖值的正常范围为 4.4~6.7 mmol/L。如果一个人的空腹血糖值为 6.9 mmol/L，而饭后的血糖值超过了 11.1 mmol/L，那么这个人就会被认为是糖尿病患者或处于糖尿病前期。了解血糖水平的一种方法就是使用血糖仪，早上醒来后，你可以用血糖仪检测自己空腹时的血糖水平。而如果你想进一步了解自己的身体情况，可以在进食之前测一下血糖值，然后在进食之后的 30 分钟、60 分钟和 90 分钟分别再测一下，看看食物对你的血糖水平有什么影响。正常人的血糖值会在饭后 2 小时回到正常范围（4.4~6.7 mmol/L），而有胰岛素抵抗或处于糖尿病前期的人的血糖会在摄入大量碳水化合物后的数小时内都保持较高的水平。血糖水平因人而异，所以你要对自己的身体状况有清晰的了解。如果你在执行生酮饮食法，那么你的血糖水平应该会低于执行普通饮食法的时候。如果在此期间你的空腹血糖值低于 80 mg/dL，请不要惊慌，这是正常现象。不过，请一定要持续监控血糖水平。

为 48（算是低血糖指数食物中血糖指数相对较高的），但每份含有 40 g 碳水化合物，因此它的血糖负荷是较高的，为 19.2。

表 3.1　血糖指数分级表

血糖指数	
低	0~55
中	56~69
高	≥ 70

表 3.2　血糖负荷分级表

血糖负荷	
低	0~10
中	11~19
高	≥ 20

可以看出，将血糖指数作为判断一种碳水化合物能否食用的唯一标准可能对我们设计出更好的生酮饮食方案造成限制。好的生酮饮食方案中涉及的食物应该是血糖负荷也比较低的。

膳食纤维、总碳水化合物和净碳水化合物

影响碳水化合物吸收（包括吸收的速度和吸收的量）的因素有很多，然而经常被忽略的两个因素就是碳水化合物中的膳食纤维含量和水含量。许多人都试图在执行生酮饮食法时完全避开碳水化合物，然而这也就意味着无法摄入膳食纤维，而膳食纤维对人体健康特别是肠道健康来说十分重要。膳食纤维也是碳水化合物，它并不是在小肠中被分解，而是在大肠中被其中的细菌分解。膳食纤维有助于减少体内脂肪、缓解糖尿病、提高胰岛素敏感性、降低心脏病的发病风险、增加饱腹感和促进肠道有益菌生成。此外，膳食纤维在进入肠道后会发酵，进而产生短链脂肪酸，如醋酸、丁酸和丙酸（图 3.2），它们也都是生酮因子。

研究表明，大多数人从普通饮食转为生酮饮食后，膳食纤维的摄入量会大大减少。一项研究发现，将每天的碳水化合物摄入量从 400 g 减少到 23 g 会使膳食纤维的摄入量从 28 g 减至 6 g。而减少膳食纤维的摄入量既会影响肠道有益菌的增加，又会影响肠道内短链脂肪酸的产生。

因此，我们认为，执行生酮饮食法时应该在保持膳食纤维的摄入量（通过食用绿叶蔬菜和其他含有膳食纤维的食物）的同时减少净碳水化合物的摄入量。净碳水化合物即为总碳水化合物减去膳食纤维（表 3.3）。有多项证据显示，我们应关注净碳水化合物而非总碳水化合物，因此我们建议要注意关注膳食纤维。首先，虽说膳食纤维属于碳水化合物，但它难以被消化，不会提高血糖水平或胰岛素水平，反而有助于降低血糖水平或胰岛素水平。其次，有研究表明，如果在执行生酮饮食法时选择高膳食纤维食物，那么可以将饮食中的碳水化合物占比从 4% 增加到 10%，且不会影响对疾病的治疗效果。因此，我们建议在执行生酮饮食法时关注净碳水化合物这一指标，并在饮食中加入高膳食纤维食物。绿叶蔬菜和十字花科蔬菜都属于高膳食纤维食物。

每个人适合的净碳水化合物摄入量都是不同的。研究人员在一群超重但健康的大学生身上开展了一项经典研究，结果发现，当受试者每天摄入 30 g 净碳水化合物时，血酮水平最高；当受试者摄入 60 g 净碳水化合物时，血酮水平中等；当受试者摄入 100 g 净碳水化合物时，血酮水平最低（血酮值接近于 0 mmol/L）。

目前，我们尚不清楚长期执行生酮饮食法的人是否需要补充膳食纤维，因为酮体（β 羟丁酸）会为人体提供丁酸，这样人就可能不需要通过摄入膳食纤维来维持肠道健康了。不过，对刚执行生酮饮食法的人来说，我们还是建议吃些富含膳食纤维的蔬菜，因为这样可以提高短链脂肪酸的生成量并增强饱腹感。

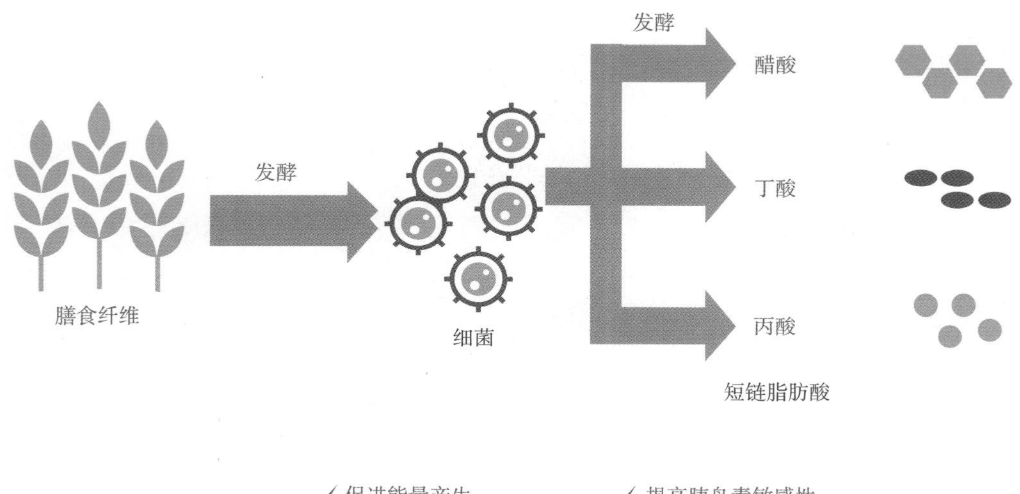

✓ 促进能量产生　✓ 提高胰岛素敏感性

醋酸、丁酸、丙酸的优点　✓ 加快脂肪氧化　✓ 降低血糖水平

✓ 增加饱腹感　✓ 减轻炎症

图 3.2　膳食纤维在肠道内的发酵过程

大肠中的细菌会分解膳食纤维，最终生成丁酸等短链脂肪酸，这些短链脂肪酸具有很多潜在的益处

生酮小知识

抗性淀粉和丁酸

抗性淀粉又称抗消化淀粉，物如其名——它能抵抗消化作用。抗性淀粉已经被证明可以提高胰岛素敏感性并且降低食欲。由于抗性淀粉无法被人体消化，摄入过多的抗性淀粉会导致胃胀或胃肠不适。抗性淀粉在肠道中被细菌发酵后会产生一种短链脂肪酸——丁酸，是大肠细胞的首选食物。 大量数据显示，丁酸有利于促进人体各项功能的运转。在执行生酮饮食法时，如果能够找到一种方法在减少碳水化合物摄入的同时促进丁酸的生成，便可以显著改善肠道菌群，使人长久地享受生酮饮食带来的好处。

表 3.3 常见食物的营养成分表

	脂肪 /g	碳水化合物 /g	膳食纤维 /g	净碳水化合物 /g	蛋白质 /g	可提供能量 /kcal	分量 / 杯
芦笋	0.40	7.00	4.00	3.00	4.00	40.00	1
甜菜	0.20	13.00	4.00	9.00	2.00	58.00	1
青椒	0.30	7.00	3.00	4.00	1.00	30.00	1
彩椒	0.40	9.00	3.00	6.00	1.00	39.00	1
西蓝花	0.60	11.00	5.00	6.00	4.00	55.00	1
抱子甘蓝	0.80	11.00	4.00	7.00	4.00	56.00	1
紫甘蓝	0.11	5.16	1.50	3.66	1.00	22.00	1
大白菜	0.10	7.00	2.00	5.00	1.00	28.00	1
胡萝卜	0.30	12.00	4.00	8.00	1.00	52.00	1
菜花	0.10	5.00	2.00	3.00	2.00	25.00	1
芹菜	0.10	5.00	2.00	3.00	2.00	25.00	1
芥菜	0.20	2.00	1.00	1.00	1.00	11.00	1
黄玉米	1.38	19.07	2.00	17.07	3.34	88.00	1 根
黄瓜	0.20	3.00	1.00	2.00	1.00	14.00	1
茄子	0.20	5.00	3.00	2.00	1.00	20.00	1
茴香	0.10	6.30	2.70	3.60	1.00	27.00	1
四季豆	0.10	8.00	4.00	4.00	2.00	34.00	1
豌豆	0.60	21.00	7.00	14.00	8.00	117.00	1
羽衣甘蓝	0.50	7.30	2.60	4.70	2.50	36.00	1
韭葱	0.30	13.00	2.00	11.00	1.00	54.00	1
白蘑菇	0.20	2.00	1.00	1.00	2.00	15.00	1
双孢蘑菇	0.07	3.10	1.40	1.70	1.80	16.00	1
褐菇	0.29	3.30	0.29	3.01	2.00	18.00	1 个
香菇	0.49	6.80	2.50	4.30	2.00	34.00	1
黑橄榄	1.90	1.00	1.00	0.00	0.00	21.00	5 个（中等大小）
青橄榄	2.60	1.00	1.00	0.00	0.00	25.00	5 个（中等大小）
洋葱	0.10	16.00	2.00	14.00	1.00	67.00	1
罗马生菜	0.10	1.00	1.00	0.00	0.00	6.00	1
卷心莴苣	0.08	1.69	0.70	0.99	0.51	8.00	1
菠菜	0.10	1.00	1.00	0.00	1.00	7.00	1
西葫芦	0.20	4.00	1.00	3.00	1.00	18.00	1
奶油南瓜	0.07	8.18	1.40	6.78	0.70	32.00	$^1/_2$
西红柿	0.40	7.00	2.00	5.00	2.00	32.00	1
芜菁叶	0.17	3.92	1.80	2.12	0.82	18.00	1

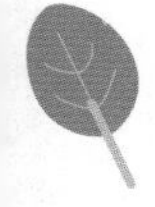
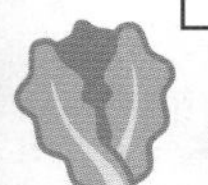
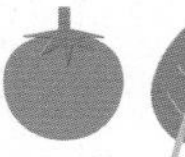
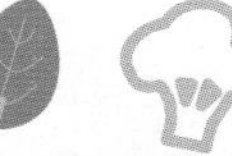
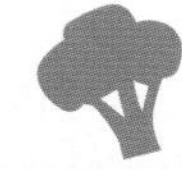
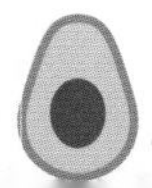

生酮小知识

食物量

在执行生酮饮食法时，如果食用的是低膳食纤维食物，你可能会感到吃不饱，容易饿。想想你最近一次吃麦片粥、水果或零食的时候有没有很快就感到饿？我觉得很多人都可以轻轻松松地吃掉 4 碗麦片粥和一整袋软糖，但之后很快就饿了。想一想，你上一次大量吃西蓝花或抱子甘蓝是什么时候？在执行生酮饮食法时，人们为了方便经常去食用一些市售的生酮零食，而这些食物都不易产生饱腹感。例如，几年前，当我们第一次尝试执行生酮饮食法时，迷上了生酮慕斯。每顿饭只需要吃 1 杯生酮慕斯即可，因为它可提供很高的能量（接近 750 kcal）。可以想象，沉溺于这样的食物有多么容易。

增强饱腹感的一个办法是食用低能量、高膳食纤维的食物，如绿叶蔬菜和十字花科蔬菜。例如，你可以用一大份蔬菜沙拉来替代生酮慕斯，沙拉里面再放一些培根、蓝纹奶酪和熟猪皮丁，然后再吃一些牛肉和西蓝花。食物总量或膳食纤维总量的增加应该都会让你有饱腹感，这样饭后就不会那么快想吃零食了。切记，一定要多食用低能量、高膳食纤维的蔬菜，尤其是在生酮适应期，这样你的饱腹感会更强。

何为“净”？

拿起蛋白棒或无糖零食时，我们可能在其包装看到“低糖”甚至“0 糖”的字样。可惜，考虑到这些标签的依据，我们认为这些食物不一定适合生酮饮食者。

首先，这些产品中使用的一些“纤维”反而会使血糖水平和胰岛素水平升高，因此它们并不是真正的膳食纤维。美国食品药品监督管理局目前正在深入调查这些假膳食纤维，并要求食品企业对营养成分表做出相应的修改。

其次，一些公司有时会通过添加糖醇来增加产品的甜味。根据目前食品营养成分表的制作规定，糖醇可以从总碳水化合物中减去。因此，假设某种食物的碳水化合物含量为 20 g，但其中 15 g 为糖醇，那么其营养成分表中会写“含有 5 g 净碳水化合物”。而在上面提到的糖醇中，有一些（如无糖小熊软糖中的麦芽糖醇）会对血糖造成不良影响，更糟糕的是，如果大量食用，胃还容易受到损伤。

所以，在选择食品时要多加小心，特别是在刚开始执行生酮饮食法时。大家一定要当心“低净碳水化合物”这种营销噱头，并尽量搞清楚某种食品含有的是膳食纤维还是糖醇，以确保它不会提高你的血糖水平或让你拉肚子。如果你想更好地了解自己的身体以及不同食物对自己身体的影响，可以试着在食用各种不同类型的食物后用血糖仪测量自己的血糖水平。

脂肪

让我们面对现实吧——几十年来，脂肪一直被丑化。我们之前曾出版过一本书，内容是建议大众摄入大量脂肪，这在营养学界绝对算是重磅炸弹。下面，我们会为你详细介绍脂肪。

首先，让我们从分子层面上简单了解一下脂肪能成为帮助人体进入酮症状态的首选宏量营养素的原因。脂肪以甘油三酯的形式存在于我们的食物之中，也以甘油三酯的形式储存于人体中。甘油三酯的分子结构为甘油主链上连接着 3 个脂肪酸。甘油主链可以在糖异生过程中被用于生成葡萄糖，而余下的脂肪酸被分解后则会生成酮体（图 3.3）。因此，脂肪应该在饮食中占据相当大的比例，约占每日能量摄入量的 60%~90%。

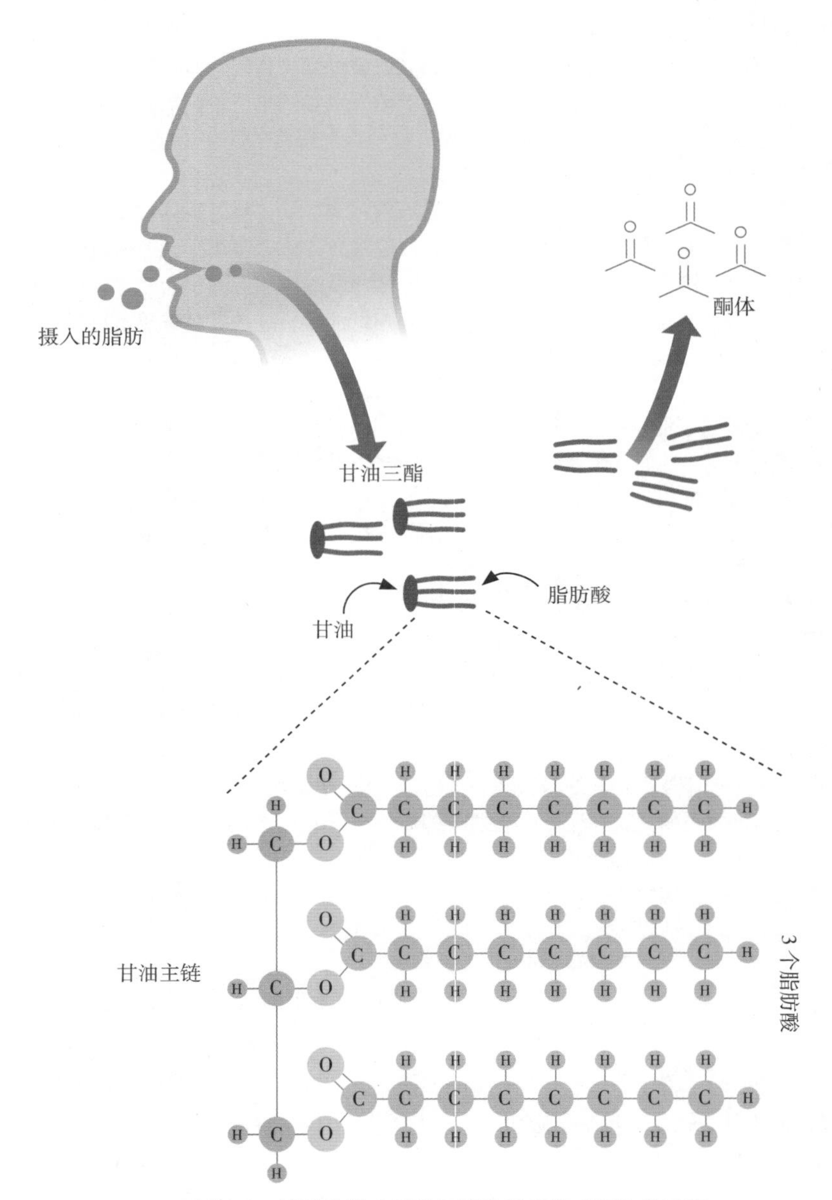

图 3.3　脂肪分解成甘油三酯并最终生成酮体的过程

饱和脂肪和不饱和脂肪

要解释饱和脂肪和不饱和脂肪，首先要讲一讲脂肪的分子结构。每个碳水化合物分子（如葡萄糖分子）含 6 个碳原子，但是每个脂肪分子含 2~80 个碳原子。每个碳原子都可以与其他原子形成 4 个共价键，其中 2 个共价键始终是与其他碳原子结合形成的。如果剩下的 2 个共价键都与氢原子相连，则该脂肪被称为饱和脂肪；如果剩下的 2 个共价键不是都与氢原子相连，则被称为不饱和脂肪（图 3.4）。

想象一下，一群人站成一排，向外伸展着胳膊和腿。每个人的四肢都代表一个潜在的共价键，每个人都和两边的人手牵手，而且他们还可以用他们的双腿与其他人的双腿相连。那些双腿也都与他人连接在一起的人就可以被看作是"饱和的"，因为他们的四肢都与其他人相连；而那些双腿不是都与他人连接在一起的人则可以被看作是"不饱和的"。

不饱和脂肪可进一步被分为单不饱和脂肪

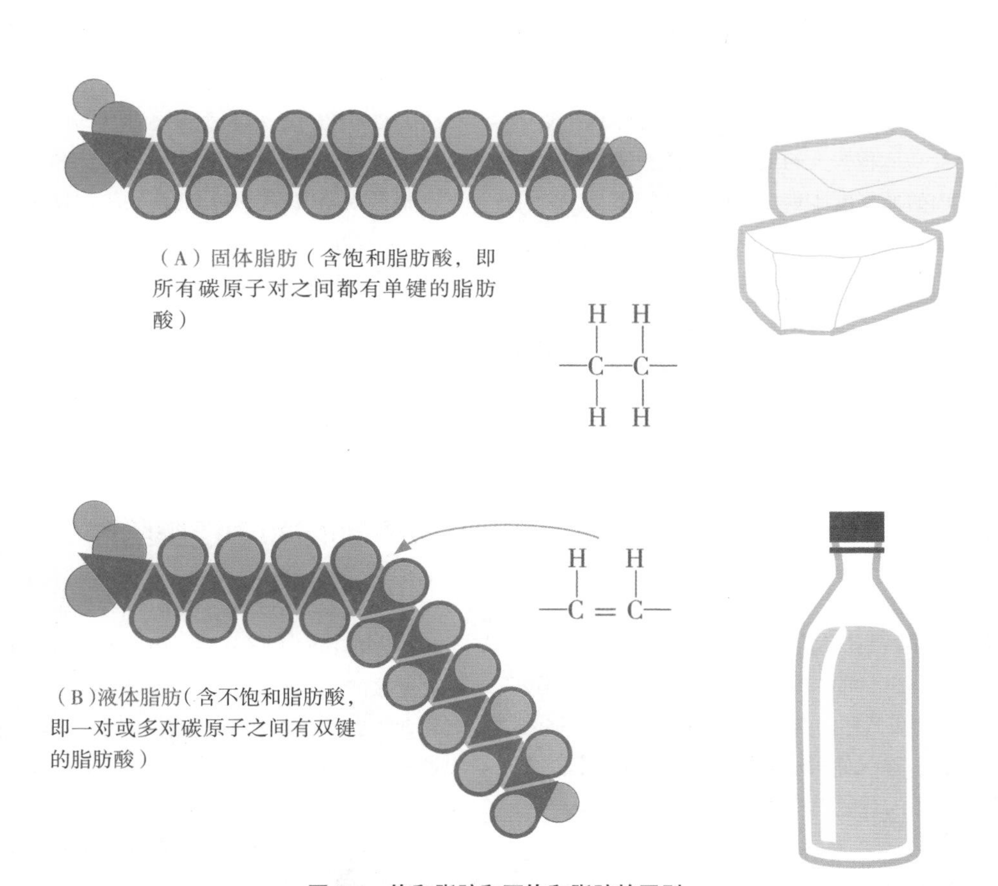

图 3.4　饱和脂肪和不饱和脂肪的区别

与多不饱和脂肪。单不饱和脂肪只有一个双键（有一条腿不与他人相连），而多不饱和脂肪有不止一个双键（双腿都不与他人相连）。

饱和脂肪很容易识别，它们在室温下是固态的，比如猪油、黄油和椰子油等。而不饱和脂肪在室温下是液态的，且通常是植物油脂。不饱和脂肪又包括单不饱和脂肪和多不饱和脂肪，单不饱和脂肪包括橄榄油、牛油果油和各种坚果油，多不饱和脂肪包括菜籽油和鱼油。提高单不饱和脂肪和多不饱和脂肪的摄入量会使血酮水平升高并使血液中的甘油三酯减少，而甘油三酯对心脏健康不利。人们一直对饱和脂肪望而生畏。另外，饱和脂肪其实对人体健康也大有裨益，它能够提高高密度脂蛋白胆固醇水平和增大低密度脂蛋白胆固醇体积（身体需要的是体积较大的低密度脂蛋白胆固醇，如果体内的低密度脂蛋白胆固醇体积较小，就会堵塞血管，形成斑块）。在执行低糖饮食法时，饱和脂肪很容易被代谢和分解掉。

最后，我们还需要了解反式脂肪——食品生产商向植物油中添加氢使植物油在室温下呈固态，并使不饱和脂肪转变为饱和脂肪。最好别吃反式脂肪。反式脂肪对人体健康有害，它会增加总的低密度脂蛋白胆固醇含量和降低高密度脂蛋白胆固醇含量，所以我们不建议食用。人造黄油等产品中的反式脂肪含量很高，快餐店也常使用反式脂肪，因为它可以被用于重复的油炸。近期，美国食品药品监督管理局宣布，反式脂肪不再是安全的，同时该机构还要求食品公司在不久的将来将反式脂肪从食品生产过程中完全去除。

我们建议你摄取多种类型的脂肪，同时尽量避免摄入对健康有害的某些脂肪。

必需脂肪酸

必需脂肪酸是人体自身无法合成的脂肪酸，必须从食物中获取。根据第一个碳双键的位置（在第三个、第六个或第九个碳原子上），必需脂肪酸可分为多不饱和 ω-3 脂肪酸、ω-6 脂肪酸和 ω-9 脂肪酸。ω-3 脂肪酸包括在植物中发现的 α-亚麻酸（ALA）、在动物（特别是鱼类）中发现的二十碳五烯酸（EPA）和二十二碳六烯酸（DHA）。

α-亚麻酸具有潜在的促生酮特性。最近有研究表明，每天摄入 2 g α-亚麻酸（通过食用亚麻籽）可使餐后血酮水平提高 26%，如配合食用含 2.5 g ω-3 脂肪酸（含 1.8 g 二十碳五烯酸和 0.7 g 二十二碳六烯酸）的鱼油，则受试者的血脂水平会显著下降。血脂水平（胆固醇水平、甘油三酯水平、脂肪酸水平等）很重要，可以用于预测心血管疾病的患病风险。执行生酮饮食法大致可以满足人体对 ω-6 脂肪酸的需要，无须再进行额外补充。

根据以上内容，我们建议要经常食用富含 ω-3 脂肪酸的鱼类，如三文鱼、鲭鱼或沙丁鱼。此外，我们建议你在食用生酮奶昔或其他生酮餐时，将含亚麻籽的食物添加进去并每天配合食用一些鱼油补剂，鱼油中至少要含 2 g 二十碳五烯酸和二十二碳六烯酸。（想要了解更多信息，请参阅第 6 章。）

短链脂肪酸和中链脂肪酸

在脂肪分子中，每个碳原子均与多个氢原子键合，使其成为碳氢化合物。鉴于碳原子是相互连接的，我们可以将脂肪分子视为一条碳氢化合物链。短链脂肪酸含有 6 个以下碳原子，中链脂肪酸含有 6~10 个碳原子，长链脂肪酸则含有 10 个以上碳原子。

我们的研究团队发现，在这些脂肪酸中，短链脂肪酸的生酮能力最强。一般来说，脂肪酸的碳链越短，其生酮能力就越强。乳制品中短链脂肪酸的含量是很高的。短链脂肪酸被制成补剂后，有一种食物腐烂的气味。从理论上讲，如果丁酸盐（短链脂肪酸的一种）的气味可以被处理掉，那它就能被用于制作生酮能力最强的脂肪酸补剂。大多数人更倾向于食用中链甘油三酯的油脂或粉末。中链甘油三酯在生酮饮食中很常见，它含有中链脂肪酸和甘油主链，我们会在下面进行详细介绍。

与长链甘油三酯相比，中链甘油三酯不太可能以脂肪的形式存在，因为它的碳链较短，能够被快速消化。（大多数油或食物中都含有长链甘油三酯。）由于碳链较短，中链甘油三酯可以被唾液和胃液中的酶分解，生成中链脂肪酸（“切掉”甘油主链，留下脂肪酸）。之后，中链脂肪酸会进入肝脏，然后立即为人体供能。而长链脂肪酸只能被胆汁酸和脂肪酶分解，被分解后的长链脂肪酸会搭乘被称为乳糜微粒的“小船”从小肠被转运到血液（通过淋巴系统），这就为其提供了更多被脂肪组织吸收和储存的机会（图 3.5）。因此，不同于短链甘油三酯和

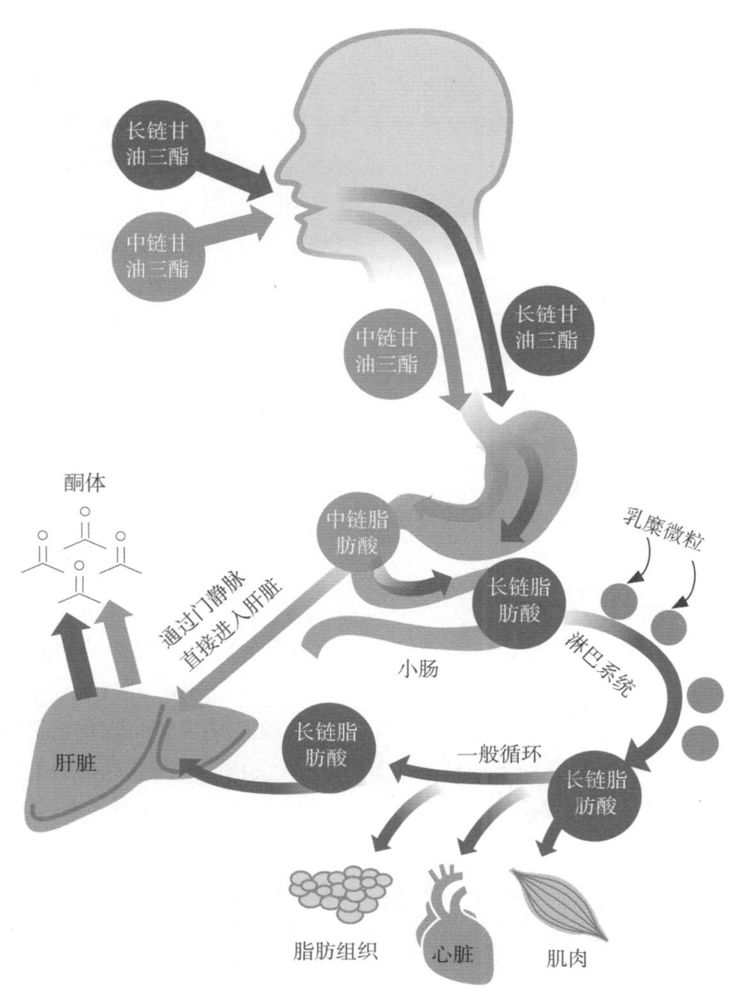

图 3.5 中链甘油三酯和长链甘油三酯在人体内的消化利用过程

中链甘油三酯比长链甘油三酯更易被分解，长链甘油三酯需要经过转运和酶解作用才能被分解

中链甘油三酯，长链甘油三酯需要经过漫长的过程才能被人体吸收和利用。

中链甘油三酯的独特之处在于，它比长链甘油三酯的生酮能力更强。此外，研究显示，中链甘油三酯补剂可在短期内促进新陈代谢、提高血酮水平并加速脂肪代谢。（我们会在第4章中详细讨论中链甘油三酯补剂。）富含中链甘油三酯的食物有椰子油（含量为50%）、黄油和鲜奶油（含量为4%~12%），你也可以服用液态或粉末状的中链甘油三酯补剂。不过对许多人来说，中链甘油三酯补剂可能导致肠胃不适。因此，我们建议初期先服用少量（2~5 g）补剂，之后再慢慢增加（5~10 g），这样能够建立身体对中链甘油三酯的耐受并避免肠胃不适。

总而言之，脂肪是生酮饮食的基础。我们建议，脂肪提供的能量要占每日能量摄入量的60%~80%，具体视你的目标（减肥或保持健康）而定。脂肪的来源要多样化，可以是畜肉（如牛肉馅和牛排）、禽肉（如鸡大腿）、鱼肉、乳制品（如黄油和奶油）等含动物脂肪的食物，也可以是椰子油、橄榄油、坚果、牛油果等含植物脂肪的食物，还可以是纯中链甘油三酯补剂。

蛋白质

第三种宏量营养素是蛋白质。与碳水化合物和脂肪的功能不同，尽管蛋白质可以被用作人体的能源，但这并非它的主要功能。蛋白质主要用于构成头发、指甲及人体器官（如骨骼肌、心脏和大脑）。研究表明，蛋白质对修复肌肉和提高肌肉质量起着至关重要的作用，人体可以通过加速蛋白质的合成来刺激肌肉的构建。另外，酶的合成也离不开蛋白质。总之，蛋白质是构成人体组织的重要成分，还有些蛋白质具有传递信号的功能，如传递胰高血糖素或胰岛素信号。

我们需要从多方面考量生酮饮食中的蛋白质，如它的数量和质量，特别是对需要保持健康的人。研究表明，摄入蛋白质可以改善运动表现，且当身体处于酮症状态时按照每千克体重1.2~1.5 g这一标准摄入蛋白质可以防止肌肉流失。因此，一个体重为100 kg的人每天需要摄入120~150 g蛋白质，才能获得最大收益。这也就意味着，假设平均每日能量摄入量为2000 kcal，其中蛋白质提供的能量要占20%~30%。有人认为，蛋白质提供的能量不应超过一个人摄入总能量的20%~25%，否则较高的蛋白质摄入量可能使人难以进入酮症状态，因为蛋白质中含有的生糖氨基酸（如丙氨酸）可以在人体需要的时候被用于制造葡萄糖。然而，针对癫痫患者的研究表明，改良后的阿特金斯饮食（64%左右的脂肪和31%左右的蛋白质，两种营养素的比例约为2：1）与传统的生酮饮食（两种营养素的比例约为4：1）在降低癫痫发作风险方面的效果相当。另外，可以确定的一点是，蛋白质摄入量低于每千克体重少于1 g这一标准会导致体重和耐力下降。

总之，蛋白质有助于修复人体组织、维持骨骼肌健康以及增强免疫功能，是人体的关键营养素。我们建议执行生酮饮食法的人每千克体重至少摄入1.0~1.2 g蛋白质，最多不超过1.7 g。这样，蛋白质提供的能量一般会占每日能量摄入量的20%~30%。久坐或不经常锻炼的人可能要少摄入一些蛋白质（每千克体重1.0~1.2 g），而经常锻炼的人则可多摄入一些蛋白质，其运动表现会更好。

在计算蛋白质建议摄入量时，请参考以下2点：

（1）将你的体重数换算成以千克为单位；

（2）用你的体重数（千克）乘以1.2~1.7之

间的任一数字，即可得出蛋白质的建议摄入量。

微量营养素和电解质

微量营养素是人类生存所需的少量营养素，包括维生素和钙、铁、锌、镁、钠等矿物质。研究表明，当人们开始执行生酮饮食法之后，微量营养素的摄入量一般会下降。其原因在于，人们会专注于选择富含脂肪的食物并排除包括蔬菜在内的所有含碳水化合物的食物，而蔬菜是微量营养素的重要来源，如西蓝花、花菜和菠菜。另外，牛油果和鸡蛋也富含人体必需的维生素和矿物质。我们建议食用天然的食物来补充微量营养素。

电解质（包括钠和钾）是维持人体正常功能（如调节神经系统和肌肉活动）所需的具有离子导电性的物质，电解质问题可能是生酮饮食者最关心的，因为在人们执行生酮饮食法的第一周，电解质水平一般会下降。

钠

钠可调节人体水分、血压和 pH 值。在执行生酮饮食法时，碳水化合物摄入量的减少会导致胰岛素水平下降，从而使人体排出过量的钠和水——胰岛素可以促进钠的重吸收，增加人体钠的含量，因此低胰岛素水平会导致体液和钠的排出量增加。普通人通过执行普通饮食法就能获得足够的钠，但是开始执行生酮饮食法之后体内的钠含量会降低，因此就需要增加钠的摄入量。在一项为期 28 天的研究中，研究人员将肥胖者分为低糖饮食组和高糖饮食组。相较于高糖组，低糖组在第一周的尿钠排泄量更高，但这一现象随后便逐渐消失了。这表明，研究对象在度过生酮适应期后，身体适应了这种变化。我们还要强调一下，钠的摄入量过低或过高都很危险。钠摄入量与人体患病风险的相关性曲线呈“U”字形，研究表明，钠摄入量过高或过低都会提高患心血管疾病的风险和全因死亡率。

钾

对人而言，钾很重要，它可以帮助人体维持酸碱平衡、促进蛋白质合成、维持人体正常生长并控制心脏的生物电活动。与上文提到的钠的情况一样，在执行生酮饮食法时，人体会排出大量的水，从而导致体内钾含量的下降。一项比较低糖饮食和高糖饮食的研究发现，低糖组的钾排泄量在前两周较高，但是在 4 周后，低糖组的钾排泄量与高糖组的并无二致。

镁和钙

镁的功能有很多，如维持正常的神经功能和肌肉功能、正常心率，保证免疫系统的正常运作，调节血糖水平及促进能量生成。镁缺乏症很常见。在执行生酮饮食法时，由胰岛素水平下降导致的关键矿物质的大量流失使得生酮饮食者需要食用牛油果或坚果等食物或直接补充镁补剂来保持体内镁的含量。

钙对于心血管健康至关重要。一般来说，在生酮饮食者中，缺乏钙的人应该不是很多，因为生酮饮食中常见食物的钙含量都很充足，如鱼类、乳制品和蔬菜等。不过，还是有一些生酮饮食者会缺钙。由于西方饮食受到补钙热潮的影响，食品生产商大多会在牛奶或麦片中添加钙来确保人体摄入足量的钙。然而，对执行生酮饮食法的人来说，大多数钙强化食品都含有大量碳水化合物，并不适合食用。尽管如此，我们还是建议大家先通过食物补钙，然后再选择钙补剂。大量研究表明，从食物中获取的钙对人体健康更有益处。

补充电解质

总体而言，在你刚开始执行生酮饮食法时，体内的电解质水平可能有所下降，但度过生酮适应期后，电解质水平就会恢复正常。除以上研究外，还有一项关于青少年肥胖的研究显示，在执行生酮饮食法 8 周后，受试者体内的电解质水平会恢复正常。然而，一项为期 6 个月的研究表明，在此期间，肥胖的受试者的血钠水平会降低，而且尿钙的排泄量也会增加。同样，一项为期 6 周的低糖高蛋白饮食研究也显示，受试者的尿钙排泄量会增加。

因此，在执行生酮饮食法期间，尤其是在初期，有些人可能需要注意钠、钾、钙和镁的摄入量。斯蒂芬・芬尼博士建议，坚持运动的人应每天摄入 3~5 g 钠和 2~3 g 钾。至于是否需要使用补剂，则取决于你经常食用的食物的类型。你可以从食物中获取足量的电解质，但是经常运动的人需要增加钠的摄入量，因为运动后钠会随着尿液和汗水被排出体外。许多人在执行生酮饮食法初期会感到头痛或头脑昏沉，但在使用了能提高体内钠、钾、镁和 / 或钙含量的电解质补剂后，情况很快就会得到改善。你可以根据自己的饮食习惯（如是否食用富含矿物质的食物或向肉中添加了盐）来选择是否使用这些补剂。

进餐频率和间歇断食

在过去的几十年，社会上流行的保持健康的方法就是少食多餐。其实在早期，健美运动员们是为了增肌才采用这一饮食方法。为了最大限度地提高合成肌肉组织的效率，一些健美运动员每天会吃 5~7 顿饭，每隔几个小时就进食一次。这一方法的理论依据就是少食多餐可能会刺激人体的新陈代谢，从而使脂肪减少。但是，多项研究表明，提高进餐频率似乎并不会显著影响身体成分，也不会促进新陈代谢。

相反，在执行生酮饮食法的同时限制进食次数似乎对人体颇有裨益。有研究发现，断食会使人摄入的碳水化合物大大减少且使人体依赖脂肪供能，所以断食会提高血酮水平。严格、长期的断食可能对大多数人来说并不适用，不过，间歇断食却是一个可参考的选择。

间歇断食有 2 种基本形式：隔日断食和限时断食（图 3.6）。（你也可以将它们称为隔日禁食和间歇禁食，只是一些人会对“禁食”一词心生畏惧。其实这些词的意思是相同的，只是表达方式不同。）

在进行隔日断食时，你可以在正常进食与仅摄入正常饮食时的 25% 的能量之间切换。例如，如果你一般每天摄入 2000 kcal 的能量，那么你可以在周一摄入这么多能量，然后在周二只摄入 500 kcal 的能量并依此循环往复。

在进行限时断食时，你则需要每天都在特定的时段内进食。该时段长度可为 4~12 小时。

这两种断食方式都会导致脂肪和肌肉的减少。此外，在使用这两种断食方法的前 2 周内

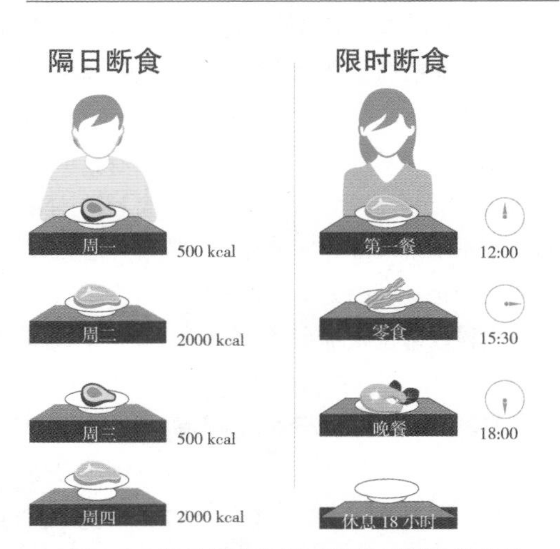

图 3.6　隔日断食与限时断食是间歇断食的两种基本方式

人都会感到饥饿，不过之后就会慢慢适应。原因可能是间歇断食会使血酮水平上升，经过一段时间的调整后，身体可以轻松地在靠葡萄糖供能和靠酮体供能之间切换。

因此，我们建议你在以下断食方案中任选一种来执行。

（1）正常享用早餐和晚餐，午餐只喝点儿咖啡或其他零卡饮料（早餐和晚餐的时间间隔为10~20小时）。

（2）早上断食，仅在下午和晚上进食。例如，你可以在13时到20时之间用餐，然后每周安排1~2天，进一步加大进食间隔（比如在16时到21时之间用餐），这样你就可以了解自己的身体对间歇断食的反应，并找到最适合自己的方案。

（3）每隔一天将每日能量摄入量（适量的早餐、午餐和晚餐）减少到500~1000 kcal。

（4）早餐和午餐喝咖啡配鲜奶油或含中链甘油三酯油的食物，然后正常吃晚餐。这是一种“脂肪断食法”，是以脂肪的形式直接摄入能量（模仿正常的断食）的一种饮食方式。

你选择哪种进餐频率应取决于你的目标（增肌、减脂、保持体重还是维持健康），更重要的是取决于你的生活方式，我们在后面的章节也会讲到。通过间歇断食，我们可以使得生酮饮食的益处最大化。

本章小结

针对相对健康的人，我们建议其食物清单包括含多种健康的饱和脂肪和不饱和脂肪的食物、蔬菜和能提供蛋白质的食物。一般来说，你需要尽量将净碳水化合物提供的能量控制在每日能量摄入量的10%以下，而且每天至少摄入15 g膳食纤维。脂肪提供的能量应占你每日能量摄入量的60% ~80%。我们建议，每天的蛋白质摄入量应为每千克体重1.2~1.7 g，或蛋白质提供的能量应占每日能量摄入量的20%~30%。

在执行生酮饮食法时，特别是在生酮适应期内，人体内的钠、钾、镁和钙等微量营养素的含量往往会减少。我们建议你服用一些含有钠和钾的电解质补剂，并每天食用富含镁和钙的食物。

最后，进餐频率应取决于你的个人目标。由于间歇进食会提高血酮水平，因此很适合与生酮饮食法结合起来使用。你可以根据自己的喜好来调整进餐频率，不过我们建议每天进食不要超过3餐。

第 4 章 酮体的补充

通常，肝脏仅会在人体处于某些特定生理状态时生成酮体，如断食、严格限制能量的摄入或执行生酮饮食法时。鉴于有些人认为这些方法过于极端，科学家们决定将酮体分离出来并将其制成补剂，以便人们无须断食或执行生酮饮食法便能够享受酮体给人体带来的益处。这些酮补剂是外源性的，它们与人体自身产生的内源性酮体不同。

我们首先需要明确一点，补充酮补剂与执行生酮饮食法是不一样的。但是，二者也有共性，即都会使血酮水平升高并对健康产生积极的影响。在本章中，我们将介绍一些与酮补剂相关的研究结果，这些研究涉及酮补剂的类型、生物利用度以及潜在的医疗价值和应用途径。

酮体——第四种宏量营养素

如果你想要提高血酮水平，大多数医生可能会持反对意见。而我们肯定不会这样，我们会帮你了解如何使用酮补剂来提高血酮水平等相关问题。

回顾酮体的发展史，你会发现起初人们认为糖尿病会导致人体内有过量酮体生成。因此，这种现象也被称为糖尿病酮症酸中毒。这就解释了为什么许多医生会将高血酮水平与生命危险联系在一起。但是，正如前文讨论过的，糖尿病酮症酸中毒患者的血酮水平要远高于执行生酮饮食法的人的血酮水平。而服用酮补剂与执行生酮饮食法的作用相似，都可以使人的血酮水平得到显著提高并且对身体无害（图 4.1）。尽管与糖尿病酮症酸中毒的关系令酮体背上了骂名，但是如今有越来越多的研究证明了酮体的潜在应用价值和功效。

脂肪酸在肝脏中被分解时，会产生一种叫作乙酰辅酶 A 的分子。然后，乙酰辅酶 A 会进入线粒体，以三磷酸腺苷（ATP）的形式参与

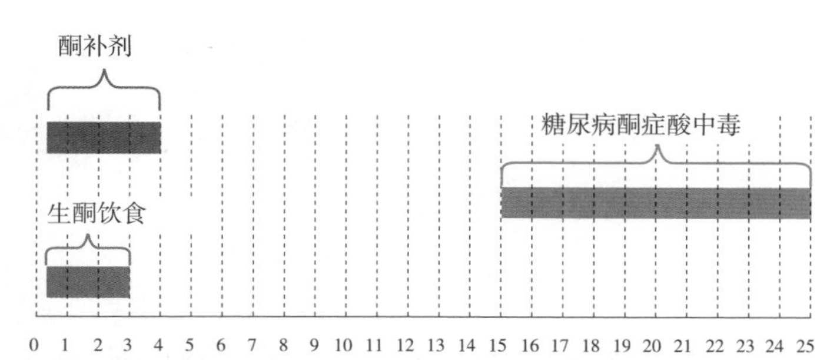

图 4.1 人们执行生酮饮食法、服用酮补剂或处于有潜在致命风险的糖尿病酮症酸中毒状态时血酮水平的范围
如你所见，执行生酮饮食法或服用酮补剂并不会导致血酮水平达到糖尿病酮症酸中毒时的程度

供能。但是，当乙酰辅酶 A 水平很高（脂肪氧化增强的结果）时，未能被线粒体使用的乙酰辅酶 A 则可能被释放，然后通过一种叫作生酮作用的代谢过程参与酮体的生成。

这是怎么发生的呢？为什么高水平乙酰辅酶 A 最终会导致酮体的产生呢？

葡萄糖供应不足会加速脂肪的分解，在这种情况下，在三羧酸循环中，草酰乙酸（三羧酸循环中重要环节，图 4.2）等中间体会被运送到大脑，通过糖异生作用产生葡萄糖。如果我们将三羧酸循环视作汽车装配生产线，那么该生产线的第一个环节就是准备汽车框架（即乙酰辅酶 A）。接下来的环节便是将各种零部件安装到汽车框架上，如轮胎和其他零件等。最后一个环节是安装发动机（即草酰乙酸）。而在葡萄糖供应不足的情况下，这些未安装的发动机忽然要被送到另一个地方去（草酰乙酸被运送到大脑）。结果，生产线上的发动机就少了，不够用了（即用于维持三羧酸循环的草酰乙酸减少了）。由于发动机的数量少于汽车框架（乙酰辅酶 A）的数量，因此装配工作的备用方案就会被启动。该备用方案是从第一个环节开始重新安排，直到不再有汽车框架进入到生产线为止。根据备用方案，多余的汽车框

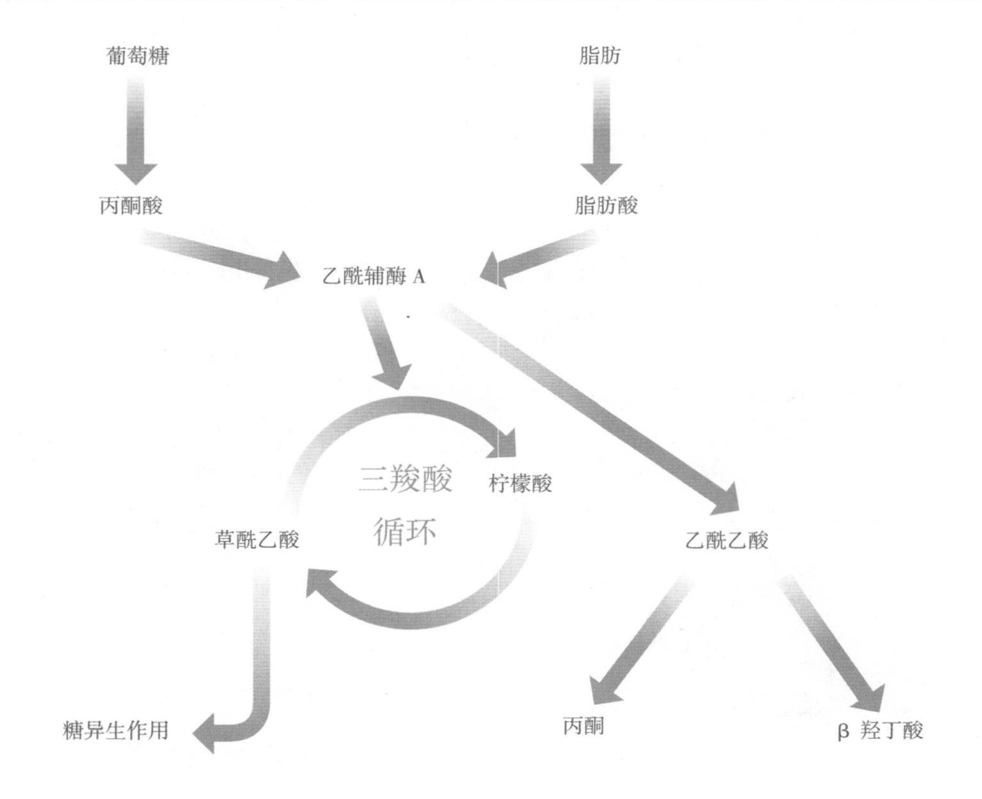

图 4.2　三羧酸循环

葡萄糖和脂肪分解为乙酰辅酶 A。脂肪分解会产生大量乙酰辅酶 A，多余的乙酰辅酶 A 会参与酮体的生成。草酰乙酸会被送去参与糖异生作用，从而使三羧酸循环的备用方案启动

架（即乙酰辅酶 A）会被送出去，供其他地方使用。在三羧酸循环中，乙酰辅酶 A 被送去参与生酮反应，生成酮体，如乙酰乙酸和 β 羟丁酸。

酮体的代谢和吸收

酮体是一种衍生脂质，在人断食或进行长时间的运动时可被用作身体的能源。早期有研究通过观察正常人一整天内血酮水平的变化，发现同一个人的血酮水平在不同时间差异很大。还有一点可以肯定的是，大多数人在一天中的某个时刻，血酮水平都会出现某种程度的升高。这就引出了一系列问题：是不是大多数人的血酮水平本来应该一整天都处于稍微升高的状态，而我们反复食用富含碳水化合物的食物的行为干扰了这种状态？大多数人会不会在一天中的某个时间点自然地进入酮症状态？很多事都值得我们深思。

众所周知，细胞吸收的酮体量与血酮水平成正比。但是，要想吸收利用酮体，人体需要单羧酸转运蛋白的协助。酮体被运送到细胞中的速率取决于可用的单羧酸转运蛋白的数量。单羧酸转运蛋白的数量因人而异，这可能影响酮体的吸收量和吸收速度。例如，如果 A 和 B 两人采用相同的生酮饮食方案，A 的空腹血酮值可能为 0.7 mmol/L，而 B 的则可能为 1.6 mmol/L。同样，补充酮体后，B 的血酮水平可能会急剧上升并维持在这一水平很长时间，而 A 的血酮水平则会在急剧上升后迅速下降。这是为什么呢？原因可能是 A 体内的单羧酸转运蛋白比 B 体内的更多，也就是说，A 是一个更好的“酮使用者”。

想象一下，你开着车从纽约的林肯隧道穿过，进入纽约市（图 4.3）。隧道中的汽车代表

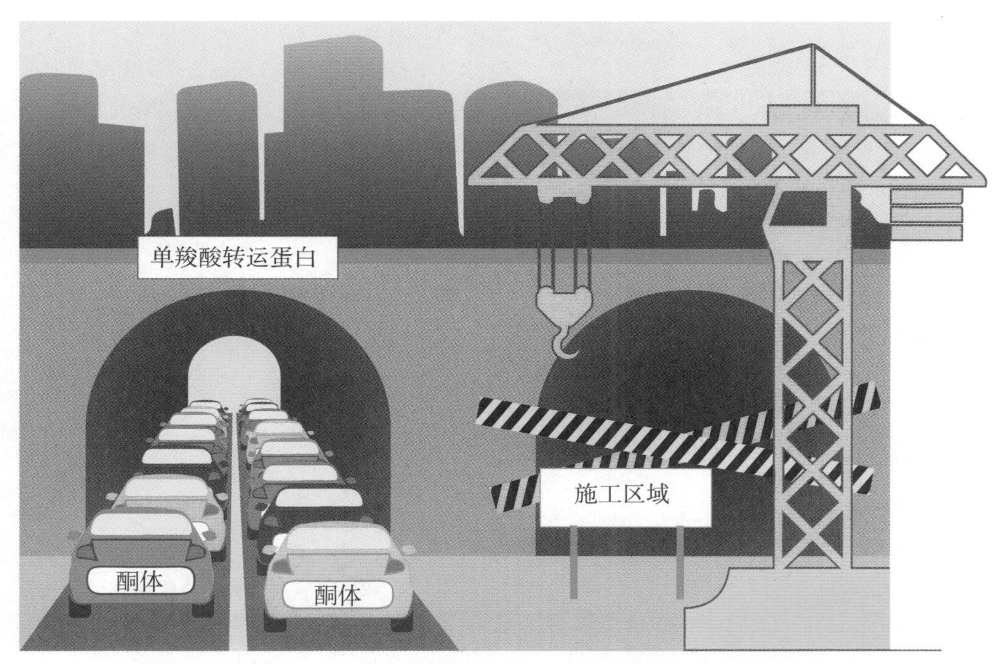

图 4.3 酮体（汽车）通过单羧酸转运蛋白（隧道）进入细胞（纽约市）

酮体，隧道代表可以帮助酮体进入细胞（纽约市）的单羧酸转运蛋白。由于每次进入隧道的车辆数量是有限的，所以如果你想在工作日的早晨穿过这条隧道，就可能要与数百辆汽车一同排队。一种较为合理的解决方法是在旁边再建造一条隧道，使能在同一时间进入纽约市的汽车数量翻倍。

同理，我们也可以增加身体中单羧酸转运蛋白的数量，以便能有更多的酮体进入细胞中。如何增加单羧酸转运蛋白的数量呢？最佳方法就是增加运动量。运动会使人体内单羧酸转运蛋白的数量增加并增强人体利用酮体（如将其吸收到骨骼肌中）的能力。人在运动时，单羧酸转运蛋白会清除肌肉中积累的乳酸。所以，运动的频率越高，身体拥有的单羧酸转运蛋白可能就越多。这也就是为什么与肥胖或久坐的人相比，身材健美或坚持运动的人往往血酮水平更低——他们血液中的酮体都被更有效地转运到细胞中了。由此可见，血酮水平可能不是判断人体是否处于酮症状态的最准确指标。

生酮小知识

追求高血酮水平

执行生酮饮食法的群体中普遍存在着“追求高血酮水平”的想法，也就是说，人们往往倾向于追求较高的血酮水平，每当结果低于预期时，人们就会感到沮丧。但是，请大家参考一下我们上面讨论的内容。如果血酮水平下降只是因为酮体被更好地吸收到了身体组织中，而不仅仅是在血液中徘徊，那你还会感到沮丧吗？因此，你不该因血酮水平的小幅下降而灰心，也不该与血酮水平较高的朋友和家人去比较。随着时间的推移，无论你是执行生酮饮食法还是补充酮补剂，你的血酮水平都不会很高，因为随着你体内的单羧酸转运蛋白数量增加，身体组织对酮体的吸收率也会提高。

中链甘油三酯

人们经常混淆中链甘油三酯与酮补剂，其实，二者在结构、运送方式和功能方面都有很大差异。例如，中链甘油三酯在肝脏中被分解后生成酮体，而酮补剂在进入人体后不需要被分解就已经是酮体了。

中链甘油三酯是甘油主链与中链脂肪酸结合而成的，这些中链脂肪酸的碳链含 6~12 个碳原子，主要包括下面几种（图 4.4）：

己酸（C6：hexanoic）；

辛酸（C8：octanoic）；

癸酸（C10：decanoic）；

月桂酸（C12：dodecanoic）。

由于中链脂肪酸的分子较小，其能量密度小于长链脂肪酸（每克中链脂肪酸可提供的能量为 8.3 kcal，每克长链脂肪酸可提供的能量为 9.2 kcal），因此中链脂肪酸被认为是更有效的脂肪酸，也就是说其更容易被消化，生成酮体的速度也更快。

中链甘油三酯的代谢方式与长链甘油三酯不同，它可以被人体直接吸收到血液中，无须胰腺酶的参与或通过胃肠道运输，因此吸收更

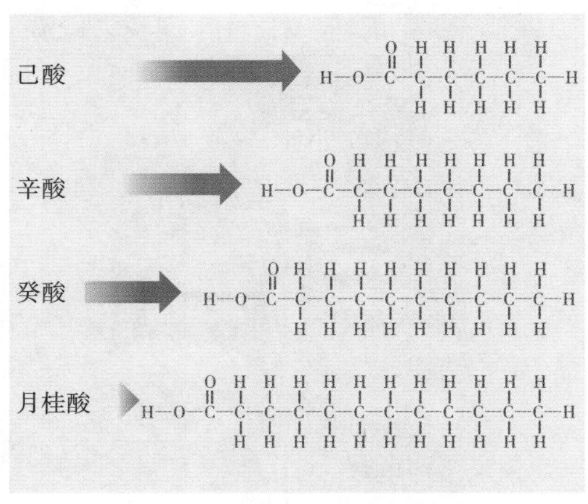

图 4.4 几种中链脂肪酸的分子结构

快。中链甘油三酯直接进入肝脏，然后被立刻用于供能或被转化为酮体。

现在，市面上已经有了几种纯中链甘油三酯油（通常是C8和C10的组合）和中链甘油三酯粉，它们都有益健康，但要注意一些中链甘油三酯粉中混有麦芽糖糊精，可能会像葡萄糖一样对胰岛素分泌造成某些影响，因此请谨慎使用。另外，许多人在使用中链甘油三酯油时会感到肠胃不适（主要是在使用初期），这是因为中链甘油三酯不需要酶的分解就可以被身体迅速吸收并运送到各处。而脂肪的快速涌入会使我们的身体“不知所措”——肠胃痛苦不堪，这可能会让我们多去几次洗手间。不过，身体最终会慢慢适应并接纳它。注意，如果你想尝试使用中链甘油三酯油，那么就需要缓慢地增加摄入量。

我们在前面讲过，脂肪在氧化过程中会产生乙酰辅酶A，然后线粒体会利用乙酰辅酶A来生成能量。如果乙酰辅酶A过量，人体就会通过生酮作用将其转化为酮体。

中链甘油三酯在进入人体后会被迅速消化并生成乙酰辅酶A，这会导致乙酰辅酶A在人体内的积累以及酮体的增加。不过，至于哪一种中链甘油三酯的生酮力更强，目前仍然有争议。辛酸一般被认为是生酮力最强的中链甘油三酯。但是，一些较早的研究显示，已酸可能比辛酸的生酮力更强。另外，还有月桂酸。最近，东京的一个研究小组发现，虽然椰子油（月桂酸约占50%）对血酮水平的影响可忽略不计，但是将月桂酸从椰子油中分离出来后，它能够启动中枢神经系统内细胞的生酮作用，这表明月桂酸可能能够为神经元提供燃料，从而可能增强认知功能并可用于与脑相关的疾病的治疗。

另外，中链甘油三酯的有效剂量问题也存在很多争议。研究显示，要让血酮值从0 mmol/L提高到0.3 mmol/L，需要摄入20~100 g或更多的中链甘油三酯，但这对人体来说也是一个挑战，因为如此大的剂量可能会导致肠胃不适。实际上，一项研究发现，每天摄入60 g以上中链甘油三酯油的耐力型运动员的血酮水平并没有显著提高，但可以肯定的是，这些运动员都经历了肠胃不适。因此，补充中链甘油三酯油对提高人体表现并没有任何益处。

中链甘油三酯含量高的补剂和食物都非常适合生酮饮食法，但我们建议你不要单纯依靠中链甘油三酯来提高血酮水平。你可以选择与可溶性玉米纤维（非麦芽糖糊精）混合的中链甘油三酯粉以取得最佳效果。同时，我们还建议你多摄入一些含辛酸、已酸、癸酸以及月桂酸的食物。如果你希望进一步提高血酮水平以治疗疾病，那么摄入酮补剂会更有效。

酮补剂——一种特殊的“超级燃料”

人体通常可以产生3种不同类型的酮体：β羟丁酸、乙酰乙酸和丙酮。研究发现，β羟丁酸和乙酰乙酸具有独特的代谢特性。20世纪40年代，一项研究发现，β羟丁酸和乙酰乙酸均可提高动物的氧气利用效率和精子活力。除此之外，研究人员还研究了为动物或人体注射β羟丁酸或乙酰乙酸后，胰岛素水平和血糖水平受到的影响。该项研究的结果喜忧参半：部分结果显示，注入酮体会引发高血糖症（血糖升高），而另一部分结果则显示其会引发低血糖症（血糖降低）。因此，在当时，科学家们初步得出的结论是，酮体可以提高氧气利用效率和精子活力，至于对胰岛素分泌和血糖水平有无影响，还有待进一步研究。

在酮研究领域，较早确定的事实有2个：一是酮体的利用率与血酮水平成正比，即血酮水平高，细胞就会大量利用酮体；二是即使血液中有葡萄糖，酮体也会被优先使用。是的，你没有看错，早在 70 多年前，相关研究就已经证明，在葡萄糖和酮体都可供使用的情况下，大脑会优先选择酮体作能源。在这种情况下，越来越多的研究人员开始对各种酮补剂感兴趣，并争相研究其对血酮水平及人体各种代谢功能的影响。那么，执行生酮饮食法但还未度过生酮适应期的人以及不执行生酮饮食法的人也有可能从酮补剂中获益吗？

20 世纪 50~60 年代的一系列研究探索了为动物和人注射不同剂量和不同类型的酮体所产生的影响。研究显示，在为研究对象进行快速静脉注射 β 羟丁酸后，其血酮水平显著上升，而血糖水平则持续下降。另外，同时期的其他研究显示，注入酮体会导致：

（1）血糖水平略有下降；

（2）肝糖输出量下降 50%。

目前我们尚不清楚血糖水平持续下降的原因是什么。这些早期的研究结果略有不同，原因可能在于，血酮值升至 3.5 mmol/L，会促使胰腺分泌更多的胰岛素以防有更多酮体产生（血酮值在 3.5 mmol/L 以上时，血酮水平越高，胰腺分泌的胰岛素就越多）。而胰岛素的增多则会导致血糖水平降低。然而，有一些研究显示，在断食状态下，β 羟丁酸浓度低于 5 mmol/L 无法触发胰岛素的分泌。因此，我们需要进行

生酮小知识

关于酮体和胰岛素的未解之谜

下面的理论听起来比较简单：酮体产生→刺激胰岛素分泌→降低血糖水平并阻止脂肪释放游离脂肪酸→预防致命的酮症酸中毒。但是在人体实验中，该理论并没有被成功验证。实际上，研究发现，乙酰乙酸虽然降低了血糖水平，但是对胰岛素分泌并没有产生任何影响。另一项研究发现，为研究对象注射 β 羟丁酸对胰岛素水平没有显著影响（图 4.5）。但有趣的是，这两项研究得出了一个相同的结论——氨基酸是胰岛素分泌的最大诱因，它可以刺激肌肉生长，而且，某些氨基酸已被证明可以降低由饮食引发的肥胖的发病率并提高胰岛素敏感性。还有一项研究调查了一个糖原贮积病（身体无法分解糖原作燃料）患儿在 24 个月内执行低糖生酮饮食法并使用酮补剂的情况。结果显示，游离脂肪酸（脂解作用指标）与血酮水平无关，哪怕是在血酮值远高于 3 mmol/L 的情况下（图 4.6）。因此，我们可知，酮补剂所带来的所有短期影响（如对胰岛素分泌、游离脂肪酸的产生和脂解作用的影响）都不会发展为长期影响，尤其是对身体成分和健康状态的影响。即使酮补剂对胰岛素的分泌有影响，但这种影响也可能仅与蛋白质奶昔对身体产生的影响相当——可忽略不计，且不会对脂肪的储存或分解产生长期的负面影响。

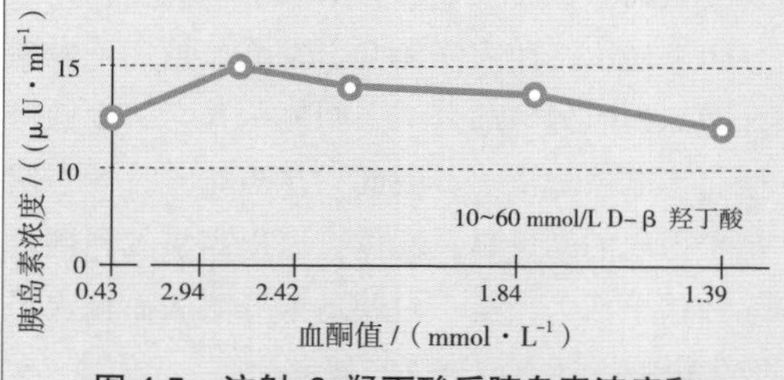

图 4.5　注射 β 羟丁酸后胰岛素浓度和血酮值的变化

血酮值处于正常范围内不会导致胰岛素浓度显著升高

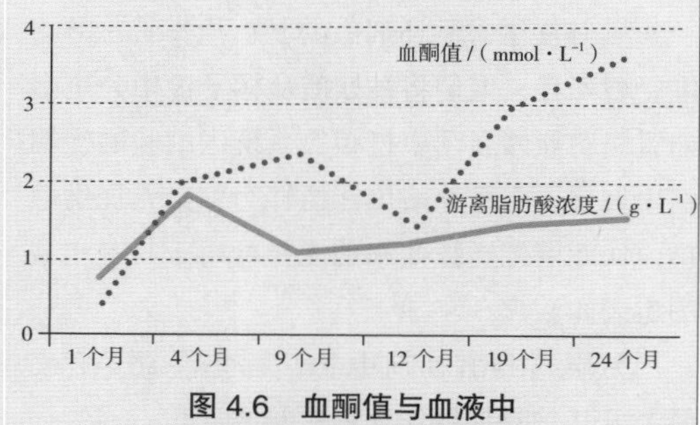

图 4.6　血酮值与血液中游离脂肪酸浓度的关系

更多的研究来探索血酮水平对胰岛素释放的影响。目前，我们发现，在执行生酮饮食法或使用酮补剂的情况下，血酮值处于0.3~3.5 mmol/L。在这种情况下，胰岛素的分泌并不会影响脂肪的分解。

酮盐与酮酯

目前，市场上的酮补剂数量正在迅速地增加，其中大部分的酮补剂都是以酮盐的形式出现的。与酮酯相比，酮盐的生产成本更低，也更加可口。谱伟公司2015年首次推出酮补剂，迄今为止已卖出近3千万份。如今，许多公司也效仿谱伟公司推出了自己的酮补剂，试图从中获利。下面，让我们来了解一下这些酮补剂的本质。

酮盐

呈白色粉末状的酮盐正变得越来越普遍。酮盐的主要成分是与无机盐（如钠、钙、镁或钾）相结合的β羟丁酸（但β羟丁酸钾盐极易吸水，几乎不可能被制成粉末）。此外，现在的技术还可以让β羟丁酸与氨基酸（如赖氨酸、精氨酸、瓜氨酸和亮氨酸）结合。但是，这类产品才刚刚开始在市面上出现，它们并不是严格意义上的酮盐，也不普及。

人们往往对酮补剂中的无机盐持谨慎的态度。现如今，人们将钠妖魔化了（就像几十年前将脂肪妖魔化了一样），其实大多数酮补剂的主要成分都是与钠结合的β羟丁酸。一般来说，不同种类酮盐中的无机盐含量都是不同的（表4.1）。

了解这些酮补剂中的矿物质含量很有必要，尤其是对那些正在接受治疗的患者来说，这样可以避免某些矿物质摄入过量。

表4.1　不同种类酮盐的无机盐含量

酮盐	β羟丁酸平均占比/%	无机盐平均占比/%	每克补剂中β羟丁酸及无机盐含量/mg
钠酮盐	81.8	18.2	β羟丁酸818.0，钠182.0
钙酮盐	83.8	16.2	β羟丁酸838.0，钙162.0
镁酮盐	89.5	10.5	β羟丁酸895.0，镁105.0
钾酮盐	72.5	27.5	β羟丁酸725.0，钾275.0

酮酯

为了避免酮盐中的无机盐带来潜在问题，人们研发出了多种酮酯。酮酯是无盐液体，以单酯、二酯甚至三酯的形式存在。与酮盐不同的是，酮酯中的酮分子并非与无机盐结合，而是通过酯键与另一种物质结合。

在D-β羟丁酸酯的合成过程（图4.7）中，会产生副产物乙醇。不过生产流程优化之后，大部分乙醇是可以被除去的。

大多数酮酯已经在动物和健康的成年受试者体内进行了安全性和有效性实验，实验结果均无异常。

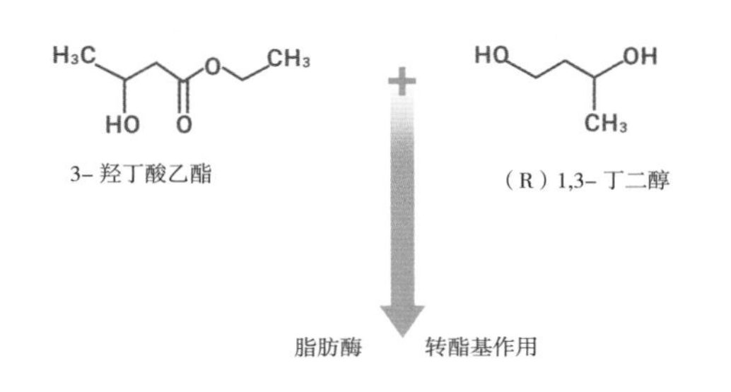

图4.7　D-β羟丁酸酯的合成过程图

生酮小知识

酮体有能量吗?

人们经常忽略酮体是一种能源的事实，其实酮体的确是可供能的。维克博士和克拉克博士在针对 D-β 羟丁酸酯制定的一般安全认证标准（GRAS，Generally Recognized as Safe）中，将酮体的能量计为 4.7 kcal/g。据估计，β 羟丁酸酯的实际可提供的能量为 4.7~5.4 kcal/g。因此，如果有酮补剂生产商声称自己的产品是零卡，那你就要当心了，他们只是在不正当地利用营养标签来为自己的产品贴金。

不过，酮酯最大的局限性在于以下两点。

（1）成本：R-β 羟丁酸或 D-β 羟丁酸比大多数酮盐所含的 DL-β 羟丁酸或 RS-β 羟丁酸要贵得多。制备纯 R-β 羟丁酸或 D-β 羟丁酸的过程极具挑战性，不过，一些研究人员和生产商已经取得了重大突破。

（2）味道：我们的同事彼得·阿提亚博士在对酮酯进行测试后写了一篇文章，他在文中描述酮酯的味道就像飞机燃油——说酮酯苦味浓烈已经算是轻描淡写了。我们对各种酮酯进行了取样、品尝，那感觉就像在喝祖父传下来的杜松子酒或伏特加酒（而且酒中还混有一点点医用酒精）。出现这种味道可能是因为酯中

生酮小知识

酮酯简史

最早的酮酯是酮领域的权威专家罗纳德·伯克汉博士和亨利·博伦南格拉伯博士共同研发的。那是乙酰乙酸（一种可以被大量使用的酮体）与单酯甘油的合成物——单乙酰乙酸甘油酯。

单乙酰乙酸甘油酯分解后会生成乙酰乙酸，乙酰乙酸可以为人体供能。伯克汉对单乙酰乙酸甘油酯的早期研究表明，在为健康或受伤的小鼠注射该酮酯后，这些小鼠不仅没有出现中毒症状，而且体内还出现了蛋白质节约效应。不过，伯克汉并没有止步于此，他开始着手研发更好的酮酯。他又尝试研制出了一种由 DL-β 羟丁酸和甘油合成的酮酯，即单酸甘油酯。伯克汉发现，被连续注入单酸甘油酯的动物没有出现中毒症状，因此该化合物可被用作一种能源。

大约在同一时间，其他研究人员开始尝试将以 1,3- 丁二醇（1,3- 丁二醇是一种醇，分解后可转化为 β 羟丁酸）为基础的单酯、二酯与乙酰乙酸或 DL-β 羟丁酸合成，这为将 D,L（或 R,S）1,3- 丁二醇与 β 羟丁酸或乙酰乙酸进行各种组合奠定了基础（表 4.2）。（D,L 命名法与 R,S 命名法相同，仅指所使用的同分异构体。）

道姆·达戈斯蒂诺博士实验室的研究人员为了研究癫痫和中枢神经系统的氧中毒问题而关注了 D,L-1,3- 丁二醇乙酰乙酸二酯（BD-AcAc2）。理查德·维克博士强烈主张在 D,L-1,3- 丁二醇乙酰乙酸二酯中仅使用 D 异构体（而非混合的 D,L 异构体）。他的研究小组和其他研究小组共同针对该种酯对血液 β 羟丁酸和人体机能的影响开展了生物利用度方面的多项研究，且取得了显著成果。这两种酮酯都有着广阔的研究前景，因此研究人员还需要进行更多的研究来发现它们潜在的益处和局限性。

表 4.2　不同种类的酮脂

不同种类的酮酯	
基底	结合
乙酰乙酸	单酯甘油
乙酰乙酸	三酯甘油
DL-β 羟丁酸	单酯甘油
DL-β 羟丁酸	三酯甘油
乙酰乙酸	单酯 1,3- 丁二醇
乙酰乙酸	二酯 1,3- 丁二醇
DL-β 羟丁酸	单酯 1,3- 丁二醇
DL-β 羟丁酸	二酯 1,3- 丁二醇
D-β 羟丁酸	单酯 1,3- 丁二醇

的杂质，因此蒸馏工艺的使用可能有助于改善其味道（类似于蒸馏伏特加酒的工艺）。

我们相信，在不久的将来，这些酮酯会以更好的味道进入市场。那么，唯一的限制性因素就是成本了。

总而言之，酮补剂的形式多种多样：与盐、单酯、二酯以及不同同分异构体的多种组合（如D/R-β羟丁酸、L/S-β羟丁酸或两者的组合——DL-β羟丁酸或RS-β羟丁酸）。酮盐比酮酯更便宜且更可口，这两者都可以迅速提高血酮水平并能够在短时间内维持该血酮水平。酮酯的制作过程一般是将1,3-丁二醇与乙酰乙酸或β羟丁酸结合在一起（它们构成了酮体的非电离无钠前体），这样做能够消除人们对无机盐的担忧。同时，由于1,3-丁二醇需要在肝脏中被转化为酮体，所以高血酮水平就可能维持更长的时间。但是迄今为止，酮酯由于成本高、味道较差，目前仅被用于科学研究，还未能进入市场。不过，有公司正在想办法突破成本和味道的限制，希望可以将酮酯推向市场。

酮体的同分异构体有什么区别？

同分异构体是一些原子类型和原子数相同但原子排列顺序不同的化合物。酮体的两种主要同分异构体是D-β羟丁酸（也被称为R-β羟丁酸）和L-β羟丁酸（也被称为S-β羟丁酸），它们被称为对映异构体，表示它们彼此互为镜像，但不完全相同。举例来说，如果你在镜子前举起双手，可以看到你和镜子中的自己几乎是相同的。但是如果你将左手放在右手上，那么你会发现它们并非完全吻合。D-β羟丁酸和L-β羟丁酸互为镜像，在大多数情况下，我们的身体只能使用和生产其中的一种，另一种则效力很小或根本无效。

人体内也会生成D-β羟丁酸，因此，D-β

生酮小知识

酮补剂安全吗？

迄今为止，酮酯和酮盐（各种剂量的）均已获得公认安全认证。酮盐最大的安全隐患是含有的无机盐和可能含有的杂质。对精心安排饮食和运动的人来说，需要将酮盐中的无机盐含量考虑在内。不过，研究证明，受试者在口服DL-β羟丁酸数月后，没有出现任何不良反应，即使2个6个月大的患慢性低血糖的婴儿，摄入大剂量（每天32g）的DL-β羟丁酸后也未出现任何不良反应。

此外，在过去的几年中，为患有多种酰基辅酶A脱氢酶缺乏症的婴儿补充β羟丁酸钠并没有对其造成任何不良影响。而且，在补充β羟丁酸钠后，婴儿的神经功能得到了改善，同时脑部的磁共振检查结果也有了很大改善。多种酰基辅酶A脱氢酶缺乏症是一种与脂肪酸氧化失调有关的疾病，一般应使用低脂、低蛋白、高糖的饮食法对患者进行治疗，并需要避免患者长时间空腹。

凯瑟尔等人在对动物进行酮盐安全性研究后发现，在连续几周摄入高剂量酮盐之后，动物并未出现任何不良反应。

综上所述，鉴于酮盐在美国越来越流行，大家应当警惕酮盐中的杂质（在生产过程中产生的），如丁烯酸和其他残留在原料中的杂质。一些不够负责任的生产商生产的产品通常会含有大量这类杂质，人在大量摄入含有这些杂质的酮盐后，可能会逐渐出现各种健康问题。因此，我们建议你使用高品质的产品。

羟丁酸具有天然的生物活性，可以轻松被人体接受。我们可以把摄入各种物质想象成玩俄罗斯方块，具有生物活性的物质可以在人体中找到与其完全匹配的位置，而不具有生物活性的物质则不能。

如前所述，大多数酮补剂的主要成分是酮体的同分异构体混合物 DL-β 羟丁酸。这是为什么呢？因为它成本明显更低。其中，具有生物活性的 D-β 羟丁酸成分仅占一半或更少，那么 L-β 羟丁酸能起到什么作用呢？是否有存在的必要呢？与 D-β 羟丁酸不同，L-β 羟丁酸并不具有生物活性。那么，我们的身体会如何处理 L-β 羟丁酸呢？其实，它并没有被完全浪费，L-β 羟丁酸可以通过代谢被最终转化为 D-β 羟丁酸及其他副产物。

一项研究表明，相较于被饲喂 L 1,3- 丁二醇的小鼠，被饲喂 D 1,3- 丁二醇（具有生物活性）的小鼠体内的生酮作用更强，其对酮体的吸收率更高。被饲喂 D 1,3- 丁二醇的小鼠的生酮作用是之前的 9 倍，对酮体的吸收率是 80% ~102%；而被饲喂 L 1,3- 丁二醇的小鼠的生酮作用是之前的 3.5 倍，对酮体的吸收率是 29% ~38%。其他的一些研究也得出了类似的结论(表 4.3)。古德利和布拉莱研究了 D- 丁二醇、L- 丁二醇、DL- 丁二醇及 DL-β 羟丁酸对下表中两种标记物的不同影响，得出了以下数据。

表 4.3 不同酮补剂对 β 羟丁酸水平和乙酰乙酸水平的影响

	血液中 β 羟丁酸水平升高比例 /%	血液中乙酰乙酸水平升高比例 /%
D- 丁二醇	1183	1043
L- 丁二醇	183	271
DL- 丁二醇	742	414
DL-β 羟丁酸	667	600

显然，D- 丁二醇使得血液 β 羟丁酸水平和乙酰乙酸水平升高幅度较大，而 L- 丁二醇只使两者有较小幅度的升高。另外，被饲喂 L 1,3- 丁二醇的小鼠体内出现了脂肪酸合成增强的现象（这是我们不想要的）。因此，D 同分异构物似乎比 L 同分异构物更容易促进脂肪的合成。如果你还记得前面讲的关于脂解作用和酮体影响脂肪分解和合成的内容，那么你就能理解 D 同分异构物似乎比 L 同分异构物更能促进脂肪酸的合成。

D-β 羟丁酸似乎是酮补剂中最有效的成分，而 L-β 羟丁酸可能具有降低血糖的作用，但该观点尚未得到证实。尽管大脑吸收 D-β 羟丁酸的能力明显优于吸收 L-β 羟丁酸的能力，但达戈斯蒂诺博士实验室的研究人员看到了酮补剂中 1,3- 丁二醇的同分异构体在治疗各种疾病方面均有积极作用（如治疗癫痫、氧中毒和癌症）。不过，目前尚不确定纯活性 D-β 羟丁酸在以上研究中的表现如何。

不同类型的酮体同分异构体对癫痫可能有着不同的缓解作用。一些研究显示，由大脑缺氧导致的癫痫发作次数的减少可能与酮症的程度无关，也就是说，即使通过摄入 D-β 羟丁酸使酮症的程度增强了，癫痫也不一定能够得到缓解。有研究发现，癫痫发作时，摄入 L-β 羟丁酸比摄入 D-β 羟丁酸更能有效缓解症状。另外，药物的抗惊厥性能可能与其能促使人体生成的丙酮和乙酰乙酸的量有关。之前的研究表明，与 L-β 羟丁酸相比，D-β 羟丁酸促使人体生成的乙酰乙酸更多。此外，我们实验室的研究人员发现，即便摄入中高剂量（10 g）的 L-β 羟丁酸，人的血酮水平也不会受到太大影响。一些研究人员还认为，L-β 羟丁酸实际上可能会阻碍 D-β 羟丁酸在人体内的结合，这与我们预想的其能促进生酮作用正好相反。

那么，人们可能只需摄入不到其一半剂量的纯 D-β 羟丁酸酮补剂就可以获得与摄入完整剂量的 DL-β 羟丁酸酮补剂相同的效果。这听起来似乎是合理的。不过，我们还需要考虑酮补剂的吸收率及其对血液 β 羟丁酸浓度的影响，因为二者会对给药策略产生巨大的影响，尤其是在使用酮盐的时候。

最后，我们实验室的研究人员发现，D-β 羟丁酸对人体表现产生的影响比 DL-β 羟丁酸更大，但是我们还是需要进行更多的研究来比较 D-β 羟丁酸和 L-β 羟丁酸对人体表现和大脑吸收代谢营养物质的能力产生的直接影响以及在疾病治疗潜力方面的不同。总之，目前的研究倾向于建议人们补充纯 D-β 羟丁酸酮补剂，而非混合的同分异构体酮补剂。

本章小结

本章提供了大量关于酮补剂的信息。消化这些内容很难，但我们希望它们在未来数年能够持续为你提供帮助。

下面我们来总结一下本章的内容。酮补剂已经存在了数十年了，最终被谱伟等公司带入了市场。单羧酸转运蛋白可帮助细胞吸收酮体，人可以通过运动增加单羧酸转运蛋白的数量。中链甘油三酯与酮补剂不同，你可能需要 20 g 以上的中链甘油三酯才能使血酮水平上升一点点（如血酮值升至 0.3 mmol/L）。酮盐通常与无机盐（如钠、钙和镁）结合，而酮酯（通常为液体）则通常与甘油或 1,3- 丁二醇结合，酮盐比酮酯更便宜且更可口。目前，有研究正在探索它们对血酮水平和胰岛素水平等的影响。酮体的同分异构体包括 D-β 羟丁酸和 L-β 羟丁酸。市场上大多数酮补剂的主要成分是 D-β 羟丁酸和 L-β 羟丁酸的混合物（外消旋体，即 DL-β 羟丁酸）。一些研究显示，D-β 羟丁酸比 L-β 羟丁酸的生物利用度更高。

如今，酮补剂在不断发展，多年后，我们肯定会看到新的研究成果和生产技术的涌现。我们实验室的研究人员将继续对这些补剂进行检测，以发现它们在被使用期间可能存在的局限性。尽管如此，酮补剂的前景还是很广阔的，我们也很期待看到关于酮补剂的更多研究和报道。在后面的章节中，我们将继续介绍酮补剂的潜在应用价值，以及如何将其应用在生酮饮食法中。

第 5 章 生酮饮食的潜在应用

第 1 节：食欲控制和减肥

2015 年，我们在一次会议上介绍了有关“精心配比的生酮饮食是如何利于减脂”的最新研究。2016 年，当我们在一场关于生酮饮食的活动中发言时，一位先生走过来，激动地拥抱了我们。他含着泪说：“谢谢你们挽救了我的生命。”他解释说，2015 年，他听了我们关于生酮饮食和减脂的演讲，而恰巧就在那次演讲前一周，他经历了一次因晕厥被送进医院的情况。他当时的情况是：严重肥胖，转氨酶水平达到警戒值，重度动脉粥样硬化（低密度脂蛋白胆固醇水平高和高密度脂蛋白胆固醇水平低），空腹血糖值超过 27.8 mmol/L（正常值≤ 5.5 mmol/L）。在生活中，哪怕是下车步行到办公室这样的短距离简单步行运动就已经快要了他的命。医生告诉他，如果不立即减轻体重、改变饮食习惯和开始锻炼，他很快就会有生命危险。幸运的是，听完了我们的演讲，他下定决心执行生酮饮食法，同时开始运动，定期服用酮补剂。1 年后，他的体重减轻了 40 多千克，空腹血糖值也降至 5.4 mmol/L，他感觉很好，仿佛获得了新生。

类似的对生酮饮食满怀感激的人我们接触过很多。那么，生酮饮食能否成为减肥的有效工具呢？我们的回答是：当然可以了！

美国国家健康与营养调查机构的数据显示，美国成年男性肥胖率达到 35%，成年女性肥胖率则达到 40%。我们正经历着全球性的肥胖大流行，当然，这不足为奇。出现肥胖大流行与鼓励过度消费食物、人们食用过多的高糖食物以及缺乏体育锻炼的大环境有关。在日常生活中，我们不断受到零食广告的狂轰滥炸，例如特大号糖果、薯条、蛋糕和麦片粥等广告。各类食品企业都有一整套精心设计的营销策略来吸引你的注意。每个广告，无论其目标客户是你还是你的孩子（这就更糟糕了），都旨在激发人的购买欲望。在针对儿童的食品广告中，每个兔子、老虎和小精灵图片的出现都是有原因的。所有人都不可避免地成了这些营销策略的受害者，无论我们是否愿意接受这一事实。

目前，美国政府的减肥建议主要是低脂饮食和低卡饮食，但是从长远来看，这两种方法都很有可能失败。研究表明，通过执行低脂饮食法减肥的人会在 3~5 年内反弹，这是因为饥饿感增强和新陈代谢减慢不利于减肥。首先，研究显示，低脂饮食和低卡饮食会引发强烈的饥饿感，在短短几周的时间内会显著地增强人的食欲（图 5.1）。其次，限制能量摄入后，人体的新陈代谢会自行调整以适应饮食的变化：当摄入的能量减少时，人体会进行适应性调节，进而消耗更少的能量来维持人体基本功能，如身体各系统的基本运转等。能量摄入恢复正常后，低水平的新陈代谢仍然会持续长达 6 年的时间。饮食越极端，这种低水平的代谢维持的时间就越长。一方面，低脂饮食和低卡饮食会迫使我们同时面对饥饿感加剧和新陈代谢变慢这两大挑战，并最终导致体重的反弹。为了使减肥有效且可持续，减肥方法应该既能防止体重反弹，又能将饥饿感控制在减肥者的可承受范围之内。

极端饮食能对餐后饥饿感产生多久的影响呢？
至少 1 年！

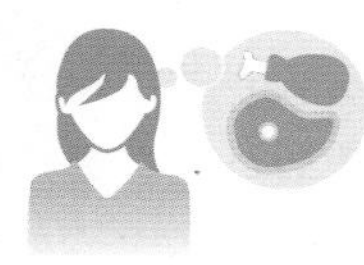

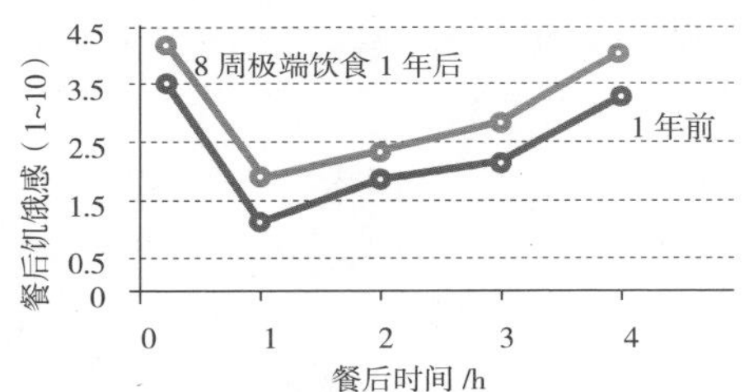

图 5.1　极端饮食对餐后饥饿感的影响
即使是在进行极端饮食 1 年之后，餐后饥饿感表现还是很难让人满意

饥饿问题

许多人认为，解决肥胖问题的方法其实很简单——少吃多动。当然，导致肥胖问题加剧的原因的确是我们吃得越来越多、动得越来越少。美国农业部经济研究局的数据显示，现在的美国人每天摄入的能量比 50 年前大约要多 350 kcal。而且，相较以前，我们坐着的时间更长了，伏案工作使我们全天都保持着不良坐姿并处于缺乏运动的状态。根据美国疾病控制与预防中心发布的数据，只有 21%的成年美国人达到了《2008 年美国人体育活动指南》（2008 Physical Activity Guidelines for Americans）的要求，该指南要求人们每周进行 150 分钟中等强度的有氧运动（或 75 分钟高强度的有氧运动）以及至少 2 天的力量训练。

少吃多动这一方法听起来有用，但实际上减肥并不容易。研究发现，有 30 多种基因变异可以解释个体之间的体重差异。其中一个是与肥胖相关的基因（FTO 基因），该基因存在于肥胖的人体内，会导致饭后饱腹感降低和食欲调节能力下降。因此，肥胖的人可能比瘦人更难有饱腹感。例如，有人吃一小顿午餐可能就会觉得饱，而有的人则可能觉得这就只够塞牙缝，甚至还会在吃完这顿午餐后变得更饿而想吃更多的东西。

饥饿是一种对食物的生理需要，要注意的是饥饿与食欲之间还是存在差异的。假设你早上起晚了，连杯咖啡都没喝就去上班了，经过了一上午不间断的电话和会议的狂轰滥炸后，中午时肚子会疯狂抗议，这就是饥饿。于是，你决定在午休时间和同事一起去吃一大份沙拉，还要配上蓝纹奶酪、培根、鸡蛋和牛排。酒足饭饱后的感觉就是饱腹感，饭后抑制饥饿感的感觉就是餍足感。然后，你回到办公室，发现有人带来了新鲜出炉的巧克力饼干和布朗尼蛋糕。虽说你刚吃了午餐还很饱，但可能还是想吃，这就是食欲。

人体有 3 个主要机制控制食物的摄入，所有这些机制都由下丘脑进行调控。首先，如空调能够自动调节房间温度一样，我们的体内也有一个“营养调控器”。当“营养调控器”检测到人体内的葡萄糖、脂肪酸和酮体等水平较高时，大脑就会发出降低饥饿感的信号。其次，人体对食物有一种自然反应。当我们吃了大量食物并将胃撑大时，我们的大脑会收到一个信号——胃会告诉大脑我们已经吃饱了。想象一下吹气球的画面，当我们食用大量食物时（比如感恩节吃了一只里面填满馅料的火鸡），我们的胃就会像被吹大的气球那样被填满并膨胀起来（有时我们甚至需要解开衣扣或者松开腰带）。最后，我们的体内有能控制食物摄入量的饥饿激素和瘦素。饥饿激素是一种常见的可以增强饥饿感的激素，相应的，瘦素则可增强饱腹感，让我们少吃一点。节食会显著影响这些激素——让饥饿激素水平升高，让瘦素水平降低。

肥胖与食欲的调节机制受阻有关。执行低脂饮食法和低卡饮食法减重的人体重减轻后，其控制食物摄入量的能力会下降，这会导致机体紊乱，而且体重也会无法控制地反弹。这可能就是传统的低脂饮食和低卡饮食对超重或肥胖的人无效的原因之一。从理论上讲，如果我们能够找到一种不会对饥饿激素和瘦素的分泌产生负面影响的节食方法，那么就可以长期维持减脂效果和优化身体成分。

其实找到这种方法还是有希望的。研究发现，在执行极低卡的以碳水化合物为主的饮食法 8 周后，人的饥饿感和饥饿激素水平会保持 1 年多时间的增强和升高状态。然而，在同样降低食物摄入量的情况下，执行低卡生酮饮食法的人并未表现出饥饿激素的增多和饥饿感的显著增强（图 5.2）。除此之外，许多研究还发现，执行生酮饮食法但不限制能量摄入的人的饥饿感减弱了，这可能就会在无意中使人减少了能量的摄入——想想看，人们没有像之前限制能量摄入时的那种饥饿感了，所以摄入的能量自然就会减少。而且，很少量的酮体就能抑制人的饥饿感。研究表明，即使血酮值处于 0.5 mmol/L，效果也和处于 3 mmol/L 以上一样能够抑制食欲。

我们的好友多米尼克・达戈斯蒂诺博士曾经说过，生酮饮食“使食欲回到了我们的掌控之中”，导致这一现象产生的潜在原因有很多。

生酮饮食能缓解饥饿带来的痛苦吗？

能！

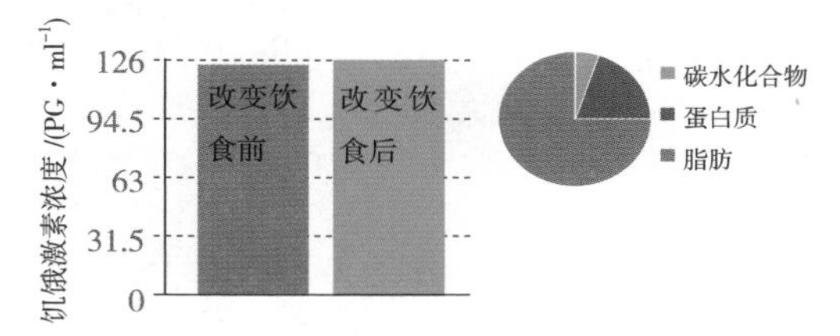

图 5.2 执行 8 周生酮饮食法后饥饿激素的变化

首先，生酮饮食可以防止血糖水平下降，使脂肪酸水平微微升高并显著提升血酮水平。由此，我们体内的“营养调控器”可能就会认为我们不需要进食。这就与低脂饮食形成了对比，低脂饮食会使餐间血糖水平下降，抑制脂肪酸和酮体的生成。其次，酮症可以防止饥饿激素水平升高，而胆囊收缩素等一些饱腹感激素水平则不会像执行低卡饮食时那样下降。最后，在精心配比的生酮饮食中，碳水化合物（理想状况下来自于膳食纤维含量高的、多叶的绿色蔬菜）的体积可以更大程度地触发饱腹感信号的释放。

减肥效果最大化：低脂饮食还是生酮饮食？

生酮饮食虽说有助于缓解饥饿感和增强饱腹感，但问题是人能否长期坚持下去，以及它的减肥效果如何？我们在对近 70% 的时长为 6~36 个月的研究进行比较后发现，执行生酮饮食法要比执行低脂饮食法容易得多。生酮饮食所带来的饱腹感可以使人们更加容易坚持下来——因为其能够让人长时间感觉不到饥饿，所以人们更容易长期坚持下去。生酮饮食的特别之处在于，即使人们没有减少能量的摄入，也可以减掉脂肪。表 5.1 列举了多项有关生酮饮食对饥饿感和能量摄入影响的研究。

表 5.1　不限制能量的生酮饮食对饥饿感和能量摄入的影响的研究列表

	饮食干预方案	结果
杨等人，1971	3 组分别摄入 100 g、60 g 或 30 g 碳水化合物，蛋白质的摄入量均相同	3 组饥饿感↓
埃文斯等人，1974	摄入 80 g 碳水化合物，蛋白质和脂肪不限制	能量摄入量（降低 30%）↓
博登等人，2005	摄入 21 g 碳水化合物、151 g 蛋白质、164 g 脂肪	能量摄入量（减少约 950 kcal）↓ 体重（14 天 2 kg）↓
尼古拉斯－理查森等人，2005	摄入 20~40 g 碳水化合物、90~100 g 蛋白质、95~105 g 脂肪	饥饿感↓ 体重↓
范德·瓦尔等人，2005	鸡蛋或贝果当早餐	午餐能量以及早餐后一天摄入的总能量↓
伍德等人，2006	低糖饮食，其中 10% 的能量来自碳水化合物，无能量限制	能量摄入（降低 30%）↓
麦克林等人，2007	摄入的碳水化合物 <20 g	饥饿感↓
约翰斯顿等人，2008	4% 的能量来自碳水化合物，蛋白质和脂肪不限制	能量摄入↓ 饥饿感↓
马丁等人，2011	摄入 20 g 碳水化合物，蛋白质和脂肪量无限制	对食物的渴望感↓ 饥饿感↓ 食欲↓
费尔德霍斯特，2012	30% 的蛋白质，70% 的脂肪	食欲↓

> “告诉一个人减肥就是使摄入的能量少于消耗的能量，就像告诉一名运动员要想赢得比赛就要得分一样，虽然听起来很简单，但事实并非如此。”
>
> ——佚名

多项研究证明，执行生酮饮食法比执行低脂饮食法能够减去更多的体重（图 5.3）。例如，在一项为期 6 个月的研究中，生酮饮食者减掉的体重比低脂饮食者减掉的更多。另外，研究还发现，生酮饮食小组的蛋白质摄入量较大。因此，我们目前尚不清楚是生酮饮食还是较大的蛋白质摄入量导致了受试者体重的减轻。最新研究发现，进行 8 周抗阻力训练并配合执行生酮饮食法的受试者可减掉约 4 kg 的体重，而配合执行低脂饮食法的受试者则只减掉约 1.8 kg 的体重（所有人的蛋白质摄入量是相同的）。

在另一项研究中，研究人员将久坐且超重的大学生受试者分为 3 组，每组每天分别摄入 100 g、60 g 和 30 g 碳水化合物。而 3 组人的蛋白质摄入量相同，均为 115 g。结果是，碳水化合物摄入量最低组（30 g）的平均血酮水平最高，

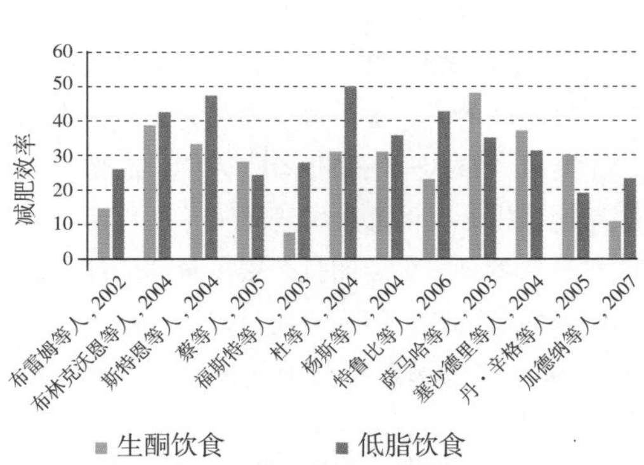

图 5.3　生酮饮食者和低脂饮食者的减肥效率

相较于执行低脂饮食法的人，
执行生酮饮食法的人减掉的体重更多

而碳水化合物摄入量最高组（100 g）的平均血酮水平最低。碳水化合物摄入量最低组的受试者减重最多（体重的减轻主要是由于体脂的减少），肌肉量也保持在较高水平（图 5.4）。这一事实表明，当身体能量不足时，酮体可以帮助人体免于肌肉受损。

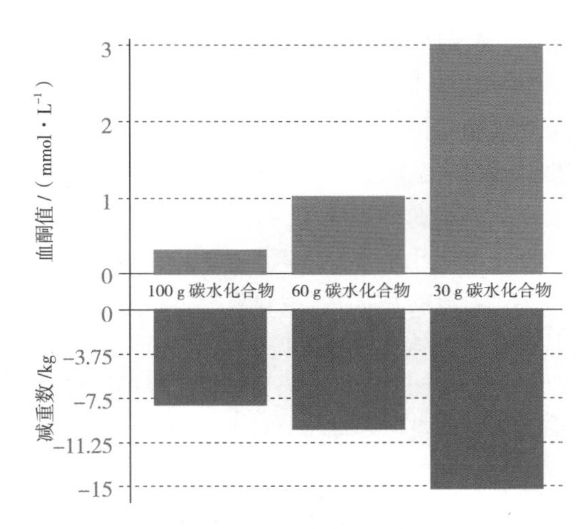

图 5.4 碳水化合物摄入量为 100 g、60 g、30 g 时的血酮值和减重数

血酮水平越高，减重越多

虽说产生这种效果的原因尚未可知，但沃莱克博士认为，执行生酮饮食法会使人体进入一种独特的代谢状态，在这种状态下，即使人摄入的能量保持不变或略有增加，脂肪也仍有可能被消耗掉。这其中的原因就在于糖异生作用。我们在第一章中讲过，在糖异生作用下，葡萄糖由非碳水化合物前体转化而成。当碳水化合物的摄入量较少且蛋白质的摄入量适中时，人体就会使用脂肪酸和生糖氨基酸（能够生成葡萄糖且不负责构建肌肉的蛋白质前体）来供能。制造 1 g 葡萄糖需要分解 10 g 脂肪，因此，限制碳水化合物以及蛋白质（在较小程度上）的摄入就意味着需要用更多的脂肪来生成葡萄糖。

生酮饮食具有优势的另一个潜在原因与所谓的饲料效率这一概念有关。饲料效率指的是人体每摄入 1 kcal 能量所储存的脂肪量。例如，如果你和朋友同样吃了一块能量为 500 kcal 的蛋糕，但你储存的脂肪比她多，那么你的饲料效率就比她高。最近，我们与麦克 · 罗伯特博士和马丽雅 · 霍兰德博士合作开展了一项研究，研究发现，即使蛋白质的摄入量相近，与执行普通饮食法或低脂饮食法（均无运动）的小鼠相比，执行生酮饮食法的小鼠的饲料效率还是较低，而且其摄入 1 g 食物后增加的体重更少，体脂率也较低。该现象背后的生理机制目前尚不完全清楚，但可能与棕色脂肪组织的增加有关，我们将在后面进一步讨论这个概念。简要来说，棕色脂肪组织通过将我们吃的食物转化为热能而非可利用的能量来提高新陈代谢（人为了维持生存而燃烧能量的速率）。

多项研究表明，生酮饮食会导致体脂的大量减少。除了上述研究，沃莱克博士发现，尽管每天多摄入近 300 kcal 的能量，但执行生酮饮食法的人要比执行低脂饮食法的人减去的脂肪更多（图 5.5）。20 世纪 50 年代的一项研究显示，当每天摄入的能量为 1000 kcal 时，减肥最迅速的是执行高脂饮食法的人；而当每天摄入的能量增加到 2600 kcal 时，减肥最迅速的依

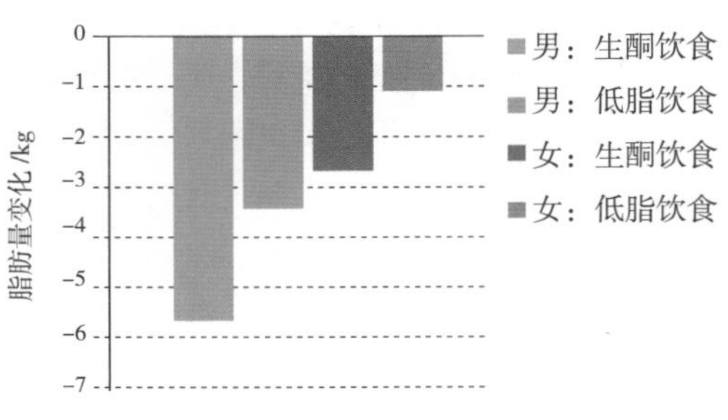

图 5.5 男性和女性执行生酮饮食法和低脂饮食法时的脂肪量变化

然是执行高脂饮食法的人。另一项研究的研究人员将超重青少年分为 2 组，一组执行生酮饮食法,在 12 周内每天摄入 20~40 g 的碳水化合物，另一组执行低脂饮食法。生酮饮食组每天比低脂饮食组多摄入 700 kcal 的能量，但是生酮饮食组的体重平均减少了 9.9 kg，而低脂饮食组仅减少了 4.1 kg。研究人员指出，在该条件下，脂肪的减少不仅是因为能量的减少。

能减掉多少体重取决于你

人们经常会问：“执行生酮饮食法能让我减掉多少体重？”老实说，生酮饮食的减肥效果因人而异，不仅取决于人体的运作方式，还取决于每个人的初始体重、能量摄入情况以及代谢灵活性（图 5.6）。一项研究发现，执行高脂低糖饮食法（每天摄入 60 g 以下碳水化合物以及 150 g 左右脂肪）的受试者在 45 天内平均每天可以减掉 0.3 kg。

相较于胰岛素敏感的人，胰岛素抵抗的人可能需要更长的时间才能享受到生酮饮食所带来的相同的代谢益处。研究显示，超重和胰岛素抵抗的人往往有线粒体功能受损的问题，而且线粒体总数较少。线粒体负责分解脂肪来为身体供能，对酮体的生成和利用起着重要作用。因此，线粒体问题会自然而然地使超重和胰岛素抵抗的人较难度过生酮适应期。幸运的是，生酮饮食似乎有助于增强线粒体的功能并增加其数量，因此随着时间的推移，这一问题是可以解决的。所以说，通过减少碳水化合物的摄入并使身体转为使用酮体，超重或肥胖（且可能有胰岛素抵抗）的人可能会获益。另一方面，对胰岛素敏感的人（如每天晚上吃一小块蛋糕还能保持苗条的朋友）来说，进行任何形式的节食都会取得不错的效果，但前提是不管三大宏量营养素是何比例，此人都能够对摄入的宏量营养素进行适当地消化、吸收和代谢并保持身体成分的比例合理。

注意，身体适应生酮饮食需要时间。如果你超重且有胰岛素抵抗，那么你至少需要执行生酮饮食法数周才能感受到生酮饮食对人体代谢真正的益处。

超重和胰岛素抵抗者通常需要更长的时间才能适应生酮饮食，这一观点最近得到了一项针对 18~50 岁肥胖者的研究的支持。这项研究为期 8 周，包括 2 个阶段。在第一阶段（前 4 周），受试者执行低脂高糖饮食法。尽管研究人员试图让受试者的能量摄入量维持在日常水平，但受试者在此阶段减掉了约 0.9 kg，这说明他们实际上每天比平常少摄入了 300 kcal 的能量。在第二阶段的 4 周中，受试者通过执行配比不均衡的生酮饮食法来减脂。我们之所以称之为“配比不均衡”的，是因为蛋白质提供的能量只占每日能量摄入量的 15%或蛋白质摄入量为每千克体重摄入 1 g，这并不利于维持肌肉量。能够防止肌肉损耗的蛋白质建议摄入量是每千克体重摄入 1.6 g。此外，该饮食法中每日膳食纤维的摄入量也远少于建议摄入量（每天 12 g 左右）。

研究人员发现，当受试者从执行限制能量的高糖饮食法转为执行生酮饮食法时，他们的基础能量消耗在第一周增加了 100 kcal，但在之后的研究中恢复了正常。而且，在这项研究中，呼吸商值仅从 0.87 下降到 0.78。呼吸商值代表细胞呼吸时产生的二氧化碳量与消耗的氧气量之比，可用于衡量人体是主要通过使用脂肪供能还是使用碳水化合物供能。当人体以葡萄糖为能源时，呼吸商值为 1.0，因为我们消耗了 6 个 O_2 并排出了 6 个 CO_2。当人体以脂肪为燃料时，呼吸商值降至 0.7，因为人体需要用更多的氧气来氧化脂肪。在这项研究中，呼吸商值下降的幅度很小。因此，研究人员得出结论——生酮饮食相较于低脂饮食并无代谢优势。

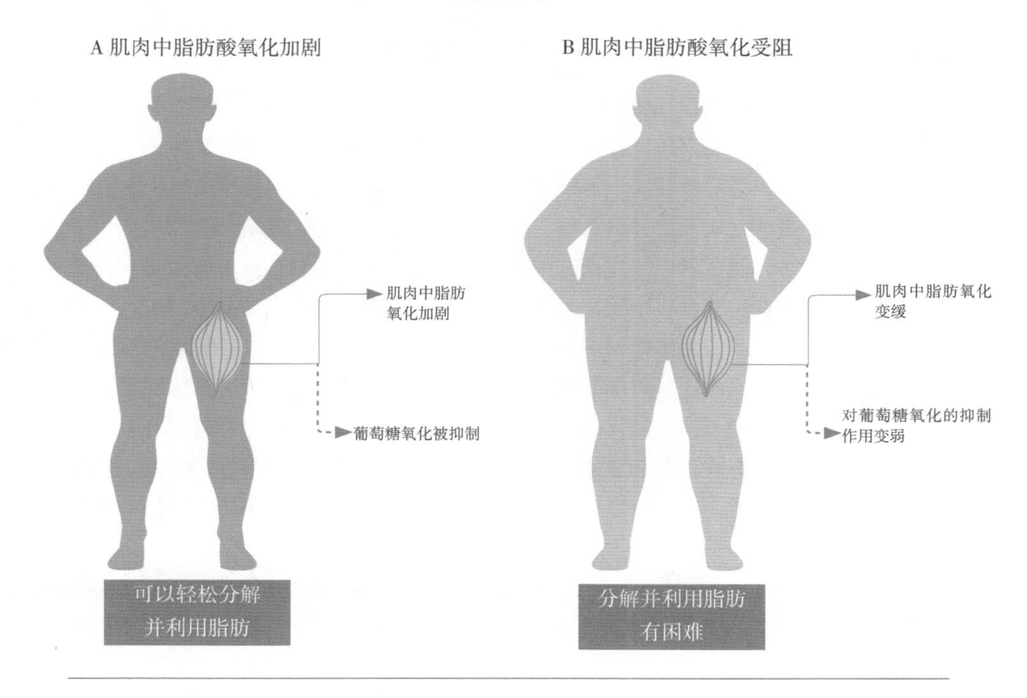

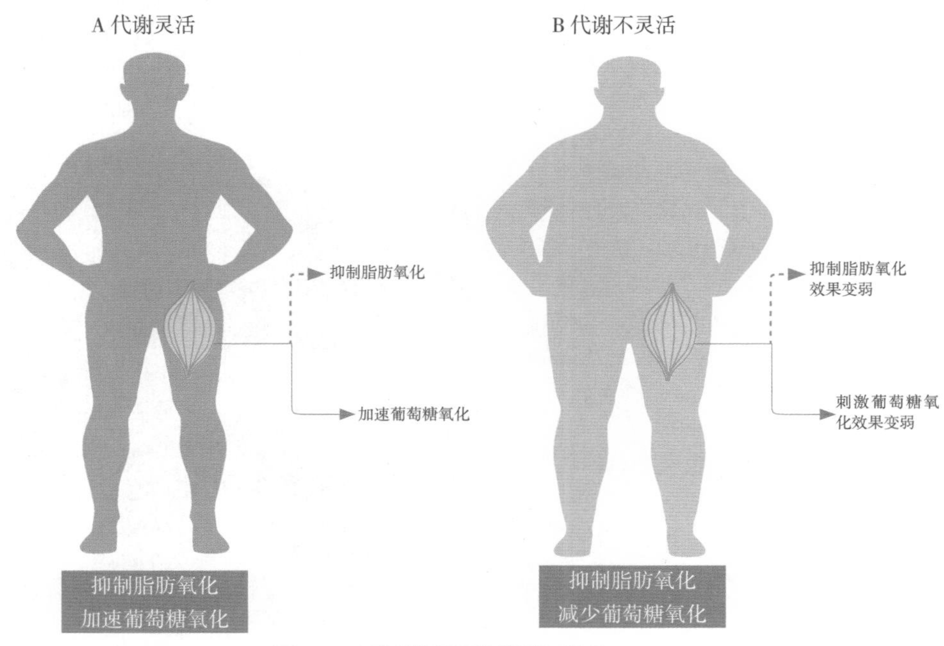

图 5.6　不同情况下的代谢灵活性

一个人的代谢灵活性可以决定他（她）利用脂肪的能力

这一结论其实存在许多问题。原则上，我们不应该将第一阶段限制能量摄入的饮食法与第二阶段的饮食法进行比较。因为第一阶段的饮食法可能会导致人体脂肪的消耗受到抑制。其次，呼吸商或许并不是衡量人体度过生酮适应期与否的最佳标准。因为呼吸商这一标准没有考虑到维持体重必需的代谢灵活性，且这一实验持续的时间又较短，受试者无法完全进入酮症状态。另外，由于在实验过程中受试者的蛋白质摄入量不足，因此我们无法得出明确的结论。最后，一种饮食的代谢优势可能并非体现在身体每日基础能量消耗上，而是体现在长期的代谢表现上，如身体有效存储能量的能力（饲料效率）减弱。

生酮饮食可以长期用来减肥吗？

生酮饮食可以为人们带来饱腹感并减少饥饿感，因此与低脂饮食相比，生酮饮食更容易成为一种可长期坚持的减肥方法。

在一项为期 6 个月的研究中，受试者在研究人员的指导下执行生酮饮食法。6 个月后，研究人员鼓励受试者自行长期坚持执行生酮饮食法。研究人员在 3 年后对这些受试者进行了随访，调查他们是否能够维持减重效果。

研究开始时，受试者的平均体重为 100 kg，6 个月后，他们的平均体重下降至 89 kg——减

生酮小知识

生酮饮食对我更友好，还是对我的朋友更友好？

别人执行生酮饮食法取得的减肥效果会比我更好吗？麦克莱恩等人的一项研究将受试者分为 2 组：胰岛素敏感组和胰岛素抵抗组。你可以将胰岛素敏感组的人理解成那些摄入高糖食物后用少量胰岛素就能将摄入的葡萄糖用于为身体供能的人。而胰岛素抵抗组的人必须使用更多的胰岛素才能完成相同的工作，这也就意味着他们的血糖水平通常较高。麦克莱恩的研究发现，当执行低脂饮食法时，胰岛素抵抗组平均减重最少，但当他们执行生酮饮食法时，减重效果得到了提升。相比之下，胰岛素敏感组在执行这两种饮食法的过程中均表现良好。

要想知道自己的胰岛素敏感性情况，一种方法就是测量自己的空腹血糖值和餐后血糖值。测量空腹血糖水平通常在进餐 8~12 小时后进行。比如说，如果你在晚上 19 时停止进餐，然后在第二天早上 7 时醒来，就相当于经过了 12 小时的断食。正常人的空腹（餐前）血糖值为 3.9~5.5 mmol/L，餐后 2 小时血糖值应低于 7.8 mmol/L。如果餐后 2 小时你的血糖值仍然高于 7.8 mmol/L，可能就需要让医生检查一下，看你是否有胰岛素抵抗的情况了（图 5.7）。罗伯·沃尔夫的《吃东西好高兴》（*Wired to Eat*）就是一本很好的关于胰岛素敏感性的书。

胰岛素敏感性能够决定你的饮食吗？

当然能了！胰岛素敏感性就是人体吸收和利用碳水化合物的能力。有方法可以快速测量胰岛素敏感性，就是葡萄糖耐量试验。

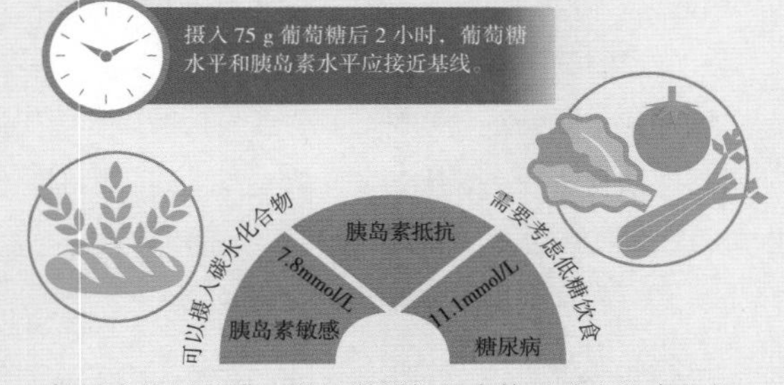

如果未接近基线，那就说明你的身体对碳水化合物的耐受能力可能较弱，需要执行低糖生酮饮食法来降低胰岛素水平并提高胰岛素敏感性。

图 5.7　胰岛素敏感性和饮食的关系

重 11 kg。3 年后，经调查，这些受试者的平均体重比 6 个月的研究期刚结束时增加了 4.1 kg，也就是说实验结束后，受试者依然有平均减重 6.9 kg 的效果。而且，在 16 位受试者中，有 5 位并未在后续的 3 年中出现体重轻微反弹的情况，他们之中，有的是保持了与 6 个月的研究期刚结束时相同的体重，有的甚至减重了更多。总之，除 1 名受试者外，其余所有人的体重均低于初始体重。

> “我不会说这很简单——但我会说它很值。”
>
> ——阿特·威廉姆斯

我们不想低估一些人在尝试执行生酮饮食法时面临的挑战，毕竟这条路上的艰难困苦有很多。但面对现实吧，我们每天都受到各种含糖量极高的食物和其他快餐的诱惑。我们希望你知道还有其他选择，并且希望你能知道这种新的饮食方式从长远来看是可持续的。一旦你开始对这种饮食有所了解，你将会以不同的视角看待食物和营养成分表。

循环式生酮饮食：执行生酮饮食法的同时还能吃蛋糕？

循环式生酮饮食指交替执行生酮饮食法与低脂高糖饮食法。一般来说，执行该饮食法的人每周吃 5 天生酮餐，然后在周末进行“补碳”。循环式生酮饮食不仅可以使人们享受生酮饮食带来的减肥的好处，还能在周末享用富含碳水化合物的美味（图 5.8）。各种方案的循环式生酮饮食已经流行数十年了。

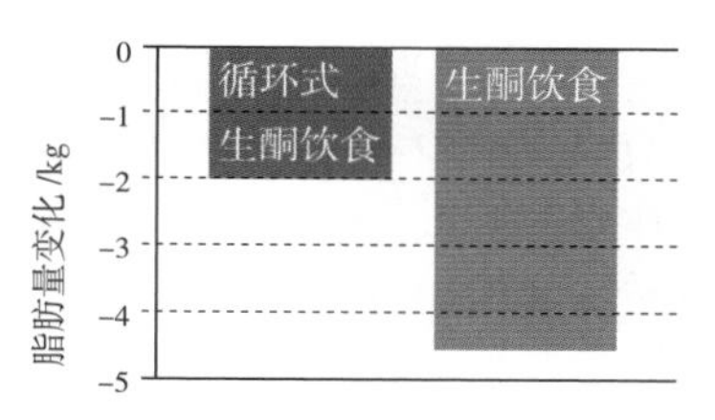

图 5.8　执行循环式生酮饮食法和生酮饮食法期间脂肪量的变化

我们实验室的研究人员研究了在能量摄入不足（比以前少摄入一些能量）的情况下同时进行抗阻力训练和高强度的耐力运动对脂肪和肌肉组织的影响。该实验将受试者分为 2 组，一组每周 7 天都执行生酮饮食法，一组每周只有 5 天执行生酮饮食法，周末则增加碳水化合物的摄入量。所有受试者的能量摄入量和蛋白质摄入量均相同，并且都存在能量摄入不足的情况。我们发现，虽然这两组在数周内都减掉了相同的体重，但生酮饮食组减掉的大部分体重是脂肪，而循环式生酮饮食组减掉的主要是肌肉。为什么会这样呢？所有人都处于能量不足的状态，但生酮饮食组的肌肉量能够不受影响（可能是由于血酮水平的升高），而循环式生酮饮食组在整周中的平均血酮水平一直较低。实际上，循环式生酮饮食组在周末食用高糖食物后，要到周四才能再次进入酮症状态，而生酮饮食组整周都处于酮症状态（图 5.9）。

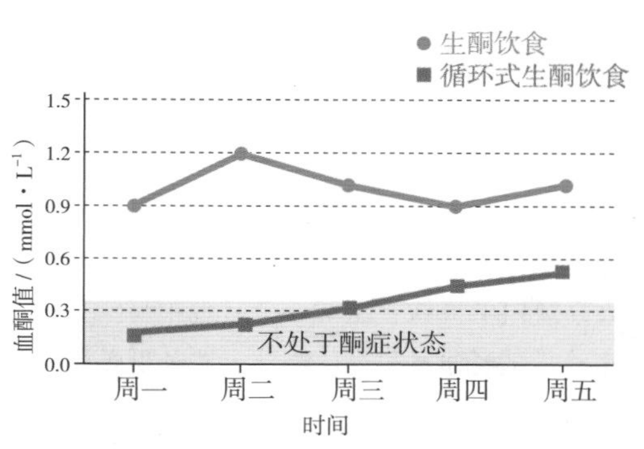

图 5.9　生酮饮食组和循环式生酮饮食组血酮水平对照图

最近，我们发现，酮体增多能够促进肌肉蛋白的合成。因此，周末摄入碳水化合物的人由于血酮水平较低，体内可能就不会出现肌肉蛋白合成（以及酮体的蛋白质保存效应）增强的现象。另一项研究发现，受试者从执行生酮饮食法转为执行低脂饮食法后体重和脂肪量均出现了反弹。因此，循环式生酮饮食可能不利于减脂。

目前还没有研究人员研究过轻度“补碳”对减肥的影响，也没有人知道人一旦长期处于适应靠脂肪供能的状态是否可以通过执行循环式生酮饮食法来保持体重。例如，如果将上述循环式生酮饮食法设计为每日只在一餐中摄入碳水化合物或只在一天中摄入碳水化合物，是否能够维持减肥效果。另外，我们认为，一个人处于适应靠脂肪供能的状态的时间越长，就越容易恢复到酮症状态。因此，对长期执行生酮饮食法并真正处于适应状态的人来说，偶尔一餐或一天吃高糖食物并不会有太大影响。我们还需要更多的研究数据来确定是否可以有策略地增加碳水化合物的摄入量，以及是否可以通过锻炼来减少“补碳日”对减肥效果的负面影响。

保利等人近期提出了一种较为少见的循环式生酮减肥法。他们先让受试者连续 20 天执行生酮饮食法（碳水化合物含量少于 10%），然后再连续 20 天执行高蛋白低糖饮食法——脂肪摄入比例为 30%，碳水化合物摄入比例为 20% ~25%（碳水化合物来自沙拉），其余的则是蛋白质，之后在接下来的 6 个月时间里，受试者执行地中海饮食法。之后，受试者又重复了以上实验——执行 20 天生酮饮食法、20 天高蛋白低糖饮食法和 6 个月地中海饮食法。这些受试者通过执行生酮饮食法和低糖饮食法不断消耗脂肪，然后通过执行地中海饮食法保持这种减脂的效果。令人兴奋的是，这种方法的效果非常好，这表明人们在执行生酮饮食法、高蛋白低糖饮食法和均衡的高纤维中糖饮食法之间缓慢切换可能会获得长期减脂的效果。不过，我们目前尚不清楚这种方法是否能像持续执行生酮饮食法一样使人健康和长寿。

生酮小知识

保证蛋白质摄入量的改良版断食方法

保证蛋白质摄入量的改良版断食方法要求人们摄入较少的能量（通常每天少于 1000 kcal），但要保证足够的蛋白质摄入量以维持肌肉量。这种方法可能使人进入轻微的酮症状态（由于你限制了能量摄入且没有摄入碳水化合物，你的体内可能有一些酮体开始产生），但这时的酮症程度与人执行生酮饮食法时所进入的酮症状态并不完全相同。

有一项研究让肥胖的青少年进行了为期 8 周的保证蛋白质摄入量的改良版断食（25％的脂肪，25％的碳水化合物，50％的蛋白质）。在此期间，受试者平均减掉了 15kg，这其中主要是脂肪。因此，这种改良后的断食法不失为循环式生酮饮食法的替代方案。

利用酮补剂减肥

我们总会被问到一个问题：补充酮补剂是否可以减肥。

酮体是一种能源，不是一种神奇的减肥药，不太可能起到迅速减肥的作用。不过，酮体可能能够间接地通过多种机制来让人减肥，例如：

（1）增加棕色脂肪组织——一种人体想要的脂肪组织；

（2）改善胰岛素敏感性，使我们可以更有效地利用葡萄糖，而不仅仅是将其储存起来；

（3）抑制食欲，减少摄入的总能量。

增加棕色脂肪组织

人体内的脂肪组织有不同的类型，但多数人想到脂肪组织时，一般只会想到白色脂肪组织——这类脂肪组织往往储存在腰部和臀部及其周围。实际上，人体内也有另一类脂肪组织——棕色脂肪组织，它们具有产热功能（图5.10），对新生婴儿尤为重要。棕色脂肪组织细胞富含一类独特的蛋白质，被称为解偶联蛋白。解偶联蛋白1能显著抑制三磷酸腺苷的产生。在有解偶联蛋白1存在的情况下，我们的身体必须更加努力工作去生成能量，我们最终会多消耗些能量来让棕色脂肪细胞产热。我们可以这么理解：摄入食物会增加人体的“燃料”供应量。一般来说，这些“燃料”可以被人体储存起来，也可以被燃烧以供能。而棕色脂肪细胞不会储存这些“燃料”，也不会将其转化为能量，而是燃烧体内的脂肪来产生维持体温的热能。因此，增加棕色脂肪细胞的数量有利于减肥，因为这意味着身体会燃烧更多的能量。

人体是一个智能生物系统，可以对刺激做出响应：暴饮暴食会增加棕色脂肪组织，以防止身体储存过多的脂肪。而限制食物的摄入则会减少棕色脂肪组织，以确保身体能存储足够的脂肪，以维持正常的人体机能。不过，尽管暴饮暴食增加了棕色脂肪组织，但同时这一行为也会引发一系列的健康问题，

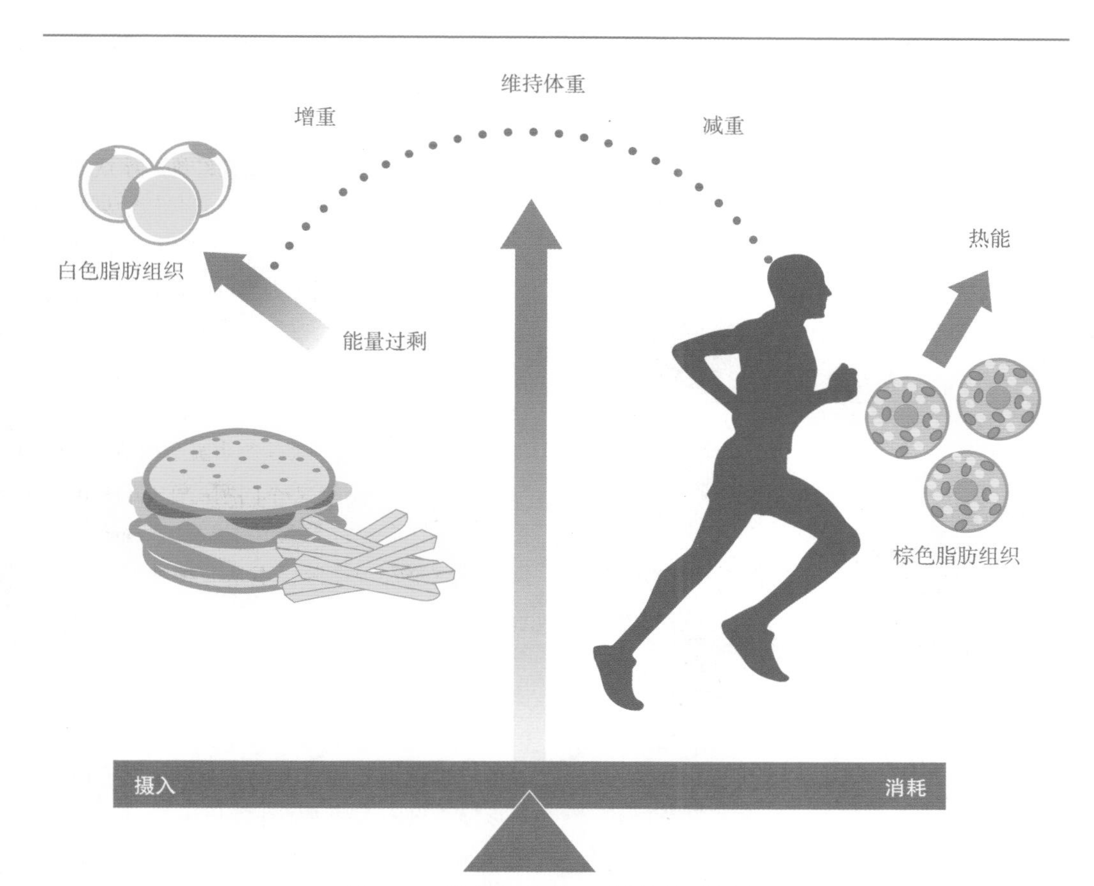

图5.10　影响能量摄入和消耗平衡的因素

它的不利影响可能远超其带来的好处。注意：在不暴饮暴食的前提下增加棕色脂肪组织可以同时兼顾减肥的目标和整体的健康。

维克博士实验室的研究人员率先开展酮补剂对棕色脂肪组织影响的研究。在该研究中，小鼠被分成2组，它们的脂肪、蛋白质和能量的摄入量相同，其中一组额外补充了酮酯（酮酯组），另外一组摄入了与酮酯能量相同的碳水化合物（对照组）。结果表明，相比对照组，酮酯组的小鼠细胞的线粒体数量显著增加，棕色脂肪组织中的解偶联蛋白1的数量增加了1倍。此外，在静止状态下，酮酯组小鼠消耗的能量较对照组增加了14%，其胰岛素敏感性也有所提高。上述结果表明，酮补剂有益于减肥。

最近，我们与奥本大学的研究人员对酮盐补剂进行了合作研究。在实验中，通过饮食控制使运动的动物摄入相同的能量，其中一组执行低糖生酮饮食法，另一组执行普通饮食法。然后，让每组有一半的动物额外摄入酮盐补剂。6周后，无论执行的是生酮饮食法还是普通饮食法，补充酮盐的动物都比未补充酮盐的动物体重轻，同时饲料效率（1 kcal能量所增加的体重）也较低（图5.11）。其中，摄入酮盐补剂的生酮饮食组与单纯生酮饮食组相比，棕色脂肪组织增加了41%。也就是说，酮盐补剂可以显著增加棕色脂肪组织，并使动物体内的能量储存效率降低。想象一下：在摄入和以往相同的能量时，你的体重竟神奇地减轻了。你可能会问自己："减肥不是要减少能量摄入吗？"一直以来对于减肥的认识是人体消耗的能量必须要大于摄入的能量，但事实并非如此简单。通过增加棕色脂肪组织，身体可以帮助我们消耗更多的能量，这样我们就不需要"少吃东西"来亏待自己了。

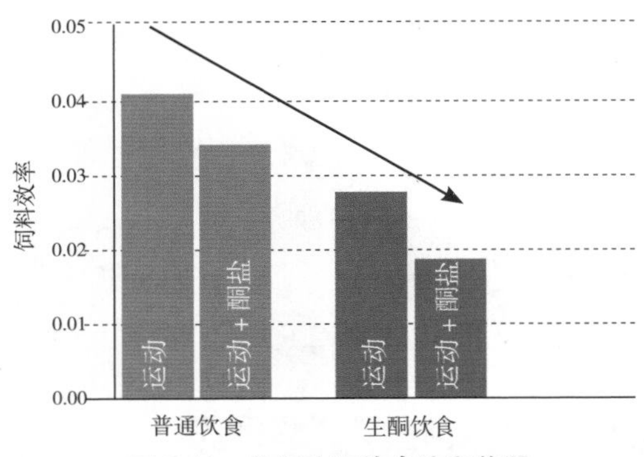

图5.11　执行生酮饮食法和普通饮食法时的饲料效率

无论是执行生酮饮食法还是普通饮食法，补充酮盐的动物的饲料效率都较低

提高胰岛素敏感性

胰岛素敏感性可以通过胰腺产生的胰岛素的量来衡量。例如，对胰岛素敏感的人来说，身体可能只需要分泌少量胰岛素即可储存一定量的葡萄糖；而对胰岛素抵抗的人来说，可能需要分泌更多胰岛素才能储存等量的葡萄糖。

在早期的一项研究中，研究人员为狗注射了酮体，结果发现，酮体可以显著地提高狗的葡萄糖耐量。多年之后，维克博士的研究小组发现，尽管血酮值只提高到了4~7 mmol/L，但是通过饮食补充酮酯的小鼠胰岛素敏感性提高了73%。其他相关研究也显示出了相似的结果，其中一项研究显示，当研究人员将β羟丁酸注入人体之后，血酮值升高至3.5 mmol / L，胰岛素敏感性也提升了40%。最近，达戈斯蒂诺博士实验室的研究人员研究了各种酮补剂（纯酮盐、酮盐与中链甘油三酯油的混合物、酮盐与酮酯的混合物）对小鼠的血糖水平的影响。他们发现，单独补充酮盐、酮盐与中链甘油三酯油混合物或者酮盐与酮酯混合物都可以使小鼠的血糖水平保持长达12小时的下降状态，这可能也表示小鼠的胰岛素敏感性有一定的提高。最后，我们也进行了许多试点实验，证实了酮体似乎在许多个体研究中都起到了降低血糖的作用。提高胰岛素敏感性和降低血糖水平对葡萄糖代谢功能受损患者（患有糖尿病、肥胖、代谢综合征等）具有重要意义。

抑制食欲

少吃多动——这就是我们多年来一直听到的建议。可惜纸上谈兵易，实际操作起来却很难。体重增减受多个因素影响，如遗传、新陈代谢、饥饿和饱腹信号、肠道微生物组、运动以及饮食。只要进入有数百人参加的售卖健身器材的展会，肥胖的话题就会出现。有人说："解决肥胖问题的方法很简单——放下糖，举举重！"这种说法过于简单，也很愚昧，这让我们想到了下面这句话：

> "告诉一个肥胖的人要少吃多动，就像告诉一个抑郁症患者要停止悲伤。"

在减肥方面，人体对饥饿和饱腹信号的控制能力极为重要，许多食品公司试图通过使用各种甜味剂和色素来影响这些信号，以确保"你能多吃一些"。食品公司推出各种可口的产品就是为了让我们沉浸其中。你有没有想过，为什么放下手中的薯片或椒盐脆饼这么难?

抑制食欲的药物可以帮助人们避免暴饮暴食，正变得越来越受欢迎。这类药物旨在通过增加大脑中某些神经递质的数量来消除饥饿感。感觉不到饥饿，人就可以少吃点东西。通过研究可知，执行生酮饮食法的人经常会有饱腹或吃撑的感觉，这在很大程度上归因于饮食中的脂肪含量较高。但是，酮体本身是否可能影响食欲和饥饿感呢?

一项研究发现，为执行低脂饮食法或低糖饮食法的小鼠直接注射 β 羟丁酸会减少小鼠的食物摄入量（并最终导致体重的减轻）。多年后，另一项有趣的研究关注了对矮脚山羊注射酮体的情况。注射酮体后，山羊每餐的食物摄入量有所减少，且山羊每天的进食次数也显著减少。这些结果似乎可以表明，生酮饮食所引发的食欲抑制可能与 β 羟丁酸水平升高有关。

维克博士和罗伯特博士实验室的研究人员在用酮酯和酮盐进行的实验中都观察到了相似的结果。他们发现，受试者的血酮水平越高，摄入的食物越少。酮酯组体内瘦素（使人有饱腹感的激素）的平均水平是对照组的 2 倍以上。酮酯组瘦素平均水平的提高与棕色脂肪组织活性的增强有关——这可能表示棕色脂肪组织产热更多。该项研究的结果还显示，服用酮盐的动物往往吃得更少，即使研究人员确保让对照组与酮盐组摄入的能量相同，但酮盐组的平均体重也更轻。

酮体抑制食欲的机制仍有待确定，不过，研究人员提出了一些可能性。

（1）酮体可维持正常的葡萄糖餐后反应，减少会导致饥饿感增加的血糖起伏变化。

（2）酮体可维持餐后胆囊收缩素的分泌。胆囊收缩素的作用是促进脂肪和蛋白质的消化，以及增强饱腹感（体重减轻通常会导致餐后胆囊收缩素分泌的减少）。

（3）酮体可减少饥饿激素。

除了上述提到的增加棕色脂肪组织等作用，酮补剂可能还会直接影响大脑神经信号的传递，有助于调节饥饿感及饱腹感。例如，给动物饲喂酮酯后，它们的进食量会显著减少。这可能归因于大脑中丙二酰辅酶A的增加，这是一种代谢调节剂，会影响葡萄糖的利用率和能量消耗量。接下来的日子，我们还需要进行更多的研究来探索酮体是如何影响食欲和饥饿感的。

本节小结

生酮饮食和酮体对食欲似乎都有很强的抑制作用，再加上其对新陈代谢的影响（如棕色脂肪组织增多、饲料效率提高和胰岛素敏感性增强），我们可以说生酮饮食是非常有助于减肥的。长期执行生酮饮食法的人通常会吃到饱而不担心体重增加，因为他们知道自己不太可能吃得过多。如果你想增加碳水化合物的摄入量，如进行循环式生酮饮食，那么就需要更多的数据来找到在维持肌肉量的同时减掉脂肪的最佳方案。具体方案因人而异，因为有些人可以在一餐中吃少量的碳水化合物类食物，而有些人则完全不能。如果你想尝试不同的方案，请首先确保你已经完全适应了靠脂肪供能（不要在执行生酮饮食法的前几周就开始增加碳水化合物的摄入量），并要在多摄入碳水化合物的那天进行锻炼，还要尽量减少糖的摄入。如果你的目标是在维持肌肉量的基础上减掉脂肪，请确保蛋白质摄入量至少达到每千克体重 1.6 g 这一标准。最后，我们不建议你经常“补碳”，如果你有此想法，最好从执行低糖生酮饮食法缓慢过渡到执行高蛋白中低糖饮食法。无论如何都不要在已经坚持较长时间的生酮饮食的情况下直接转向低脂高糖饮食。

第 2 节：
糖尿病、高脂血症和心脏病

几年前，我们和一位同事一同参加了一个会议。这位同事有些超重，刚被诊断为 2 型糖尿病且胆固醇水平过高。他真心希望能够做出改变来缓解自己的病情，不仅为了自己，也为了家人。中午休息时，他为我们点好了午餐，然后自己却要在饭前注射胰岛素。虽然他刚开始注射胰岛素不久，却早已对这项操作心生厌烦。回来后，他开始吃他的健康餐——苹果汁、麦片棒和火鸡肉饼卷（自然是全麦的）。不过，他完全没有意识到眼前的这顿饭会让他更快地去“补充”胰岛素。

当看到我们只吃火鸡卷里的火鸡肉并另点了一份牧场沙拉酱（一种很受美国人欢迎的沙拉酱）时，这位同事的眼神中充满了不解。“这怎么可能是健康的呢？”他问。我们告诉他，高脂饮食会使人体胆固醇水平升高的观点其实是没有任何科学根据的。于是，在午餐结束后，他决定尝试一下生酮饮食，尽管这与他的医生建议的饮食方式有些出入。

12 周后，我们又见面了。这位同事不仅体重明显减轻，而且也不再需要注射胰岛素了。另外，由于他的胆固醇水平已经明显降低，医生也不再让他服用他汀类药物了。他的生活回到了正轨。此后，我们对生酮领域研究热情的提升在很大程度上也源于这一经历。

本章中，我们将深入介绍糖尿病和高脂血症的本质，并解释生酮饮食是如何在降低血糖水平、胰岛素水平和胆固醇水平方面发挥积极作用的。

“做出改变的秘诀不是多么努力地和过去做斗争，而是全力以赴地去打造全新的自己。”

——苏格拉底

糖是世界上最受欢迎的食材之一，在美式饮食中，糖的使用频率更是颇高。糖曾为甜点所独有，而现在却几乎存在于所有包装食品中。糖被证明具有愉悦精神的作用，并能够使人出现类似药物成瘾的行为和生物反应，这就会导致人们容易过量食用含糖食品（图 5.12）。长期摄入过多的糖可能会导致一系列代谢问题，如血脂异常（循环血脂异常）或高胰岛素血症（血液中有大量胰岛素）。这些代谢问题是许多慢性疾病特别是 2 型糖尿病的诱因。想要抑制这些日益严重的慢性病，最有效的治疗方法就是让人们认识到过量摄入糖对健康的危害。

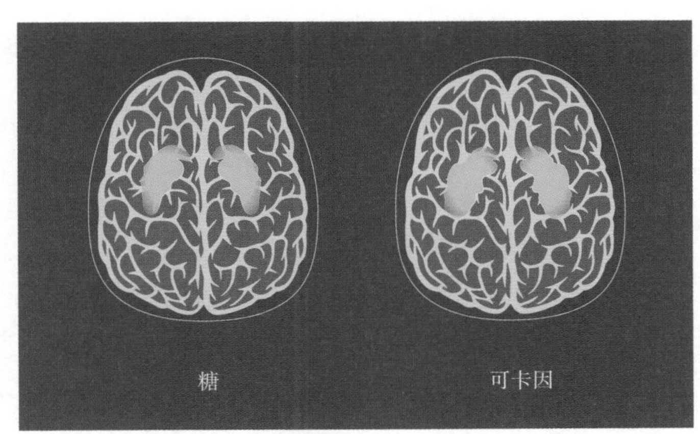

图 5.12 吃糖和服用某些药物时，大脑中会变活跃的区域

服用某些药物时，大脑中会变活跃的区域在人吃糖时也会活跃起来

糖尿病

糖尿病是一种代谢紊乱疾病，由胰岛素功能失调所引发。糖尿病有两种主要类型——1型糖尿病和2型糖尿病，还有一种较少被提及的类型——妊娠糖尿病。根据国际糖尿病联盟提供的数据，目前有3.82亿成年人患糖尿病，预计到2035年，这一数字将增至5.92亿。据估计，多达1.83亿的人不知道自己患糖尿病。根据美国疾病控制与预防中心提供的数据，1型糖尿病和2型糖尿病影响着9.3%的美国人，每11个美国人中就有一个患糖尿病。然而，据估计，这些人中还有27.8%未被确诊。肥胖是2型糖尿病的主要致病因素，随着身体质量指数（BMI）的升高，2型糖尿病的发病风险也会随之提高。而糖尿病可能导致高血压、高脂血症、青光眼和胰岛素抵抗等并发症。

什么是胰岛素?

胰岛素是一种激素，由胰岛 β 细胞产生。胰岛素分泌的过程是这样的：在我们摄入碳水化合物后，人体会将其分解成葡萄糖，因此血液中的葡萄糖含量就增加了。为了让升高的血糖水平恢复正常，胰腺就会分泌胰岛素，而胰岛素会促使葡萄糖从血液中转移到细胞内——胰岛素通过促使葡萄糖转运蛋白（一种膜蛋白）转移到细胞表面，协助葡萄糖进入细胞（图5.13）。胰岛素还可以抑制脂肪燃烧，调节肝脏的糖异生功能。

尽管胰岛素功能失调是各种类型糖尿病的标志，但每种类型的糖尿病还是有其自身的病理学表征的。

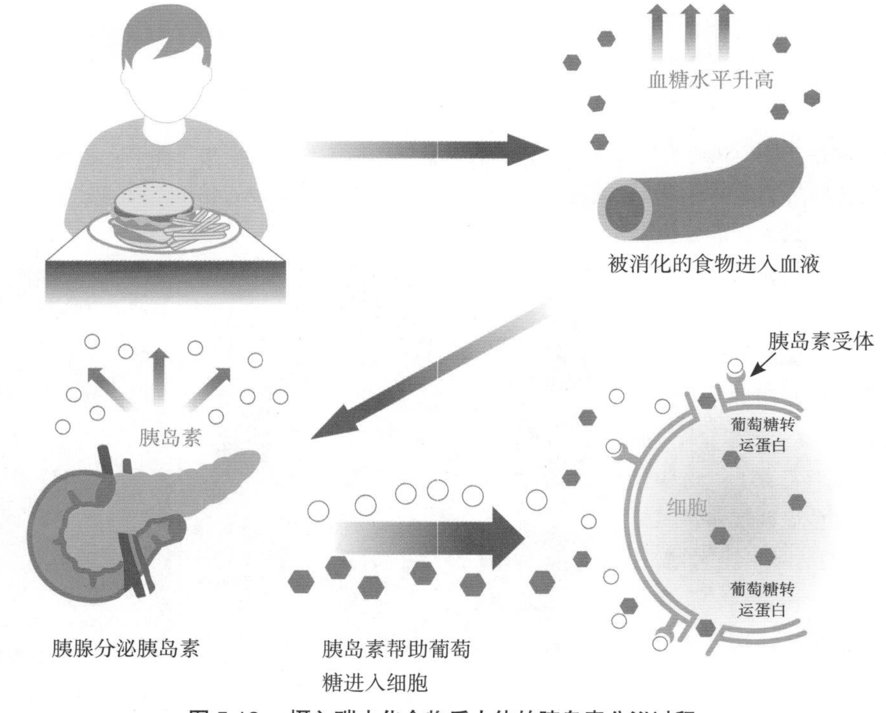

图5.13　摄入碳水化合物后人体的胰岛素分泌过程

1 型糖尿病

1 型糖尿病很罕见，大约每 5000 人中有 1 人患该类型糖尿病。这类患者体内产生胰岛素的胰岛 β 细胞被人体免疫系统破坏，导致胰岛素缺乏。胰岛素缺乏会对葡萄糖代谢造成严重影响——使得葡萄糖无法进入细胞。此时，人的血糖水平很高，但葡萄糖却无法进入细胞，这会导致脱水、体重减轻、组织受损和糖尿病酮症酸中毒（并非我们想要的酮症）。

1 型糖尿病患者摄入碳水化合物后自身不能释放胰岛素，因此通常会采取注射胰岛素的方式来为身体提供胰岛素。1 型糖尿病又被称为胰岛素依赖型糖尿病，因为该类型的糖尿病患者需要依靠外部的胰岛素来缓解病情。

针对 1 型糖尿病的生酮饮食

使用生酮饮食治疗 1 型糖尿病的最大问题之一是容易导致糖尿病酮症酸中毒。当患者的胰岛素水平较低，细胞“饥饿”（即葡萄糖不能进入细胞）时，脂肪分解的速度就会加快，这可能又会导致酮体快速不受控地产生，最终导致酮症酸中毒。

鉴于糖尿病酮症酸中毒的危险性，1 型糖尿病患者通过执行生酮饮食法追求血酮水平升高的做法听起来就很荒诞。然而，低糖饮食可以让 1 型糖尿病患者减少其所需的胰岛素量，这听起来就合理了。我们听到过许多 1 型糖尿病患者在医生的监督下使用这种方法进行治疗的案例，只要在医生的指导下进行正确的饮食，同时密切监测胰岛素水平，那么低糖饮食就是有效的。

理查德·伯恩斯坦博士自己就是一位 1 型糖尿病患者，他开了一家专门用低糖饮食法来治疗 1 型糖尿病的诊所。如今，我们的很多同事如杰森·冯博士、亚当·纳利博士、艾瑞克·西曼博士和安德烈亚斯·伊恩费尔特博士也都提倡某些 1 型糖尿病患者用高脂低糖饮食法来进行治疗。伊恩费尔特博士发现，有一位 1 型糖尿病患者在执行生酮饮食法之后对胰岛素的依赖减轻了，同时生酮饮食法还改善了其胃肠道问题、头痛、腿痛、咽喉感染和真菌感染等症状。尽管看到了一丝曙光，但学术界对该领域的研究仍处于初级阶段。在生酮饮食法作为 1 型糖尿病的治疗方案被广泛应用之前，我们还需要进行进一步的研究。

1 型糖尿病患者在执行生酮饮食法之前应先咨询医生。因为减少碳水化合物摄入的同时可能需要减少降糖药物的用量以防出现低血糖。此外，对这些患者进行糖尿病酮症酸中毒风险监测也至关重要。

2 型糖尿病

与 1 型糖尿病不同，2 型糖尿病是一种非常普遍的疾病——它影响着全世界大约 1.7 亿人。虽然 1 型和 2 型糖尿病都源于胰岛素功能障碍，但 2 型糖尿病患者的胰腺仍然能够分泌胰岛素，只不过其信号传导功能受损了，这就导致细胞无法对胰岛素做出反应，进而不允许葡萄糖进入。这一现象被称为胰岛素抵抗，是 2 型糖尿病的特征（图 5.14）。这一特征从本质上来看与胰岛素敏感性高相反，在胰岛素敏感性高的情况下，胰岛素可以很容易地将葡萄糖转移到细胞中。因此，2 型糖尿病患者应以改善胰岛素抵抗为目标。

你身边有没有这样一位朋友，她能在把她想吃的蛋糕、饼干全都吃光的同时还能保持身材苗条？这很可能是因为她对胰岛素特别敏感。胰岛素敏感性高的人可能只需要少量的胰岛素就可以将一定量的葡萄糖转移到细胞中，而胰岛素抵抗的人转移等量的葡萄糖则需要更多的胰岛素。这就解释了为什么有些人即使吃了很多甜食也还是比较容易保

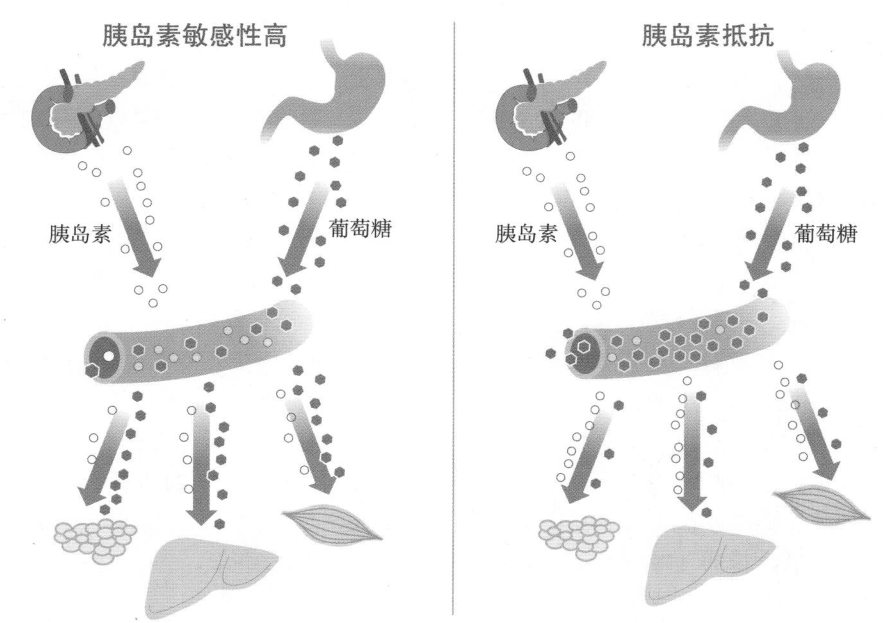

图 5.14　胰岛素敏感性高的人和存在胰岛素抵抗的人处理葡萄糖时的差异

胰岛素抵抗的人比胰岛素敏感性高的人需要更多的胰岛素来处理葡萄糖

持身材的原因。

与胰岛素抵抗的人相比，胰岛素敏感性高的人摄入碳水化合物后，体内生成的葡萄糖更容易被转移到细胞中作能源，而胰岛素抵抗的人则必须释放大量的胰岛素才能将部分葡萄糖转移到细胞中。而这就会抑制脂肪分解，而且在这种情况下，葡萄糖会被转化为体脂储存起来。

由于细胞对胰岛素发出的信号没有做出有效反应，因此胰岛 β 细胞就会分泌更多的胰岛素，以便控制血糖水平。随着时间的推移，胰岛 β 细胞的功能就会紊乱，其分泌胰岛素的能力就会变弱。然后，葡萄糖会在血液中积聚，最终导致 2 型糖尿病。

胰岛素抵抗从本质上来说就像一位老人患听力障碍。也许这位老人在年轻的时候每天都用耳机听音乐，随着时间的推移，他的听力会越来越差，曾经轻声细语就能让他听清，现在必须要大声喊才能让他听清。同样，对胰岛素抵抗的人来说，细胞需要胰岛素“大声呼喊并使劲敲门”，它们才能“听到”并“打开门”来“接纳”葡萄糖。

遗传因素在 2 型糖尿病的发病中的确起着一定的作用，它常常被当作替罪羊。其实，不良的饮食习惯和运动的缺乏才是导致糖尿病的罪魁祸首。糖成瘾使人们经常食用碳水化合物含量高的食物，这会导致胰岛素水平持续处于高位。随着时间的推移，细胞会对胰岛素信号产生抵抗。此外，在长期的过度刺激下，胰岛 β 细胞分泌胰岛素的能力会逐渐减弱，最终出现功能障碍。

要想预防 2 型糖尿病等由不良生活方式导致的疾病，改变生活方式才是最佳方法。尽管像服用二甲双胍和注射胰岛素这样的降糖手段在短期内可能对治疗糖尿病有效，但它们只能缓解糖尿病的症状，并不能消除糖尿病的病因。显而易见，预防和治疗包括 2 型糖尿病在内的慢性代谢疾病最有效的方法就是改变饮食。

生酮小知识

糖化血红蛋白

为了诊断和监测糖尿病，医生会让患者检测糖化血红蛋白水平。糖化血红蛋白是红细胞中的血红蛋白与血糖结合的产物。鉴于红细胞可以存活 3 个月，糖化血红蛋白水平反映的是一个人过去 3 个月的平均血糖水平。

2 型糖尿病患者要限制碳水化合物的摄入量

长期过量摄入碳水化合物、缺乏运动等会使胰岛素水平升高，进而引发胰岛素抵抗并最终导致 2 型糖尿病。因此，通过限制碳水化合物的摄入来治疗 2 型糖尿病是合乎逻辑的。治疗 2 型糖尿病的关键在于控制血糖水平，进而控制胰岛素水平。请尽量让空腹血糖值（早晨在进食或运动之前测的血糖值）保持在正常范围（4.4~6.7 mmol/L）。

血糖指数和血糖负荷是 2 个特别有用的衡量指标，可用于衡量某一食物提高血糖水平的能力。虽然有一定的局限性，但低升糖饮食（不能显著提高血糖水平的饮食）已被证明对降低糖尿病患者的血糖水平有效。不过，富含碳水化合物的低升糖饮食也并不比高升糖饮食好多少。控制血糖水平最有效的方法是将低升糖饮食和低糖饮食摄入结合起来。一些研究发现，执行低糖饮食法时，患者的餐后血糖水平和胰岛素水平与断食期间相似。研究发现，在执行低糖饮食法时，患者不仅空腹血糖水平有所降低，糖化血红蛋白水平也有所降低。在一项研究中，2 型糖尿病患者在执行低糖饮食法 16 周后，平均糖化血红蛋白水平下降了 15%。最终在 22 名受试者中，有 17 人用药量有所减少，有的甚至完全停止了药物治疗。

然而，这些研究并没有严格限制碳水化合物的摄入，因此受试者也没有进入酮症状态。这就引出了一个问题：患者在进入酮症状态的

生酮小知识

胰岛素相关问题

对所有类型的糖尿病来说，注射胰岛素都是一种有效的治疗方法，其通常与服用有降血糖功效的药物搭配使用。尽管使用药物已成为治疗糖尿病的首选方法，但我们还是要不断强调改变生活方式的重要性，这里的生活方式就包括锻炼和饮食。拿锻炼来说，即使是步行，也能对胰岛素敏感性产生积极影响。

胰岛素是人体的一种重要激素，具有多种功能。对不能自行制造胰岛素的 1 型糖尿病患者来说，注射胰岛素是非常必要的，因为这可以挽救患者生命。然而，目前人们对 2 型糖尿病的治疗却往往过于依赖胰岛素，由此产生的高胰岛素血症（体内存在过量的胰岛素）和胰岛素抵抗正危害着患者的健康。尽管执行低糖饮食法是否比使用药物对治疗 2 型糖尿病更有利尚待确定，但从生理学角度来看，单靠药物治疗糖尿病不能解决根本问题。由于药物治疗仍然允许患者摄入糖——他们只需给自己注射胰岛素，让细胞将葡萄糖吸收即可。因此，胰岛素抵抗和碳水化合物不耐受这些根本问题依然存在。

打个比方，假设你自行车的轮胎上有一个小口，导致轮胎漏气，你并没有补胎，而是随身带着打气筒。与给轮胎打气类似，注射胰岛素只能暂时缓解胰岛素抵抗的问题。我们需要寻找其他替代疗法，如调整饮食，来彻底治疗 2 型糖尿病。事实上，在胰岛素被发现之前，非药物治疗是唯一可用的糖尿病治疗方法。一本写于 19 世纪末的教科书建议糖尿病患者要食用去除糖和淀粉的食物，并且指出：“很少有疾病能让医生如此清晰地知道该做什么。”

生酮小知识

人体会对冰激凌有何反应?

我们希望通过本书传达一个信息，那就是每个人都是不同的。例如，研究表明，有些人吃完冰激凌后，其血糖水平和胰岛素水平会显著上升，而有些人则不会这样。如果你真心想深入了解你的身体，那么你可以在吃了一些你最喜欢的食物后测量一下血糖值。你会惊讶地发现，有些食物会提高你的血糖水平，而有些食物却不会。执行生酮饮食法时，了解身体对不同食物的反应也可以帮助你更好地调整饮食结构，使之更适合自己的身体。

情况下降低血糖水平是否会取得更好的疗效?

针对 2 型糖尿病的生酮饮食

由于生酮饮食具备高脂肪的特性，其作为治疗 2 型糖尿病的方法受到了很多质疑。肥胖、高胆固醇水平和高甘油三酯水平对 2 型糖尿病患者来说都是危险因素。人们常常误认为是脂肪导致了这些危险因素，因此迄今为止，将脂肪含量较高的生酮饮食作为包括糖尿病在内的大多数疾病的治疗方法并未受到人们的广泛认可。不过，有研究证明，人处于酮症状态时出现的生理变化（如胆固醇水平和甘油三酯水平降低）可能对 2 型糖尿病患者有益。另外，请注意，营养性酮症与酮症酸中毒完全不同，酮症酸中毒是不可控的糖尿病的严重并发症。

鉴于生酮饮食具有以下几种潜在功效，它可以被用作治疗 2 型糖尿病的主要手段。

减肥：肥胖是引发糖尿病的一个重要危险因素。85% 的 2 型糖尿病患者超重，55% 的 2 型糖尿病患者肥胖。虽然生酮饮食的作用良多，但其最常见的用途就是减肥。研究表明，生酮饮食的减肥效果是低脂饮食的 3 倍。糖尿病患者的减肥速度通常比单纯肥胖的人缓慢。此外，我们的一位同事研究发现，糖尿病患者在最初执行生酮饮食法时减掉的体重比单纯肥胖的人要少。然而，在执行生酮饮食法 12 个月后，两者几乎减掉了相同的体重。最近，一项新的研究对比了生酮饮食法与美国糖尿病协会针对 2 型糖尿病患者制订的饮食方案。32 周后，执行生酮饮食法的受试者平均减重 12.7 kg，而另一组平均只减重 3 kg。还有研究明确指出，生酮饮食法是 2 型糖尿病患者的一种安全有效的减肥方法。低卡饮食可能对改善高血压和高脂血症等引发糖尿病的危险因素的确有效，但低糖饮食似乎更有效。

调节胰岛素敏感性与控制血糖水平：糖化血红蛋白水平能够反映过去 8~12 周人体的平均血糖水平。糖化血红蛋白浓度在 6.5% 及以上即代表患 2 型糖尿病，而低于 6% 则说明是正常的。那么，生酮饮食是如何影响糖化血红蛋白水平的呢?

一项研究发现，不受限制的生酮饮食（即受试者在执行生酮饮食法时想吃多少就可以吃多少）可以提高胰岛素敏感性，降低糖化血红蛋白水平，同时也让受试者在无意中减少了能量的摄入，对减肥具有重要意义。另一项针对糖尿病患者的研究发现，在执行生酮饮食法的同时减少糖尿病药物的使用量会使糖化血红蛋白水平、体重、甘油三酯水平降低（因为执行生酮饮食法意味着减少碳水化合物的摄入量，也就需要减少降血糖药物的用量，以防出现低血糖）。而对一些人来说，执行生酮饮食法甚至还会进一步减少其对药物治疗的需要。此外，艾瑞克·西曼博士对一名 60 岁的新发 2 型糖尿病男性患者进行了研究。在执行限制碳水化合物的饮食法（每天摄入的碳水化合物少于 20 g）的 1 个月内，在没有注射胰岛素的情况下，受试者的糖化血红蛋白浓度从 10.5% 下降到 6.4%。在连续 2 年坚持执行限制碳水化合物的饮食法后，该名受试者的糖化血红蛋白浓度下降至 5.5%。此外，在最近的一项研究中，执行限制碳水化合物的饮食法的 11 名受试者中有 6 名糖化血红蛋白浓度降至 6.5% 以下，而对照组的 8 名受试者的糖化血红蛋白水平全部未降低。

益于心脏健康：心脏病在糖尿病患者中很常见。我们的心脏是由需要能量的心脏组织组成的，胰岛素抵抗只会使其难以获得能量。而新的研究表明，即使是严重衰竭的人类心脏，也可以将酮体作为葡萄糖的替代能源使用，从而提高心脏的做功效率。

生酮小知识

如上所述，在执行生酮饮食法时，我们的血糖水平会下降，特别是对糖尿病患者来说。大多数糖尿病患者可能都正在服用降糖药，如二甲双胍等。因此，如果你属于这类患者，请一定要将自己的饮食变化情况告知医生，以便其对你的用药量进行调整。

针对 2 型糖尿病的酮补剂

生酮饮食因具备低糖高脂的特性而对 2 型糖尿病患者有益。另有研究表明，酮体本身可能也有益于身体健康。这意味着，使用酮补剂是一个值得探索的议题，无论是单独使用酮补剂，还是将其与生酮饮食相结合。

研究人员在首次对狗进行酮体注射后发现，补充酮体可显著改善狗的葡萄糖耐量。几年后，维克博士的研究小组发现，为小鼠注射酮酯可以使其胰岛素敏感性提高 73%。还有一些其他研究也得出了类似的结果。其中有一项研究显示，研究人员在将 β 羟丁酸注入人体后，血酮值升高到了 3.5 mmol/L，进而胰岛素敏感性也提高了 40%。

最近，达戈斯蒂诺博士的小组研究了不同的酮补剂对小鼠血糖水平的影响。他们研究了 3 种不同的酮补剂——酮盐、酮酯、酮盐和中链甘油三酯油混合物。研究发现，它们都会在被摄入后的 12 小时内显著降低小鼠的血糖水平，同时小鼠的胰岛素敏感性可能也有所提高。值得注意的是，这些小鼠摄入的酮盐剂量与人类摄入的相当。我们实验室的研究人员进行了大量的人体实验，证实了酮体对所有人（从职业运动员到普通人）而言都有持续降低血糖水平的作用。胰岛素敏感性提高和血糖水平降低对糖类代谢功能受损的人（如糖尿病等代谢疾病患者和肥胖者）来说意义重大。

生酮饮食似乎也有助于治疗糖尿病肾病—— 一种常见于糖尿病患者的与毛细血管受损相关的肾脏疾病。一项研究发现，随着患者体内 β 羟丁酸水平的升高，糖尿病肾病可以得

生酮小知识

维尔塔公司（Virta Health）

一家名为维尔塔的新公司不畏艰难，始终以找到“无需药物或手术就逆转 2 型糖尿病”的方法为使命。该公司是一家专业的在线医疗机构，拥有很多杰出的专家，包括杰夫·沃雷克博士和斯蒂芬·芬尼博士，我们之前提到过这两个人。利用在线医疗系统，患者可以与健康教练、医生以及病友在线交流，并获得最新的健康信息，同时还可以学习如何执行生酮饮食法。就在最近，该公司公布了一些研究结果：仅仅在短短 10 周内，使用其推荐方法的患者的平均糖化血红蛋白浓度下降了 1%，体重减轻了 12%。更令人吃惊的是，超过一半的患者减少了降糖药物的剂量，有的甚至还停用了至少 1 种降糖药物，而且有 87% 的患者要么减少了胰岛素剂量，要么完全不再使用胰岛素。这家公司在治疗 2 型糖尿病方面得到的成绩让我们欢欣鼓舞。

到缓解。这一令人信服的例子进一步证明了为什么处于酮症状态（无论是通过单纯服用酮补剂、执行生酮饮食法还是两者结合起来并配合运动）比限制能量摄入能够让人们获得的好处更多。我们的同事安东尼奥·帕奥里博士曾指出："在对高依从性的2型糖尿病患者给予合理配比的低糖饮食并进行评估的研究中，结果是显著的。"这些研究显示，低糖饮食使患者的血糖水平、胰岛素敏感性以及体重均得到了显著改善。

妊娠糖尿病

妊娠糖尿病是女性在怀孕后出现的糖尿病。在孕期，大多数患者除了血糖水平较高之外，几乎没有任何其他症状。然而，在分娩时，患者容易出现一系列并发症，尤其是在糖尿病未经治疗的情况下。妊娠糖尿病会导致巨大儿、早产儿的出现以及新生儿低血糖、新生儿暂时性呼吸困难、新生儿黄疸不退等问题的出现，此外妊娠糖尿病患者的孩子长大后的肥胖风险更高。妊娠糖尿病对患者的影响包括流产风险增高、容易早产、剖宫产的可能性增大、高血压和2型糖尿病的患病风险增高等。

有些因素可能使妊娠糖尿病的患病风险增高，如肥胖和有2型糖尿病家族史。有人提出可以通过控制孕前和孕期的体重增长来预防妊娠糖尿病。与其他类型的糖尿病相似，妊娠糖尿病一般可以通过调整饮食或注射胰岛素来进行治疗。

降低血糖水平、改善胰岛素抵抗可以有效缓解妊娠糖尿病。如果你计划在怀孕期间改变饮食方式，我们建议你先咨询医生。迄今为止，学术界对孕期生酮饮食的研究还很有限。因此，你应该寻求医生的帮助，找到适合自己的方法。

生酮小知识

多囊卵巢综合征

诱发多囊卵巢综合征的危险因素包括2型糖尿病和肥胖，以及一些影响内分泌的干扰物，如杀虫剂和其他有害化学物质。多囊卵巢综合征的症状是雄性激素水平过高、卵巢囊肿和无排卵。该病可能会伴有大量并发症，如胰岛素抵抗、血脂异常、焦虑症和抑郁症。一些针对多囊卵巢综合征的药物可以使雄性激素水平正常化并降低血糖水平。但是，由于胰岛素抵抗是该病的主要原因，因此，改变饮食方式可能才是有效的治疗手段。治疗多囊卵巢综合征的药物通常会导致患者体重增加以及激素水平的进一步失衡，进而导致疾病的加重。一项研究让5名患有多囊卵巢综合征的女性执行生酮饮食法（每天摄入的碳水化合物为20 g或更少），24周后，这些人的体重下降12%、游离睾酮（不与白蛋白结合的可用睾酮，更具生物可利用性）占比下降22%、黄体生成素和促卵泡激素的比值降低36%，空腹胰岛素水平下降54%。此外，尽管几名女性之前均有不孕的问题，但在研究期间，有2名女性竟然怀孕了。

高脂血症

胆固醇和甘油三酯

最近，我们的一个朋友去看了医生，因为在过去的几年里，他的体重增加了一些，但不是特别多。在询问了他的饮食后，医生建议他检测一下胆固醇水平和甘油三酯水平，因为心脏病在其家族中比较普遍。检测结果显示，他的胆固醇水平和甘油三酯水平都很高，于是医生警告道："你必须减少饮食中的培根、其他红肉、植物油和黄油。坚持吃全谷物、蔬菜和水果，或者偶尔喝点果汁。”

的确，许多医生都对病人这么说，而且大多数医务人员认为，大量摄入胆固醇会导致胆固醇水平升高，并有可能引发健康问题。在这一节中，我们将讨论为何实际情况并非如此，并说明适当的生酮饮食不仅可以降低甘油三酯水平，还会对胆固醇水平产生积极影响。

高密度脂蛋白胆固醇与低密度脂蛋白胆固醇

脂蛋白负责在血液中运送脂类（脂肪），其中有两种脂蛋白负责携带胆固醇：低密度脂蛋白和高密度脂蛋白。低密度脂蛋白胆固醇常被妖魔化，被称为“坏”胆固醇，高水平的低密度脂蛋白胆固醇会导致动脉中胆固醇的积聚，可能会发展为动脉粥样硬化并会增大心血管疾病的患病风险。高密度脂蛋白胆固醇被称为“好”胆固醇，负责将胆固醇从血液转移到肝脏（胆固醇会在肝脏中被代谢掉），以防止血液中的胆固醇水平过高（图 5.15）。总胆固醇水平升高通常代表着低密度脂蛋白胆固醇水平高而高密度脂蛋白胆固醇水平低，这就意味着冠心病的患病风险升高，这也是包括糖尿病在内的许多代谢疾病的基本特征。然而，正如我们即将讨论的，高胆固醇水平与冠心病患病风险升高的关系并非如此简单。

食物中的胆固醇历来被认为是导致总胆固醇水平升高的罪魁祸首。但是，我们在第 2 章中提到过，安塞尔·基斯成功推翻了摄入胆固醇会直接导致总胆固醇水平升高的理论。

由于讨论脂肪对胆固醇水平的影响的文献相互矛盾，所以人们对生酮饮食往往有很多误解。一些比较低糖饮食和低脂饮食的研究报告指出，低糖饮食会导致总胆固醇（低密度脂蛋白胆固醇加高密度脂蛋白胆固醇）水平升高。然而，渐渐地，我们开始认识到人体中胆固醇的重要性及其真正的作用。例如，低糖饮食比低脂饮食更能提高高密度脂蛋白胆固醇水平。高密度脂蛋白胆固醇水平的升高可能会导致总胆固醇水平的升高，但总胆固醇与高密度脂蛋

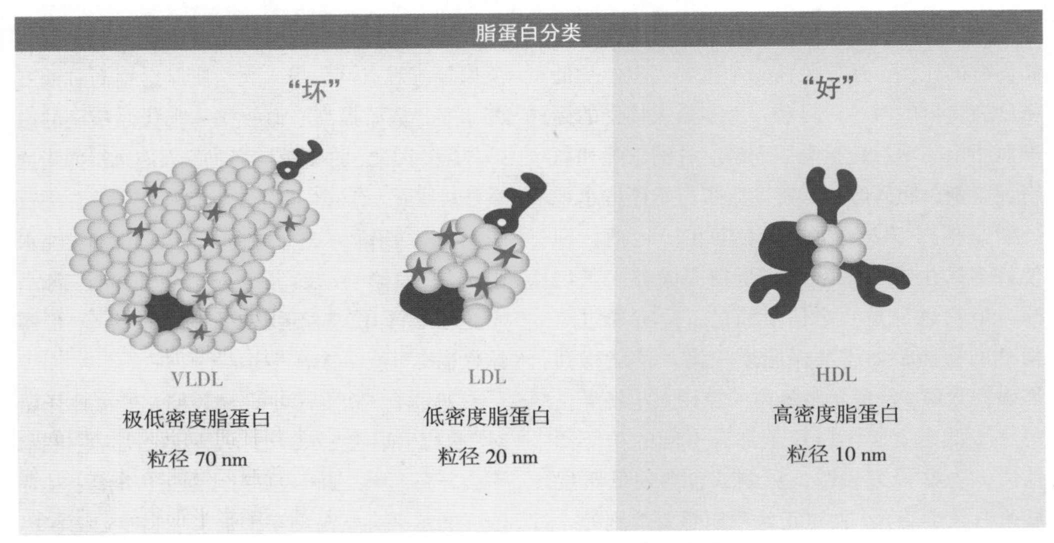

图 5.15 “坏”脂蛋白和“好”脂蛋白

白胆固醇的比例会有所改善，而这一比例已被证实比低密度脂蛋白胆固醇与高密度脂蛋白胆固醇的比例更能预测心脏病的患病风险。因此，除了将总胆固醇本身作为预测心脏病患病风险的指标外，还应考虑总胆固醇与高密度脂蛋白胆固醇的比例。低脂饮食已被证明能降低总胆固醇水平，但它主要是通过降低高密度脂蛋白胆固醇水平来降低总胆固醇水平的，这就影响了总胆固醇与高密度脂蛋白胆固醇的比例，进而可能会使心脏病的患病风险提高。

大量研究表明，高脂低糖饮食能够改善低密度脂蛋白胆固醇与高密度脂蛋白胆固醇的比例。其中的一项研究表明，脂肪含量极高、碳水化合物含量极低的饮食会使人的高密度脂蛋白胆固醇处于较高水平。在另一项研究中，超重的受试者被要求执行生酮饮食法，但不限制能量。结果显示，这些受试者的总胆固醇水平降低，低密度脂蛋白胆固醇水平降低，高密度脂蛋白胆固醇水平升高，总胆固醇与高密度脂蛋白胆固醇的比例也有所改善。

粒径会产生什么影响？

除了高密度脂蛋白胆固醇和低密度脂蛋白胆固醇的比例，还要关注一个重要因素——低密度脂蛋白的粒径。目前，大多数人接受的标准血脂检测项目包括总胆固醇、甘油三酯和高密度脂蛋白胆固醇。低密度脂蛋白胆固醇水平一般是根据以上数据进行估算的。因此，即使许多医生担心低密度脂蛋白胆固醇水平过高，但它也只是一个估值而已，只有通过更精准的检测（如磁共振脂质检测）才能得到准确的数值。低密度脂蛋白的粒径大小各异，每一个低密度脂蛋白粒子都有不同的功能和能力。一些研究表明，生酮饮食会使低密度脂蛋白粒子变大，而这正是我们想要看到的。

假设两个人的胆固醇水平都是7.8 mmol/L，一人可能有患病风险，而另一人则没有。你可以把大大小小的低密度脂蛋白粒子想象成是漂浮在血液这一“海洋”中的“船”。大的粒子是“邮轮”，小的粒子是“快艇”。刚才提到的胆固醇水平都是7.8 mmol/L的两个人中，有一人体内可能有两艘“邮轮”，每艘载有70名胆固醇“乘客”。而另一人体内可能有140艘“快艇”，每艘载有1名胆固醇“乘客”。在这两种情况下，虽然两人的低密度脂蛋白水平都是7.8 mmol/L，但体内有140艘“快艇”的人血液中更易发生船只碰撞和交通堵塞（发生动脉粥样硬化和其他并发症）。由此可见，我们需要了解自身的低密度脂蛋白粒径，这样才能评估血液的情况。低密度脂蛋白粒子的数量越少，粒径越大，我们就越不容易罹患心血管疾病。

甘油三酯

甘油三酯是血液中的脂肪，其水平升高是代谢综合征和糖尿病的共同特征。研究表明，甘油三酯水平高是心血管疾病的致病因素之一。

鉴于人们摄入的脂肪是由甘油三酯组成的，所以传统观点认为摄入大量脂肪会提高甘油三酯水平，从而提高心血管疾病和代谢疾病的患病风险。因此，许多医生都建议人们执行低脂饮食法。然而，有研究将生酮饮食和低脂饮食进行了对比，结果显示，生酮饮食不但对甘油三酯水平没有不良影响，反而能够显著降低甘油三酯水平。另外，即使搭配运动或限制能量摄入，低脂饮食也有可能使甘油三酯水平升高。

20世纪70年代的研究表明，在实验开始时，执行生酮饮食法的肥胖受试者的甘油三酯水平会升高，但在受试者度过生酮适应期后，其甘油三酯水平会逐渐降至正常水平（图5.16）。另一项研究发现，1周内每天摄入12 g碳水化合物

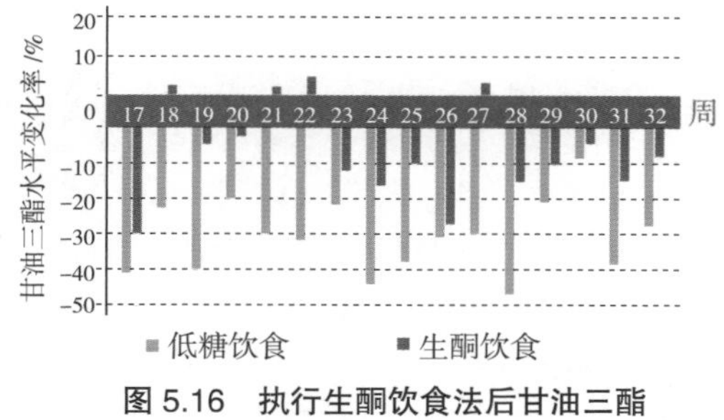

图 5.16　执行生酮饮食法后甘油三酯水平的变化

可以降低甘油三酯水平，而连续2天每天摄入390 g碳水化合物会显著升高甘油三酯水平。还有一项研究将长跑运动员分为2组，在14天内，一组长跑运动员执行高脂低糖饮食法，而另一组执行高糖饮食法。结果显示，高脂低糖组的甘油三酯水平会降低（尽管摄入了110 g以上的饱和脂肪），而高糖组的甘油三酯水平显著升高。同样，杰夫·沃雷克博士的实验室报告也显示，限制能量的生酮饮食比限制能量的低脂饮食更有利于降低甘油三酯水平。在最近的一项超过32周的研究中，执行生酮饮食法的受试者比执行低脂高糖饮食法（由美国糖尿病协会推荐）的受试者甘油三酯水平下降得更多。生酮饮食组的平均甘油三酯值下降了3.3 mmol/L，而低脂高碳饮食组仅下降了0.3 mmol/L。另一项为期6周的研究显示，执行高糖饮食法时，受试者的甘油三酯水平在一周后显著升高。

一些研究表明，高脂饮食可能使甘油三酯水平升高，但我们发现这些研究并没有限制碳水化合物的摄入，研究对象吃的其实是脂肪含量和碳水化合物含量都很高的食物。食用富含葡萄糖的食物能够激活促进脂肪合成的基因，而食用富含果糖的食物能够使血脂水平升高。综上所述，摄入过量碳水化合物会导致甘油三酯水平升高。

此外，许多指出高脂饮食对健康不利的研究，其研究期都不够长，因此这些研究的结论不应被视为定论。人在刚开始执行高脂饮食法时，甘油三酯水平可能会立即升高，但这种情况只会持续较短的时间。随着身体完全适应酮症状态并调整到更好地利用脂肪作燃料的状态，甘油三酯水平很快就会恢复正常，并会继续下降。人在进入酮症状态后，由于胰岛素水平较低，血液中可能含有更多的游离脂肪酸，这些脂肪酸能迅速进入线粒体并被分解，然后被用作燃料。但是，如果人体的胰岛素水平较高，这种情况则不会发生。

本节小结

许多研究表明，生酮饮食对糖尿病患者（特别是2型糖尿病患者）来说，是一种安全高效的治疗方法。生酮饮食不仅可以让人减少碳水化合物的摄入，其带来的高水平的血酮更是为人体提供了很多额外的好处，如血糖水平降低，葡萄糖耐量水平提高和胰岛素敏感性增强。可惜的是，生酮饮食的高脂肪含量导致人们对其有一种错误的认识，即认为它会导致胆固醇水平和甘油三酯水平升高。实际上，精心设计的生酮饮食已经被证明可以通过提高高密度脂蛋白胆固醇水平、降低甘油三酯水平和极低密度脂蛋白胆固醇水平以及减少低密度脂蛋白粒子数量来使总胆固醇水平长期保持下降的状态。当和医生讨论这个问题时，你可以要求进行低密度脂蛋白粒子的数量和大小的检测，以便更好地了解自己的胆固醇情况。

第 3 节：
神经退行性疾病

玛丽·纽波特和史蒂夫·纽波特的婚姻很幸福。玛丽是一名医生，史蒂夫是一名业务熟练的会计。不幸的是，刚过 50 岁，史蒂夫便开始出现痴呆的迹象。不久，他在数字计算方面就遇到了麻烦，因此不得不放弃了他深爱的工作。经诊断，史蒂夫患上了阿尔茨海默病。

几年间，玛丽努力寻找可以让丈夫的病情得到缓解的方法。她发现，椰子油富含中链甘油三酯，而这些中链甘油三酯在进入人体后会迅速分解成酮体，进而为史蒂夫的大脑供能。于是，她决定让丈夫尝试食用椰子油。在开始食用椰子油的几天内，史蒂夫大脑的认知功能有了显著改善，他又可以读书了，玛丽觉得她和丈夫又可以重拾往日愉快的时光了。目前，玛丽还在不断努力，她也希望能和全世界分享她的发现。

玛丽的故事正是我们写作这部分的驱动力。本部分讨论了酮体对帕金森病、癫痫、阿尔茨海默病和创伤性脑损伤等认知障碍性疾病的影响。

帕金森病

据统计，60 岁以上的人中有 1% 患帕金森病，而全球的帕金森病患者约有 5300 万，每年有超过 10 万人死于该病。该病主要症状有颤抖、肌肉僵硬、动作迟缓、难以保持姿势、行走困难、痴呆、情绪不稳定和抑郁（图 5.17）。帕金森病患者大脑受影响的主要区域是基底神经节，基底神经节在动作学习和动作计划、自主运动、日常行为和眼球运动这些方面都发挥着重要作用。而基底神经节中最受影响的区域是

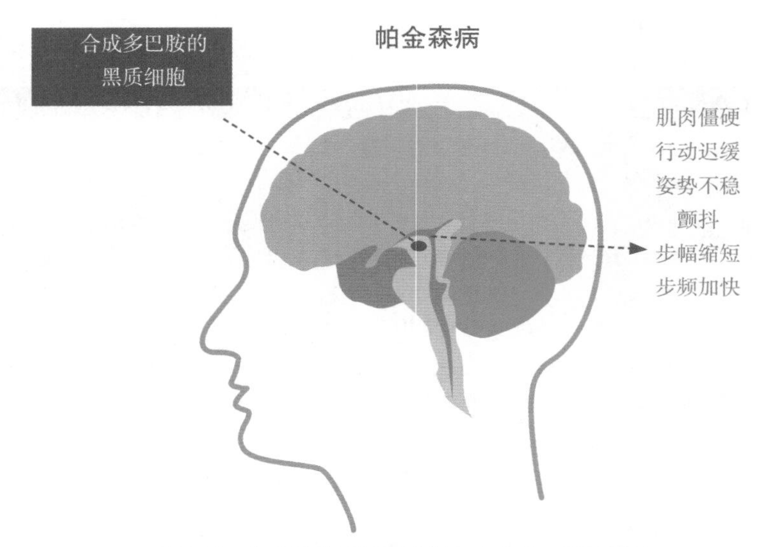

图 5.17　多巴胺分泌不足对行为和人体功能的影响

黑质，它负责产生神经递质——多巴胺，多巴胺能够控制人的情绪、运动以及人对疼痛的感知。一般来说，帕金森病患者的黑质中会失去多达 70% 的神经元，在失去这些神经元的情况下，黑质已无法产生足够的多巴胺来维持人体的正常功能了（图 5.18）。

左旋多巴是治疗帕金森病最常见的药物，已有 30 多年历史。左旋多巴是多巴胺的前体。尽管的确有助于缓解病症，但左旋多巴并不能阻止负责产生多巴胺的神经元的丧失。像许多药物疗法一样，用左旋多巴治疗帕金森病只能缓解其症状，并不能从根本上治疗该病。虽然引发帕金森病的根本原因尚待研究，但有一种观点认为，帕金森病是由黑质中负责产生多巴胺的细胞恶化和死亡（因缺乏能量）导致的。线粒体功能受损会导致这些细胞缺乏能量，但线粒体功能受损是帕金森病的病因还是副产物仍有争议，不过，这仍是了解如何治疗该病的一个重要途径。

线粒体功能受损

关于帕金森病成因的最突出的研究理论就是线粒体功能受损。线粒体是细胞的能量工厂，负责将葡萄糖、氨基酸、脂肪酸和酮体转化为可利用的能量——三磷酸腺苷。线粒体在细胞自噬中也发挥着重要作用。细胞自噬是一种分解和循环利用细胞中受损或不必要的蛋白质的过程，对细胞的正常运转起着至关重要的作用。线粒体对胰岛素敏感性也有很重要的作用，线粒体受损会导致人体对葡萄糖的使用能力受损。另外，线粒体可以产生活性氧，这是一种高度不稳定的含氧分子，可以在细胞内发挥正向的信号作用。不过，活性氧的过量生产会损害人体组织和 DNA（脱氧核糖核酸，以下简称 DNA）。

虽然人们还不清楚究竟是什么原因导致了帕金森病的发展，但很明显的是，帕金森病患者的线粒体功能普遍受损，更重要的是发生与之相伴的能量危机。研究表明，当一种叫作 MPTP（1- 甲基 -4- 苯基 -1,2,3,6- 四氢吡啶）的物质阻碍线粒体产生能量时，黑质中分泌多巴胺的细胞就会死亡。另一种抑制能量产生的物质为鱼藤酮，实验证明，其可导致小鼠患上帕金森病。此外，一项研究表明，帕金森病患者大脑的葡萄糖代谢功能与正常人相比明显较差，这使得大脑不能有效摄取葡萄糖。实验发

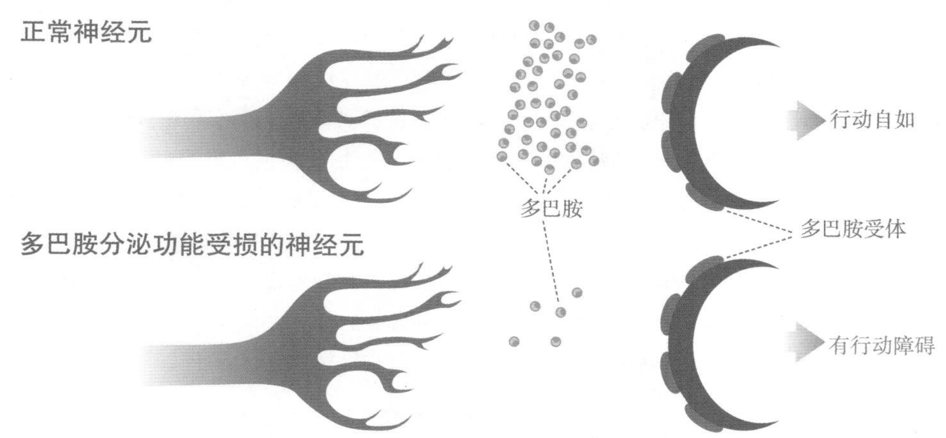

图 5.18　正常人与帕金森病患者在多巴胺分泌方面的差异

帕金森病患者多巴胺分泌受损，对行动产生影响

现，帕金森病患者的大脑和骨骼肌细胞线粒体的产能功能均受损。此外，帕金森病患者的细胞自噬功能受损会导致一种被称为路易体的受损蛋白质的积聚，这种蛋白质的积聚会对细胞造成干扰，进而导致神经退化和细胞死亡。

帕金森病患者大脑的炎症水平也会升高，这可能是由于细胞缺乏能量以及受损蛋白质无法被清除，而这两者都会导致线粒体功能受损。

酮症可能有利于线粒体功能的恢复。研究表明，当线粒体中产生能量的部分受损时，生酮饮食和酮补剂有助于改善线粒体的产能功能。此外，酮体可以促进新的线粒体生成。一项研究先通过抑制部分能量的产生来使动物患帕金森病。之后，在为动物注射 D-β 羟丁酸酯后，其大脑中的三磷酸腺苷水平恢复了正常，这会使黑质内的神经元免于进一步退化，因而这些动物的运动功能也得到了改善。实际上，D-β 羟丁酸酯不仅可以促进新线粒体的生成，还可以绕过线粒体的受损部分，帮助线粒体生成三磷酸腺苷，将其维持在正常水平。

针对帕金森病的生酮饮食

针对患帕金森病动物的一项研究发现，生酮饮食大大减轻了运动受损症状，减少了神经元、多巴胺的损耗，并减轻了炎症。

另一项研究发现，生酮饮食能够改善运动功能，降低大脑中的促炎性细胞水平。最近的研究发现，被饲喂生酮餐的患帕金森病的动物并未表现出典型的步幅显著缩短的症状。另外，生酮饮食能够防止动物细胞的死亡，相较于被饲喂普通餐的患帕金森病的动物，被饲喂生酮餐的患帕金森病动物的神经元数量增加了近 150%。

如今，帕金森病研究领域有了一项里程碑式的研究。在这项研究中，5 名患者被要求执行生酮饮食法 28 天。在研究开始之前以及之后的每周，研究人员都要根据帕金森病综合评分量表对受试者进行评分，得出的分数被用来评估帕金森病的病情，最高的 199 分表示完全残疾，最低的 0 分表示没有残疾。其中，3 名严格遵循生酮饮食原则的受试者 28 天内血酮值为 4.8~8.9 mmol/L，且每天测得的尿酮都呈强阳性。参与这项研究的 5 名受试者的帕金森病综合评分平均下降了 10.72 分，这意味着在短短 28 天内评分平均下降了近 45%（最低值为 21%，最高值为 81%）。另外，患者休息时的颤抖情况、平衡能力、步态、情绪和能量水平均有所改善。

在另一项研究中，20 名未患帕金森病的健康老年受试者（60 岁以上）被要求食用含 20 g 中链甘油三酯的生酮餐。结果发现，受试者的认知功能得到了普遍改善，其变化与血酮水平呈正相关，即当血酮水平升高时，认知功能得到改善。有趣的是，认知功能增强的效果主要体现在研究开始之前评分相对较低的受试者身上，这就为酮体可能适用于治疗帕金森病这一想法提供了进一步的支持。

生酮饮食可能对治疗帕金森病有帮助，还因为它可以改善胰岛素抵抗。研究表明，超过 60% 的帕金森病患者胰岛素信号传递受损，不能有效利用葡萄糖——而这也是线粒体功能受损的另一影响。可惜，左旋多巴已经被证明会使患者的身体更加不耐受葡萄糖。此外，2 型糖尿病患者罹患帕金森病的风险比普通人高出近 40%。帕金森病很可能是胰岛素抵抗的产物，帕金森病患者的身体因为无法有效利用葡萄糖，正急切地寻找替代能源。而生酮饮食则可以通过提高胰岛素敏感性以及提供替代能源来弥补身体的这一缺陷。

针对帕金森病的酮补剂

直接补充酮体可以为患帕金森病动物的细

胞提供能量，并保护其分泌多巴胺的神经元。此外，给健康动物饲喂含酮酯的饲料可增加其体内线粒体的总数及一种被认为可以抑制线粒体中活性氧的生成的蛋白质的数量，而这种蛋白质还有助于保护细胞和DNA免于受损。

其他研究已经证实，酮补剂对神经元有益。一项早期关于葡萄糖缺失对神经元影响的研究发现，D-β 羟丁酸不仅可以代替葡萄糖作能源，而且有助于保持神经元的完整性和稳定性。此外，一项对D-β 羟丁酸的研究发现，D-β 羟丁酸可以预防小鼠出现运动缺陷和细胞死亡，并保护共神经元。即使在血酮值仅为0.9 mmol/L的情况下，接受最高剂量的β羟丁酸钠酯治疗的动物细胞的存活率也有所提高。

最近，我们观察了一位患帕金森病超过20年的患者服用酮补剂（每天摄入10 gD-β 羟丁酸酯）后的情况。在研究开始之前，我们利用眼动追踪装置对该患者进行了测量，发现其有帕金森病患者特有的眼动异常情况（图5.19）。

另外，处于同样年龄段的人的平均得分是17分。治疗前，受试者得到了6分，在补充酮补剂后，他得到了18分，高于平均水平，而且他的手也停止了颤抖。这是他自患病以来第一次感觉到可以控制自己的生活，没有了任何颤抖。这些结果都表明，酮体在帕金森病治疗领域显示出了优势。

总之，帕金森病的特征是大脑黑质分泌

服用酮补剂之前

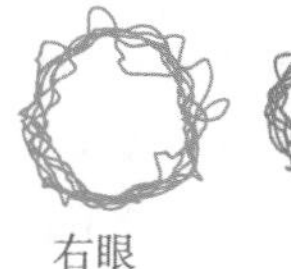

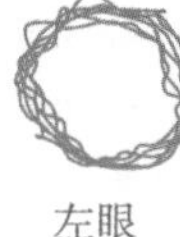

	右眼		左眼		双眼	
	实际	大众平均值	实际	大众平均值	实际	大众平均值
平稳追踪率 /%	87.14	90.00 (±7)	91.27	90.00 (±7)	90.53	92.00 (±6)
眼跳率 /%	7.62	6.00 (±5)	4.55	6.00 (±5)	5.50	5.00 (±4)
固视率 /%	5.24	4.00 (±3)	4.18	4.00 (±3)	3.97	3.00 (±3)
眼锁定目标速度误差率 /%	14.92	15.00 (±2)	15.11	15.00 (±2)	16.16	15.00 (±2)
水平同步 SP（0–1）	0.87	0.89 (±0.06)	0.86	0.89 (±0.06)	0.90	0.91 (±0.05)
垂直同步 SP（0–1）	0.62	0.85 (±0.07)	0.76	0.85 (±0.07)	0.89	0.87 (±0.06)

服用酮补剂30分钟后

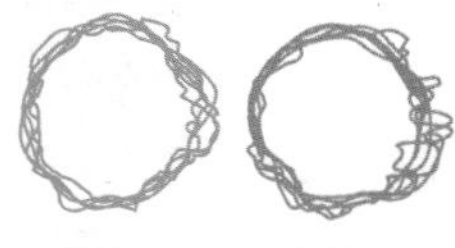

	右眼		左眼		双眼	
	实际	大众平均值	实际	大众平均值	实际	大众平均值
平稳追踪率 /%	94.29	90.00 (±7)	91.75	90.00 (±7)	96.25	92.00 (±6)
眼跳率 /%	4.81	6.00 (±5)	4.81	6.00 (±5)	3.80	5.00 (±4)
固视率 /%	0.90	4.00 (±3)	3.44	4.00 (±3)	0.95	3.00 (±3)
眼锁定目标速度误差率 /%	14.09	15.00 (±2)	14.61	15.00 (±2)	14.45	15.00 (±2)
水平同步 SP（0–1）	0.89	0.89 (±0.06)	0.92	0.89 (±0.06)	0.90	0.91 (±0.05)
垂直同步 SP（0–1）	0.91	0.85 (±0.07)	0.81	0.85 (±0.07)	0.91	0.87 (±0.06)

图5.19 帕金森病患者服用酮补剂前后30分钟的认知水平追踪结果

服用D-β 羟丁酸之前，该患者的认知水平基线是87.14%（低于平均水平）；

服用D-β 羟丁酸之后，其认知水平升至94.29%（略高于平均水平）

多巴胺的细胞大量死亡，被称为路易体的受损蛋白质的积聚，身体有炎症，线粒体功能受损，体内活性氧增加并出现运动功能失调。生酮饮食和酮补剂被证实能在短短 28 天内缓解患者约 45% 的症状。此外，在动物身上开展的研究已经证明，酮补剂和生酮饮食可以预防三磷酸腺苷减少，增强线粒体功能，减轻炎症并增强人体运动功能。因此，生酮饮食和酮补剂可能是帕金森病的可行性治疗方法之一。

癫痫

癫痫是一种会反复发作的神经系统疾病，每个年龄段的人均可能患病。全球约有 2200 万人患癫痫，截至 2013 年，该病已导致 116000 人死亡。

纵观历史，癫痫一直被视为一个谜。在古代，患癫痫的人被认为是被恶魔附身。希波克拉底是最早将断食用作治疗癫痫的一种手段的人。正如我们在第 2 章中所讨论的，长期以来，研究人员之所以一直把断食以及生酮饮食用作治疗癫痫的方法，是因为这两种方法已经被证明是有效的。

20 世纪 30 年代末，抗惊厥药物被用来治疗癫痫，但效果并不好，至少 1/3 的患者对抗惊厥药物产生了耐药性。当发现 2 岁的儿子查理对抗惊厥药物没有反应时，吉姆・亚伯拉罕斯没有放弃，他找到了约翰・霍普金斯大学的专家来帮助他的儿子解决癫痫反复发作的问题。在执行生酮饮食法的几天内，查理的癫痫发作得到了控制。

近年来，医生们又开始重新使用生酮饮食法来治疗癫痫了。研究表明，该饮食法使多达 55% 的患者的癫痫发作次数减少了 50% 以上，使 27% 的患者的癫痫发作次数减少了 90% 以上，还使许多患者的症状完全缓解。显然，生酮饮食或生酮饮食和断食相结合是治疗癫痫的有效方案之一。

要想搞清楚生酮饮食是如何治疗癫痫的，理清癫痫的发病机制至关重要。我们体内的神经元通过使细胞膜上的电位快速地发生正负极变化来放电。细胞膜上的电位变为外负内正被称为去极化。想象一下现在是“黑色星期五”购物节，你最喜欢的商店外面有一大队人正等着商店开门，然后门一开就冲进去。不过，当店内人数达到上限时，商店的门会关闭。与此类似，去极化就是人体主动打开神经元中的通道，迎接带正电荷的离子，让这个神经元带正电荷——这就是神经发送信号的方式。到了某一刻，神经元中的通道会关闭，阻止正电荷离子的涌入，从而终止了神经信号传输。然而，在一些癫痫病例中，该通道并没有完全关闭——这就像商店的门虽然因为店内人满为患而关闭了，但并没有被锁住，也就是说，即使商店内的人数已达到上限，但还是有人能挤进来。在这些癫痫病例中，神经元更容易去极化，从而导致整个大脑中都会出现异常放电和兴奋的情况。

癫痫发作也可能是由兴奋性神经递质（如谷氨酸等会刺激神经放电）和抑制性神经递质（如 γ – 氨基丁酸等会阻止神经放电）之间的不平衡导致的。治疗癫痫的药物作用于离子通道，阻止更多的离子进入神经元，从而阻止神经放电，或者平衡神经递质。

生酮饮食可解决多种可能导致神经元放电异常的问题。数据显示，丙酮和乙酰乙酸等酮体具有抗惊厥作用。乙酰乙酸已被证明会影响神经元中谷氨酸的释放，谷氨酸过多与神经系统疾病有关；也有人认为酮体可能会增加 γ – 氨基丁酸的合成，最终结果将是降低不可预测的兴奋性事件（如癫痫发作）的概率。此外，有研究表明，酮体可能激活钾离子通道。钾离子带正电荷，如果其通道被打开，正电荷就会从神经元中漏出，从而使细胞内的正电荷减少，导致细胞过度极化。这样会导致神经元去极化的难度增加，从而降低癫痫发作的可能性。

针对癫痫的生酮饮食

生酮饮食可能还能够抗惊厥，因为它具有降血糖的作用。研究人员认为，神经元活动的诱发大多离不开葡萄糖，因此对葡萄糖的限制可能会削弱神经元达到和维持高突触活动力（癫痫发作所需）。

使用生酮饮食法治疗儿童和成人癫痫的相关研究有很多，最早的一项研究出现在20世纪30年代。该研究结果显示，在长期执行生酮饮食法的患者中，12%的患者病情得到了彻底缓解，50%~90%的患者癫痫发作减少。另一项研究调查了对抗癫痫药物具有耐药性的儿童执行生酮饮食法的情况。在执行生酮比为4：1的生酮饮食法3个月后，54%的患者癫痫发作次数下降了50%以上，一年之后，10%的患者癫痫不再发作。

另一项研究将执行生酮饮食法3个月的患儿与不执行生酮饮食法的患儿的癫痫发作情况进行了比较。除了饮食情况，其他方面均无区别。结果发现，生酮饮食组的癫痫发作次数

生酮小知识

有效治疗癫痫的生酮饮食

研究人员已经确定了以下3种生酮饮食法有助于缓解儿童癫痫。

中链甘油三酯饮食：一项研究表明，当中链甘油三酯提供的能量占人体摄入总能量的60%时，癫痫发作会减少50%。2012年，伊丽莎白·尼尔博士出版了她的著作《癫痫的饮食疗法：生酮饮食的应用》（*Dietary Treatment of Epilepsy: Practical Implementation of Ketogenic Therapy*）。她在书中介绍了中链甘油三酯饮食方案：饮食中60%~70%的能量来自脂肪（其中40%~50%的脂肪来自中链甘油三酯补剂），10%~12%的能量来自蛋白质，15%~18%的能量来自碳水化合物，同时配合补充维生素和矿物质。然而，这种饮食方案有一个问题，即中链甘油三酯补剂会对消化系统造成严重损害。

低升糖饮食：血糖指数衡量的是特定食物对血糖水平的影响。血糖水平的快速升高会引起癫痫发作，该疗法能够控制血糖水平的迅速升高，且不像传统生酮饮食那样有很多限制。海蒂·菲弗博士在该领域做了大量的前期工作，他建议每日能量摄入量的10%应该来自血糖指数低于50的碳水化合物（在一天中分开食用），30%应来自蛋白质，60%应来自脂肪。目前，该疗法在癫痫治疗方面已经取得了成功，66%的受试患儿在开始执行该饮食法的12个月之后癫痫发作明显减少。

改良阿特金斯饮食：埃里克·科索夫博士研究发现，在20名受试患儿中，有13名在执行该饮食法6个月后癫痫发作减少了50%，其中4名患儿在执行该饮食法的过程中未再出现癫痫发作的情况。改良阿特金斯饮食法执行起来比传统的生酮饮食法要宽松得多，其严格限制碳水化合物的摄入（每天10~15 g），但不限制蛋白质和能量的摄入。多年来，这种饮食法在世界范围内得到了广泛的应用，并取得了良好的效果。实验证明，在执行改良阿特金斯饮食法的患儿中，有一半癫痫发作减少了50%，还有一部分患儿癫痫未再发作。

当你决定使用生酮饮食法来治疗癫痫时，请咨询一下医生。一些专家认为，较为严格的生酮饮食法比改良的阿特金斯饮食法更能有效减少癫痫发作。不管选择哪一种饮食法，在刚开始时一定要严格执行，因为最初的成败至关重要。到了3~4个月后，执行起来就可以没那么严格了。因此，你可以考虑从比较严格的饮食疗法开始，如断食，然后执行传统的生酮饮食法并配合使用中链甘油三酯补剂或酮补剂，进而过渡到更为灵活的改良阿特金斯饮食法，在这期间要对身体情况进行持续监测，以确保成功。

生酮小知识

婴儿严重肌阵挛癫痫

婴儿严重肌阵挛癫痫又称德拉韦综合征，是一种在婴儿期出现的罕见的遗传性癫痫性脑病。该病通常是 SCN1A 发生基因突变的结果，其特征是患者长时间癫痫反复发作、发育迟缓、具有运动障碍等。一项研究发现，在执行了一年的生酮饮食法后，2 名患者癫痫不再发作，8 名患者癫痫发作次数减少了 75%~99%，其余 3 名患者癫痫发作次数减少了 50%~74%。总体而言，有 77% 的患者癫痫发作次数减少了 75% 以上。此外，所有受试者的生活质量都有所提高。

减少了 38%，对照组的癫痫发作次数增加了 37%。生酮饮食组中有 28 名儿童的癫痫发作次数减少了 50% 以上，而对照组只有 4 名儿童如此。此外，生酮饮食组中有 5 名儿童癫痫发作次数减少了 90% 以上，而对照组中没有儿童出现如此显著的变化。

最近，一项对改良阿特金斯饮食法的研究发现，执行改良阿特金斯饮食法 3 个月后，癫痫的发作频率下降了 41%，而对照组没有显著变化。在改良阿特金斯饮食组中，有 30% 的患儿癫痫发作频率下降了 90% 以上，其中 5 名患儿癫痫未再发作。

显而易见，适当地执行生酮饮食法可使癫痫患儿的病情得到有效缓解。通常情况下，在癫痫不再发作后，孩子们的饮食可以变得“宽松”一些。但是，饮食变得越“宽松”，癫痫复发的风险就越高。因此，许多医生建议患者在病愈后尽量继续执行生酮饮食法，以防癫痫复发。然而，与你所想的一样，坚持执行严格的生酮饮食法对孩子来说是很困难的。我们曾经和一位经常让癫痫患儿采用生酮饮食疗法的医生进行过一次谈话。她告诉我们，这种治疗方法最大的限制因素就是难以坚持。你很难知道孩子们在学校里都吃了什么。此外，执行严格的生酮饮食法可能会影响癫痫患儿的生长发育。因此，在患儿执行生酮饮食法时，医生需要对他们的身体状况进行非常密切的监测。

针对癫痫的酮补剂

最早关于酮补剂与癫痫关系的研究可以追溯到 20 世纪 30 年代。研究人员在兔子身上开展了实验，发现乙酰乙酸可以使兔子免受癫痫之苦。最近，研究人员试图找出能够直接抑制癫痫发作且具有最强抗惊厥特性的酮体。在一项研究中，研究人员分别对不同的小鼠注射了各种酮体，然后将其暴露于极大声响中，以诱发癫痫发作。研究人员发现，丙酮和乙酰乙酸都能防止癫痫发作。因此，丙酮和乙酰乙酸似乎都可以被看作是酮体中抗惊厥作用的主力。其他一些研究也证实了这一点，在这些研究中，丙酮、乙酰乙酸或两者的组合均显示出了抗惊厥特性。

研究人员还观察了美国海豹突击队在模拟执行潜水任务时由氧毒性引起的癫痫发作——当水下压力变大时，吸入 100% 的氧气会加大癫痫发作的可能性。研究人员发现，补充酮酯会使 β 羟丁酸酯、乙酰乙酸和丙酮水平快速且持续升高，并能够使人体的抗癫痫力增强 500% 以上。

我们对酮补剂控制癫痫的确切机制尚不清楚。为了更好地了解酮体对癫痫的具体作用以及产生这些作用所需的血酮水平，研究人员需要对各种酮补剂的抗惊厥作用进行更多的研究。同时，对那些正在努力执行严格的生酮饮食法的癫痫患儿来说，酮补剂和低糖饮食相结合可能是有帮助的。这种方法能够放宽对饮食的限制，同时还可能预防癫痫的发作。

总之，癫痫是一种慢性病，症状为反复发作的抽搐。该病是由神经网络的异常活动引发的，特别是在许多层面过度兴奋，从而发生功能改变，如离子通道过度兴奋。研究人员推测，癫痫可能是由离子通道功能障碍或兴奋性神经递质（谷氨酸）和抑制性神经递质（γ-氨基丁酸）失衡引起的，但抗惊厥药物的效果往往不太理想。此外，抗惊厥药物的副作用比癫痫发作本身更容易降低生活质量。我们认为，生酮饮食应该是治疗癫痫的最佳方法。在大多数情况下，生酮饮食可以使癫痫的发作频率降低50%以上，并且能够使患者的病情得到完全缓解。虽然其作用机制目前尚不完全清晰，但研究人员认为，生酮饮食可以改善离子通道功能，减少谷氨酸的释放以及降低葡萄糖的利用率。患者应该根据治疗目标和坚持程度来个性化地应用这一疗法，如从比较严格的饮食法开始，然后过渡到更为灵活的改良阿特金斯饮食法，这样有利于保证效果和长期坚持。

阿尔茨海默病

奥古斯特·德雷特于1850年5月出生于德国。她在30多岁时嫁给了卡尔·德雷特，建立了家庭，并一直过着正常的生活。40多岁时，奥古斯特开始出现痴呆症状。随着痴呆症状逐渐加重，她的记忆力也受到损害。很快，奥古斯特开始出现幻觉，并经常在夜间尖叫。最终，奥古斯特被送进了一家精神病院，在那里接受了精神病学家阿洛伊斯·阿尔茨海默的治疗，直到1906年奥古斯特去世。奥古斯特死后，阿尔茨海默医生对她进行了尸检。在显微镜下，阿尔茨海默医生在其大脑中发现了2种可怕的物质：大量的抑制神经元功能的淀粉样斑块以及被称为神经原纤维缠结的蛋白质团（图5.20）。该病是第一个有文献记载的神经退行性疾病，后来被称为阿尔茨海默病。

今天，全世界大约有3700万人患阿尔茨海默病，其中大多数是65岁以上的老年人。阿尔茨海默病的发病率正在以惊人的速度上升。随着“婴儿潮”一代的老龄化，我们预计这一数字只会攀升，不会下降。据专家预计，每33秒就会新增1例阿尔茨海默病病例，每年新增

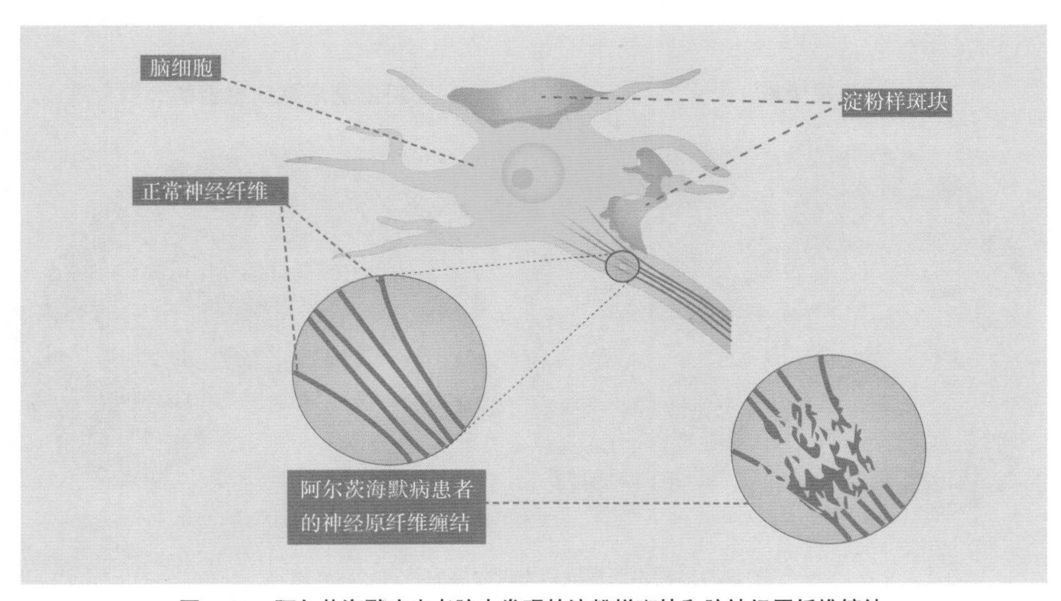

图5.20　阿尔茨海默病患者脑中发现的淀粉样斑块和脑神经原纤维缠结

病例数将接近100万。此外，据估计，在2014年，阿尔茨海默病患者的家庭成员和其他看护人员共花费了179亿小时来照顾患者。在经济负担方面，美国每年支出的医疗费用和非正式护理费用之和远远超过2亿美元。

阿尔茨海默病最典型的症状就是记忆丧失、思维混乱、判断力受损，以及社交能力和工作能力退化。阿尔茨海默病主要影响大脑中与记忆力相关的区域（颞叶）、与智力、判断力和行为相关的区域（额叶）以及与语言相关的区域（顶叶）。阿尔茨海默病患者大脑的这些区域均有萎缩现象，并出现了大量淀粉样斑块和神经原纤维缠结（图5.21）。

淀粉样斑块是由淀粉样前体蛋白形成的，淀粉样前体蛋白有助于修复大脑中受损的神经元，但当这种蛋白质不能被适当分解时，其黏性碎片就会聚集在神经元外侧，形成斑块。斑块会导致神经元通讯受损、炎症反应增强、血管出血并最终导致神经元死亡。

淀粉样斑块堆积被认为是神经原纤维缠结形成的原因。这些缠结是由一种叫作牛磺酸的蛋白质构成的。牛磺酸是神经元的一部分，能够促进营养物质在细胞间的传递，也能促进信号的传递。淀粉样斑块的堆积改变了牛磺酸蛋白的形状，使其聚集并缠结在一起。这种缠结破坏了神经元的完整性，进而使神经元凋亡。

有淀粉样斑块堆积遗传倾向的个体更易患阿尔茨海默病，因此人们设计了许多种方案来去除这些斑块。然而，没有证据表明这些方案在短期内会有效。鉴于对晚期阿尔茨海默病的治疗一般不会成功，科学家们正试图寻找阻止淀粉样斑块堆积的方法，希望从阿尔茨海默病的早期开始就将其遏制住。与帕金森病类似，阿尔茨海默病的病因可能也是大脑能量的缺乏，因此，科学家们就从寻找葡萄糖的替代能源开始寻找治疗方法。

阿尔茨海默病 =“3型糖尿病”

令人震惊的是，流行病学研究表明，糖尿

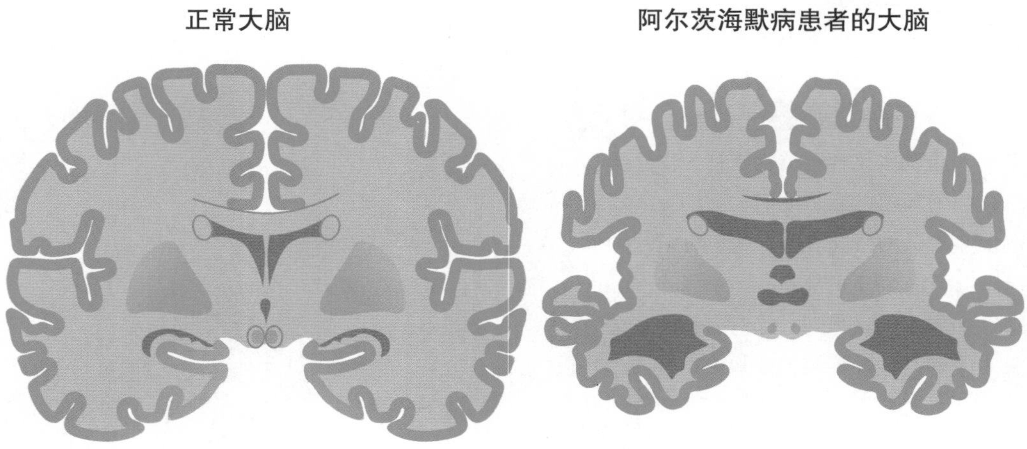

正常大脑

阿尔茨海默病患者的大脑

图5.21　阿尔茨海默病患者大脑的特定区域萎缩

病患者罹患阿尔茨海默病的风险是正常人的10倍。这可能是因为阿尔茨海默病与帕金森病一样，都与2型糖尿病有一些共同点。

2型糖尿病患者和阿尔茨海默病患者都有胰岛素抵抗的情况。对2型糖尿病患者来说，胰岛素抵抗主要发生在肌肉和肝脏中；而对阿尔茨海默病患者来说，其主要发生在大脑中。（阿尔茨海默病的病因是大脑利用葡萄糖的功能受损，该观点在近30年前首次得到科学界的支持。当时科学家发现，阿尔茨海默病早期患者大脑的葡萄糖摄取量降低了45%。这就意味着，易患阿尔茨海默病的患者在确诊前很长一段时间大脑中可能已经有了胰岛素抵抗。）另外，研究发现，阿尔茨海默病患者大脑中负责将葡萄糖转移到神经元的葡萄糖转运蛋白数量较少，这就意味着，大脑中有大量的葡萄糖却不能被利用。因此，一些人又将阿尔茨海默病称为“3型糖尿病”。

当大脑不能有效利用葡萄糖时，大脑中的三磷酸腺苷（细胞能量）水平就会下降，从而导致大脑处理淀粉样前体蛋白的能力受损，最终导致淀粉样斑块的形成以及神经原纤维缠结的形成。因此，如果我们能够增强大脑摄取葡萄糖的能力或者提供一种可以被大脑利用的替代能源，那么大脑就不会面临“有大量的食物却感到饥饿”的问题，而且也能阻止淀粉样斑块的形成和神经原纤维缠结的形成。

对将碳水化合物类食物视为主要食物的人来说，葡萄糖可能是他们大脑的主要能源，但与断食有关的研究表明，酮体可以为大脑提供多达其所需85%的能量。

血酮水平会影响大脑对酮体的利用率。血酮水平越高，大脑对酮体利用得越多。这背后的运行机制并不是酮体在努力把葡萄糖“推”进葡萄糖利用率低下的大脑，而是身体会根据血酮水平和转运蛋白运输酮体的能力使酮体被“拉”进大脑（图5.22，图5.23）。这对治疗阿尔茨海默病有重要意义，因为有一项里程碑式的研究已经证实，阿尔茨海默病患者大脑摄取和利用酮体的功能并未受损（大脑利用葡萄糖的功能已受损）。最近一项研究发现，阿尔茨海默病早期患者的大脑对葡萄糖的利用率下降了14%，但却能够充分利用酮体。由此可见，生酮饮食可以抑制阿尔茨海默病的发展，特别是在早期，能够防止大脑能量缺乏。

与利用葡萄糖不同，阿尔茨海默病患者大脑运输吸收酮体的能力并没有减弱。想想看，患者的大脑是有替代能源可使用的（而它们却经常被忽视）。假设你有一辆混合动力车，有一天，它的油箱坏了，无法加油，但幸运的是这辆车是混合动力的，你还有第二种未受影响的能源（电）可用。同样的道理，我们应该为阿尔茨海默病患者寻找一种可供大脑使用的替代能源（酮体）。

阿尔茨海默病患者的线粒体功能受损

与帕金森病患者一样，大量研究显示，阿尔茨海默病患者的线粒体功能受损。在这种情况下，阿尔茨海默病患者身体的氧化应激水平（自由基积累，导致细胞损伤）会提高，同时会

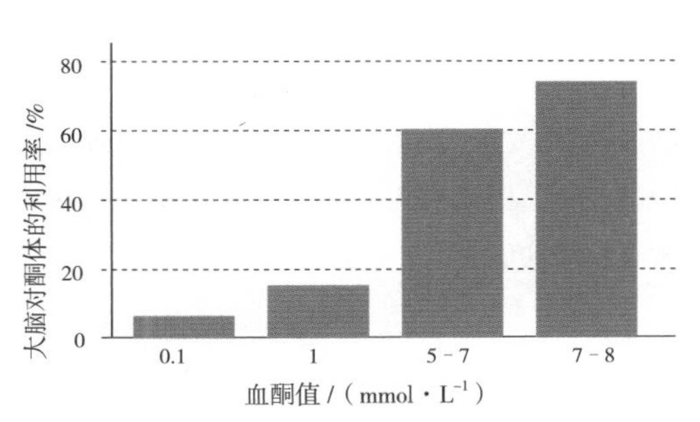

图5.22 不同血酮水平下，大脑对酮体的利用率

酮体与葡萄糖不同，可以在大脑需要能量时被“拉”入大脑

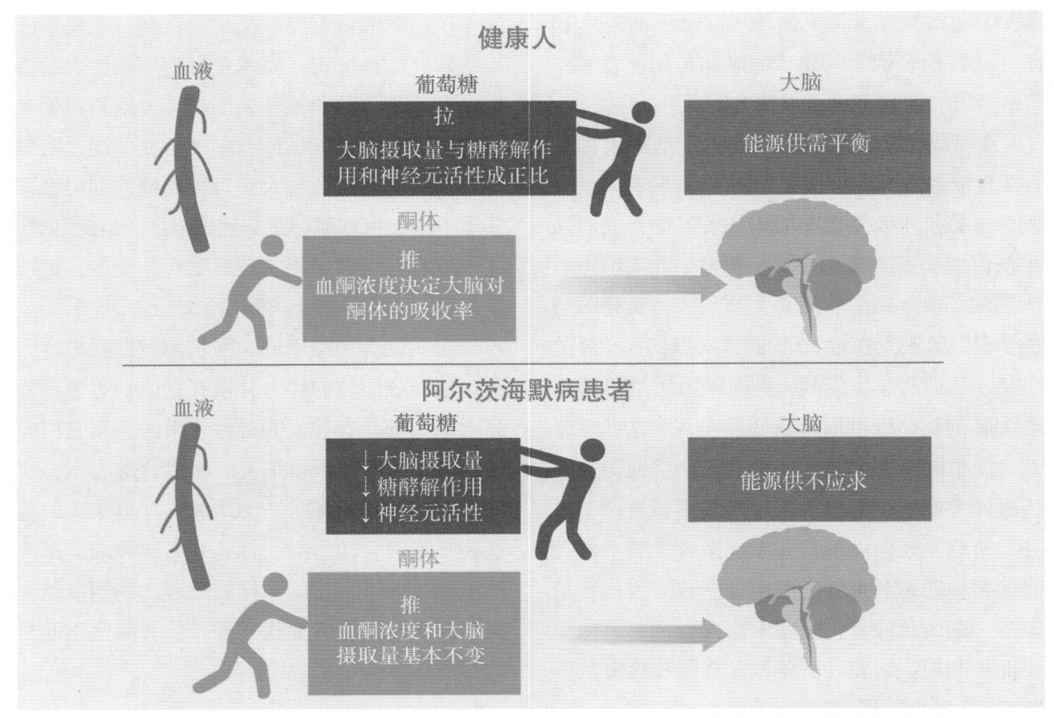

图 5.23 健康人和阿尔茨海默病患者在吸收和利用葡萄糖的能力方面的不同

阿尔茨海默病患者大脑不能有效吸收和利用葡萄糖

产生炎症。当线粒体产生能量的功能受损时，就会引发炎症，导致淀粉样斑块形成，并最终导致认知功能退化。我们在前面讲过，为小鼠注射鱼藤酮（一种抑制线粒体产生能量的物质）会诱发帕金森病，也会引发炎症，并会使小鼠产生类似于阿尔茨海默病的症状。目前，生酮饮食已被证明能提高三磷酸腺苷水平，促进新的线粒体产生，减少氧化应激以及减轻动物脑中的炎症，因此它可能是缓解阿尔茨海默病患者线粒体功能受损的一种有效疗法。

针对阿尔茨海默病的生酮饮食

在一项针对酮症对记忆障碍患者影响的研究中，研究人员为受试者提供了包含 40 ml 中链甘油三酯和约 200 ml 奶油的生酮餐。经测试，餐后受试者的记忆力得到了显著增强。也就是说，血酮水平与记忆力成正比（即血酮水平越高，记忆力越强）。之后，一项为期 90 天的实验让受试者每日补充中链甘油三酯，该实验结果也进一步证实了上一项研究的结论。不过，在这两项研究中，具有与迟发性阿尔茨海默病相关基因的受试者的病情并没有像那些没有这种基因的受试者一样得到缓解，也就是说，似乎越早发现阿尔茨海默病并开始执行生酮饮食法，病情得到缓解的可能性就越大。该基因（即 *e4* 等位基因）会影响大脑中淀粉样斑块的堆积程度。淀粉样斑块破坏了大脑对葡萄糖的使用能力，中链甘油三酯不能将血酮水平提高到足以克服这种缺陷的水平。

最近，科学家发现，具有轻度认知障碍（特别是记忆力下降）的个体仅连续 6 周执行生酮饮食法，记忆力就有了相当大的改善。这些变化与尿酮水平直接相关。开展该项研究的专家推测，生酮饮食不仅可以使大脑能量充足，还可以抑制神经炎症（大脑炎症）。

另外，研究人员在对患阿尔茨海默病的小鼠进行观察后，发现其大脑中淀粉样斑块的形成情况与人类相似。还有一项研究发现，被饲喂生酮餐的小鼠的死亡神经元数量比被饲喂高糖餐的小鼠要少一些。虽然该研究还处于起步阶段，但生酮饮食及酮补剂让我们看到了攻克大脑能量缺乏这一问题的希望。

针对阿尔茨海默病的酮补剂

为了研究酮补剂是否有助于治疗阿尔茨海默病，研究人员观察了动物脑细胞。他们发现，为动物补充 D-β 羟丁酸钠盐可提高其神经元的存活率，并可防止淀粉样斑块的形成。由此可知，使用酮补剂治疗阿尔茨海默病是有理可依的。

进一步的研究表明，被饲喂酮酯的小鼠的焦虑程度较低，且在学习和记忆测试方面表现更好。此外，它们的牛磺酸水平也有所降低，前面讲过，神经原纤维缠结由该蛋白构成。在标准的动物饮食中添加 β 羟丁酸可以使患阿尔茨海默病的小鼠大脑能量不足的问题得到缓解。同样，研究人员认为，在阿尔茨海默病患者的饮食中添加 β 羟丁酸可以使其大脑能量代谢受损的情况得到缓解。

在分析酮体对阿尔茨海默病患者影响的第一项研究中，研究人员让具有轻度认知障碍或可能患阿尔茨海默病的受试者服用了 40 g 特制的中链甘油三酯混合物，使其血清 β 羟丁酸浓度升高到 0.5~0.8 mmol/L 之间。结果显示，即使血酮水平只是略有升高，该受试者的记忆测试和其他认知测试的分数也有了显著提高（图 5.24）。然而，我们在前面讲过，服用过多的中链甘油三酯会引起肠胃不适，所以我们还需要将这一影响考虑在内。此外，酮盐和酮酯可使血清 β 羟丁酸浓度提高至 1.0~6.0 mmol/L，因此其作用可能会显著增强。

最近，我们的朋友兼同事玛丽·纽波特博士发表了一篇论文，她在文章中谈到了让患阿尔茨海默病的丈夫史蒂夫使用酮酯来进行治疗。史蒂夫处于阿尔茨海默病晚期，有痴呆、严重的记忆丧失、注意力不集中、经常出现空间和人物错位、无法进行拼写和阅读等症状。

在开始使用酮补剂的前两天，史蒂夫每天

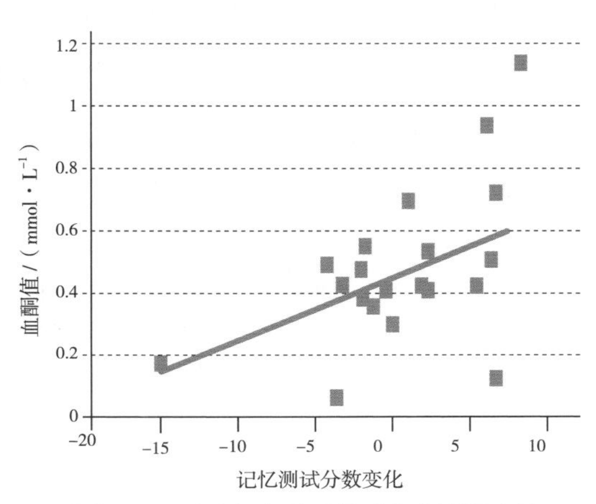

图 5.24 患有记忆障碍的成年人服用中链甘油三酯后的记忆测试分数变化

生酮小知识

早期介入是关键

患者显现出认知障碍并被确诊为阿尔茨海默病时，其大脑其实已经出现了大范围萎缩。因此，有该病家族病史以及出现了阿尔茨海默病早期症状的人应尽早考虑使用生酮饮食疗法。生酮饮食可以防止大脑出现能量不足的情况（由对葡萄糖的摄取受阻所致），而大脑对葡萄糖的摄取受阻也可能是阿尔茨海默病的根源。请多注意自己和家人、朋友的认知健康，要知道，你是不应该总是忘记车钥匙丢在哪里了的。

服用 3 次 D–β 羟丁酸酮酯，共 21.5 g，这使他的血酮值最终为 3~7 mmol/L。纽波特博士注意到，使用酮补剂后，史蒂夫的情绪有了显著改善，背诵和书写能力也有了很大提高，而他在之前的几个月中一直无法做到这些。当每天摄入酮酯的剂量增加到 28.7 g 后，他的日常行动能力有了明显提高，可以完成如洗澡、刮胡子、刷牙、在家里四处走动、用菜单点菜、把餐具从洗碗机里拿出来等任务。在使用酮补剂之前的几个月里，他根本无法完成这些任务。

很重要的一个方面是，经过治疗，患者感到自己更有精力、更快乐、更容易完成各种任务了。由此可见，治疗不仅缓解了他的症状，更提高了他的生活质量。使用酮补剂几周后，史蒂夫的记忆开始恢复，他在整理庭院等复杂工作方面也表现出了进步。

史蒂夫在 20 个月的治疗期内对酮酯的耐受性良好。在这段时间内，纽波特博士指出："使用酮补剂后，史蒂夫的 β 羟丁酸水平较高，这使得他的各种生活能力（如对话交流能力）也得到了显著提高。"这表明，较高的血酮水平会使症状得到缓解。如图 5.25 所示，纽波特博士对比了史蒂夫在不同时间分别摄入 25 g、35 g 和 50 g 的酮补剂后的身体情况。摄入 25 g 补剂后，史蒂夫的血酮值为 3~5 mmol/L；而摄入 50 g 补剂后，其血酮值则达到了 7 mmol/L 以上。

在最近的另一项研究中，研究人员发现了人体内的一种神经保护机制，在该机制下，β 羟丁酸和乙酰乙酸可以阻止淀粉样蛋白进入神经元，从而提高线粒体产生能量的能力，提高突触的可塑性（增强神经元间信号的传导能力），提高学习能力和记忆力。另外，在对阿尔茨海默病小鼠进行观察后发现，这种神经保护机制还能够减少氧化应激反应。酮体就像是一个保镖，能够阻止坏的蛋白质进入大脑神经元，从而保护大脑免受该蛋白质的不良影响。以上研究都是使用酮补剂治疗阿尔茨海默病的

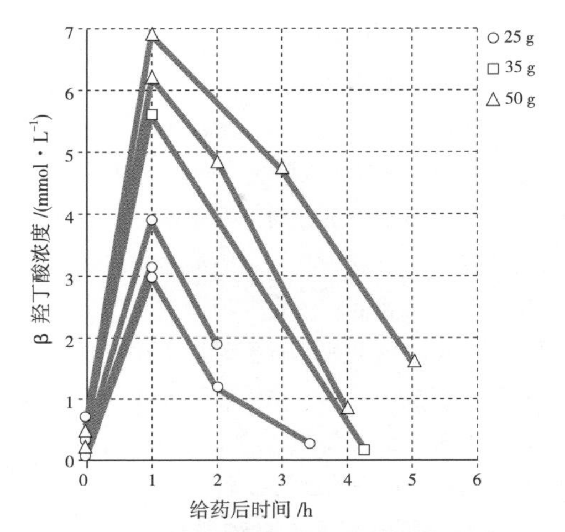

图 5.25 酮补剂使血酮水平升高的程度与酮补剂摄入量的关系

D–β 羟丁酸酮酯可以使血酮水平升高的程度与其摄入量成正比。值得注意的是，经过 20 个月的治疗，患者的总胆固醇值从 13.6 mmol/L 降至 9 mmol/L，低密度脂蛋白值从 8 mmol/L 降至 4.5 mmol/L，高密度脂蛋白值从 4.7 mmol/L 降至 3.8 mmol/L

典型案例。我们还收到了许多使用酮补剂治疗阿尔茨海默病的报告，其结果均与纽波特博士的案例类似。酮补剂对治疗阿尔茨海默病的作用是毋庸置疑的，未来它将对该病的治疗产生更为广泛的影响。

总而言之，阿尔茨海默病会导致大脑萎缩、淀粉样斑块堆积以及神经原纤维缠结。由于医生无法通过去除斑块来治愈患者，因此他们相信斑块是阿尔茨海默病的表征而非根本原因。过去 30 年的研究显示，肌肉及大脑的胰岛素抵抗与阿尔茨海默病之间有着密切的联系。大脑胰岛素抵抗以及葡萄糖利用受损会导致大脑能量不足，大脑能量不足又会导致淀粉样蛋白处理不完全，进而导致斑块、神经原纤维缠结的形成以及炎症和氧化应激反应的出现，最终的结果就是出现脑萎缩和痴呆。执行生酮饮食法或使用酮补剂能够为大脑提供一种即使在上述情况下也能被利用的替代能源，从而解决大脑

能量不足的问题。

创伤性脑损伤

迈克·韦伯斯特被认为是有史以来美国职业橄榄球大联盟中最伟大的中锋。在匹兹堡钢人队赢得超级杯冠军的比赛中，他全力保护着四分卫特里·布莱德肖。他曾9次获得职业投球手称号，7次获得全职业投球手称号，并且入选为美国职业橄榄球大联盟75周年纪念的明星球员。然而在2002年，悲剧发生了：这位50岁的匹兹堡传奇人物被发现死于心脏病发作。电影《震荡效应》描述了这一事件。法医病理学家班纳特·奥马鲁对韦伯斯特进行了尸检。奥马鲁博士对韦伯斯特的离世感到困惑不已，于是解剖了韦伯斯特的大脑，发现其大脑存在严重损伤，而且与阿尔茨海默病患者的损伤情况相似。例如，韦伯斯特的大脑中有淀粉样斑块堆积和神经原纤维缠结。奥马鲁医生诊断出韦伯斯特和他的前队友特里·龙都患慢性创伤性脑病。4年后，美国职业橄榄球大联盟球员安德烈·沃特斯也受到了重创，他在死后被认定为第三例患慢性创伤性脑病的美国职业橄榄球大联盟球员。

这三名球员都死于慢性创伤性脑病，而他们都曾被称为“铁人”。这些运动员都是“铁人”，从来没有退出过比赛，哪怕有脑震荡等无数伤病，都坚持比赛。读到这里你可能会问，

生酮小知识

青年头球

最近，科学家研究了在青少年运动员身上多发的重复性头部撞击和认知功能的关系。据调查，仅足球一项运动中，全世界就有2200多万名儿童和青少年经历过重复性头部撞击。足球运动员平均每场比赛会有6~12个头球，在练习中头球就更多了。因此，在球员的职业生涯中，会有数千个头球。有研究观察了一组15岁男子足球运动员在整个赛季中认知功能的变化情况。研究人员发现，随着时间的推移，年轻运动员接触特定的重复性头部撞击（远距离头球）与他们日后的认知功能难以改善有关。此外，在该项研究的整个过程中，用头部击球次数多的孩子日后在学习上的进展最慢。这表明，即使是进行非接触性运动的孩子，在一个赛季结束后也会出现认知障碍。

生酮小知识

橄榄球、创伤性脑损伤和生酮饮食

想象一下橄榄球比赛中一般会发生的事情。比如说球员A——一个跑卫，在比赛中传球25次。像大多数跑卫一样，他经常被高大的内锋和线卫撞击。尽管头部屡遭重击，这个跑卫还是会参加一场场的比赛。再看看他的队友，球员B——一个接球手，他沿着斜线跑过中场，被对方的中场后卫击倒。他一动不动地躺在地上，被人抬下了场。信不信由你，这两位运动员都有患慢性创伤性脑病的风险，并且可能都有不同程度的创伤性脑损伤。然而，通常情况下，他们会喝一瓶满是糖的运动饮料来补充体能（他们认为这样能使身体受到的伤害得到缓解），然后再回到球场上。

我们可以将身体比作汽车，假如你的汽车的两个轮胎都爆了，一个陌生人看到后，给你的车加了几升汽油就走了。虽然他的举动很友好，但汽油却帮不了你的汽车，它真正需要的是新轮胎。同样，如果我们的大脑因受损而不能有效地利用燃料，那么这燃料还有什么用呢？具有创伤性脑损伤患病风险的运动员在依靠糖来为他们的大脑和身体供能时，就会出现这种情况。当人的大脑利用葡萄糖的功能受损时，无论我们摄入多少糖，都不能为其提供足够的能量。

像橄榄球这样的接触性运动会导致严重的认知障碍吗？答案是“会”——导致该病的根本原因可能是反复的脑震荡。

“头部遭钝器击打会导致脑损伤是公认的医学定论。”

——班纳特·奥马鲁博士

脑震荡的患病率不仅在职业运动员中呈上升趋势，在普通青年人中也呈上升趋势。另外，根据美国疾病控制与预防中心提供的数据，在过去的 10 年间，所有年龄段人群的脑震荡患病数量都翻了一番。美国儿科学会的报告显示，在过去的 10 年里，8~19 岁儿童脑震荡的急诊就诊量也翻了一番。让我们再看看其他一些骇人的统计数字。

· 每年有 $^1/_5$ 的高中运动员在常规赛期间遭受脑震荡。

· 90% 的脑震荡确诊病例没有出现意识丧失，这一症状通常在初期未能被发现。

· 累积的运动性脑震荡会使永久性神经功能障碍的患病风险提高 39%。

· 47% 的运动性脑震荡发生在高中橄榄球中，其次是摔跤、冰球和女足。

谈到导致创伤性脑损伤的运动时，我们常常会联想到橄榄球。女性在运动中发生脑震荡的概率即使不高于男性，那两者也是差不多的水平。另外，这一问题也并不是运动员独有的。根据美国疾病控制与预防中心提供的数据，约 530万美国人伴发与创伤性脑损伤相关的伤残，其中，最主要的 3 个原因是车祸、枪械爆炸和跌倒。

脑震荡被定义为由钝器或机械力导致的短期脑功能障碍，被认为是轻度创伤性脑损伤。轻度创伤性脑损伤的症状包括精神错乱、迷失方向、头晕和头痛。

与其他认知功能障碍一样，创伤性脑损伤的根本原因可能是大脑细胞能量不足。原因是头部受到击打（或患脑震荡）后，大脑的能量需求会迅速增长。同时，创伤性脑损伤还会破坏大脑利用葡萄糖的功能。想一想，在这种情况下，大脑需要比平时更多的能量，但是其利用葡萄糖作能源的功能却遭到了破坏，这就会导致大脑出现能量危机，进而形成二次损伤。

“请把我的大脑也捐给美国职业橄榄球大联盟的大脑研究人员。”

——大卫·杜尔森，前芝加哥熊队队员

“尽管我对这一病例一无所知，但看过其磁共振成像结果后，我会问：‘这个患者是拳击手吗？’”

——罗纳德·汉密尔顿博士，前匹兹堡钢人队队医

以下是在细胞层面上发生的情况：在创伤性撞击中，大脑中的神经元被拉伸，引发神经递质的强力释放。这些神经递质刺激了神经元细胞内钾离子的释放，破坏了静息电位下神经元细胞外钠离子和神经元细胞内钾离子的正常比例，从而损害了神经元与其他神经元通信的能力（图 5.26）。为了重新建立钠离子和钾离子的细胞内外平衡，一种被称为钠钾泵的离子转运蛋白开始卖力工作，将钾重新转运至神经元细胞内。然而，这需要消耗大量的能量，这些能量通常来自葡萄糖。然而，在创伤性脑损伤后，流向大脑的血液减少。也就是说，当葡萄糖的需求增大时，将葡萄糖运输到大脑的功能却已经受损了。更糟糕的是，神经递质会导致大量钙离子被释放到神经元细胞中。钙离子随后在线粒体中积聚，能够进一步损害线粒体产生能量的功能。出现创伤性脑损伤的 24 小时后，大脑对葡萄糖的代谢水平会下降，并且

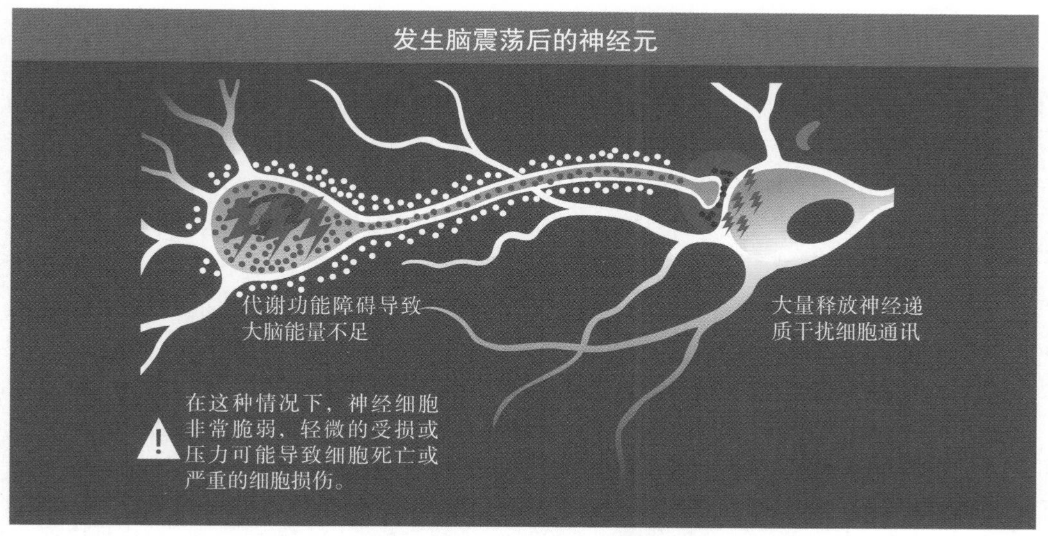

图 5.26　头部受到撞击后，神经元面临着能量不足的危机

在此后大约 14 天到数月的时间内持续保持低水平，持续时间的长短取决于创伤性脑损伤的严重程度。葡萄糖代谢水平降低与认知功能障碍密切相关，即大脑无法充分摄取葡萄糖的时间越长，认知功能就越差。

慢性反复的创伤性脑损伤和伴随而来的脑部能量亏缺被认为是慢性创伤性脑病的致病原因。慢性创伤性脑病是一种神经退行性疾病，与阿尔茨海默病有共同的特征。还记得我们讨论过的前美国职业橄榄球大联盟运动员退役后出现的症状吗？这些人都已经发展成了慢性创伤性脑病。

一般而言，从事能够引起头部外伤运动（如足球、曲棍球和拳击）的运动员在退役 8 年后会出现标志着慢性创伤性脑病发作的征兆。出现疾病征兆的平均年龄为 42 岁，具体表现为有自杀倾向、记忆丧失、做决策的能力受损、情绪低落以及帕金森病症状（如运动、言语和眼部异常）。与阿尔茨海默病患者一样，慢性创伤性脑病患者大脑中也有大量的神经原纤维缠结以及淀粉样斑块。不同的是，慢性创伤性脑病患者的这些缠结和斑块均位于大脑的特定区域（额叶和颞叶皮质），可能这些区域是受外部创伤影响最大的部位。

> “我认为每个人都需要知道朱尼尔患上了慢性创伤性脑病。我们需要采取措施来帮助这些球员。”
>
> ——吉娜·肖奥，
> 前美国职业橄榄球大联盟后卫
> 朱尼尔·肖奥前妻

目前，我们发现了酮症可以预防慢性创伤性脑病或帮助人从创伤性脑损伤中恢复过来的 5 种机制。

（1）因为创伤性脑损伤会导致大脑无法充分摄取葡萄糖，所以提供一种替代能源——酮体应该是对健康有益的。此外，酮体作为能源，其供能效率比葡萄糖高 25% 以上，因为每个酮体分子可以产生更多的三磷酸腺苷。研究表明，在创伤性脑损伤发生之后，负责将酮体转移到细胞中的转运蛋白数量增加了 85% 以上。在这种情况下，大脑摄取的酮体量会大大提高，这可能是因为大脑对酮体的需求量增加了。此外，大脑受到损伤后，人体内参与 β 羟丁酸代谢的酶会增加。所有这些都表明，在创伤性脑损伤发生之后，身体会因大脑无法利用葡萄糖而提高对酮体的利用能力。

（2）酮体能够帮助人体减少自由基的产生，首先是通过改善线粒体功能，然后是通过增加抗氧化酶的数量来抵抗氧化应激反应。而氧化应激反应的减少使得神经元免受进一步的损伤。

（3）酮体能够改善线粒体功能并增加线粒体的数量，这是促进能量产生的另一种方式。

（4）酮体能够减轻炎症。慢性炎症会伤害健康的身体组织，因此，减轻创伤性脑损伤患者的炎症有助于使其神经元保持健康。

（5）生酮饮食可减少细胞凋亡或细胞死亡，而这正是创伤性脑损伤伤害人体的主要途径。研究表明，在创伤性脑损伤发生前后被饲喂生酮餐的动物的大脑肿胀情况减轻，并且细胞凋亡数量减少。

针对创伤性脑损伤的生酮饮食

生酮饮食在创伤性脑损伤患者中的应用前景相当广阔。在对幼年和成年小鼠进行的实验性研究中，遭到创伤性脑损伤后被立即饲喂生酮餐的小鼠与对照组相比，认知和运动功能均有所改善。此外，其脑组织在受伤 24 小时后也显示出了产能功能的改善。

发生创伤性脑损伤后被立即饲喂生酮餐的幼年小鼠的大脑损伤程度较低，细胞死亡的数量也较少（图 5.27）。与成年小鼠相比，幼年小鼠食用生酮餐的效果更显著，其原因在于它们体内的酮转运蛋白比成年小鼠体内的多 80% 以上。一般来说，幼年动物（和人类）比成年动物（和人类）更容易适应脂肪代谢。对成年动物来说，它们可能需要在执行生酮饮食法的基础上结合运动和使用酮补剂来将血酮水平提高到足以克服大脑能量不足的程度，并增强酮体的转运，从

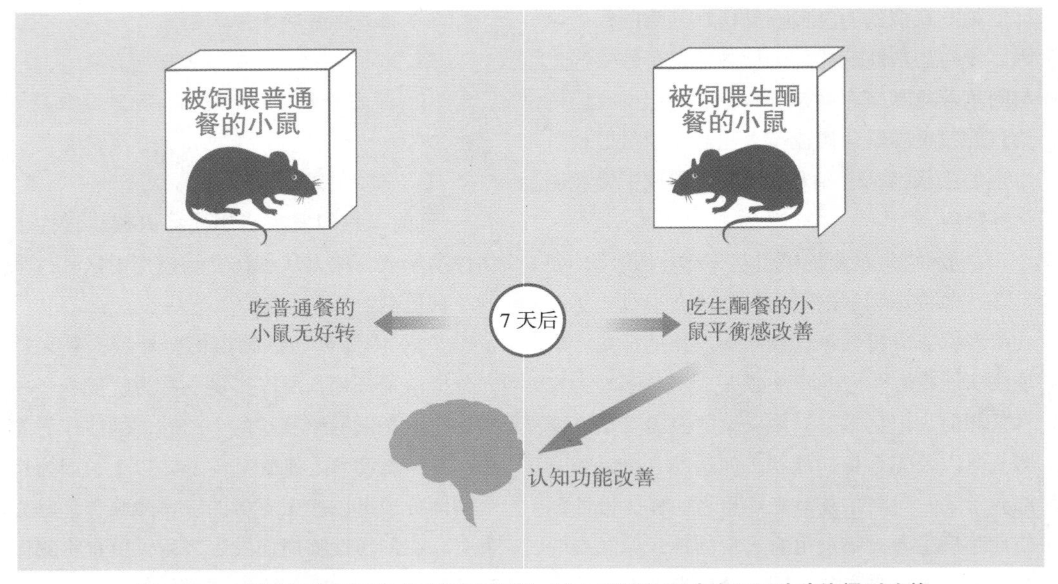

图 5.27　小鼠在受伤后开始被饲喂生酮餐，不久后其认知功能和运动功能得到改善

而使大脑更加有效地吸收酮体并将其用作燃料。

要想让酮症对创伤性脑损伤患者起到有效的保护作用，成年动物在遭受创伤性脑损伤前可能需要更长时间来让自己度过生酮适应期。由于我们无法预测何时会发生创伤性脑损伤，因此，对从事接触性运动的运动员来说，长期执行生酮饮食法加断食可以起到预防作用。生酮适应期的过程可以使人的酮体转运能力增强。与运动量不大的人相比，成年运动员体内酮体转运蛋白的数量可能更多，因为运动本身就可以增强大脑中酮体转运蛋白的表达，特别是在海马体和皮质区域。尽管这一观点是推测出来的，但我们认为成年运动员快速有效地摄取和利用酮体的能力可能与青少年相似。

酮补剂和创伤性脑损伤

一项对酮体和创伤性脑损伤关系的研究表明，为患创伤性脑损伤的成年小鼠注入β羟丁酸可使其三磷酸腺苷水平提高。最近一项研究发现，β羟丁酸能够减少活性氧的生成，而这些活性氧分子会对身体组织和DNA造成伤害。β羟丁酸还可以防止细胞受损和死亡。

一些关于酮补剂的研究探索了谷氨酸的神经毒性，谷氨酸是一种氧化应激标志物，高浓度的谷氨酸对神经元可能有害，并且与大脑创伤密切相关。而酮体可以对抗这种神经毒性，使神经元受到的损伤减轻。创伤性脑损伤还可能导致由代谢减少引发的氧利用率降低，而β羟丁酸已被证明可以通过改善脑能量代谢来减轻脑肿胀、大脑死亡组织面积增大和神经系统功能出现缺陷等问题。

我们期待着有一天，医生能够鼓励从事各种接触性运动的运动员在赛前、比赛期间和赛后摄入酮补剂，以便为大脑提供所需的能量。在接下来的几年里，我们很可能会将摄入酮补剂作为脑震荡治疗方案的一部分。当然，目前对这方面的研究还有很多。

> “一个打了一赛季橄榄球的孩子，
> 没有任何记录显示他有脑震荡。但是
> 几个月后，有证据显示他的大脑受损。”
>
> ——班纳特·奥马鲁博士

总而言之，遭受创伤性脑损伤后的几天甚至几个月内，大脑会出现能量不足和葡萄糖代谢受损的问题。研究表明，摄入酮体能够解决大脑能量不足的问题。一般来说，青少年往往比成年人更能有效利用酮体，不过成年运动员可能并非如此，因为他们体内的单羧酸转运蛋白数量比较多。因此，青少年和成年人在患（或可能患）创伤性脑损伤之前和之后执行生酮饮食法并使用酮补剂可能能够缓解病情，不过这仍需更多研究。

本节小结

本部分讨论了神经退行性疾病——帕金森病、癫痫、阿尔茨海默病和创伤性脑损伤。这些疾病的共同点是线粒体功能受损和大脑对葡萄糖的利用能力下降。其结果是大脑能量不足，从而导致神经元死亡、炎症产生和认知功能下降。执行生酮饮食法和摄入酮补剂能够为大脑提供一种比葡萄糖更有效的替代能源，从而解决大脑能量不足的问题。因此，我们鼓励患者、患者家属以及相关医疗工作者来共同研究该疗法的益处。

第 4 节：癌症

对当今人类来说，癌症是最致命的慢性疾病之一，它是影响美国人健康的第二大杀手，如果按照目前的增长速度，它很快就会超过心脏病成为美国人的主要死因。如今，每年有 150 多万新的癌症病例被确诊。根据美国国家癌症研究所的数据，每 2 名男性就有 1 名、每 3 名女性就有 1 名会在一生中的某个时候患上癌症。据估计，$^1/_4$ 的男性和 $^1/_5$ 的女性（每年近 60 万人）将死于癌症或与癌症相关的疾病。

在《众疾之皇》（*The Emperor of All Maladies*）一书中，悉达多·穆克吉将癌症比喻为一个比断头台更贪得无厌的怪物，它抗拒、躲避和适应每一种治疗方法的能力使它具有强大的能力来不断发展和转移。尽管我们在治疗和预防癌症方面花费了大量的时间、精力和财力（平均每年接近 50 亿美元），也取得了一些进展，但我们还是绕了一些弯路。

癌症的治疗方法有很多，从手术到放疗和化疗，再到各种整体治疗方法。然而，一个经常被忽视的方法就是营养干预。当然，它不像药物治疗那样吸引人，成效也没有药物治疗明显，但是每个人不管经济状况如何，都可以使用它——我们都得吃饭。特别奇怪的是，我们常把饮食与癌症的发展联系在一起（我们经常在网站上看到各种致癌食物），但我们却不敢提出这样的观点：要是我们能够通过饮食手段辅助治疗癌症呢？对某些类型的癌症来说，目前的治疗方法是相当成功的，但是这并不适用于所有病例。何况，有一些疗法是以伤害健康细胞为代价的，如化疗。因此，我们必须继续研究治疗癌症的替代疗法。

为了更好地了解替代疗法可能带来的益处，我们必须首先了解癌症的历史以及它的特征。

诊断后预期寿命

如果目前癌症诊断后的预期寿命是 10 年，而若是加上我们在癌症检测方面取得了进展，使我们能够再早 5 年检测出癌症，那么诊断后的预期寿命将变成 15 年——在不采取任何治疗手段的情况下。这似乎意味着目前的治疗和护理手段使癌症患者的生命延长了 5 年。但这种说法可能是误导。

癌症简史

癌症并不是新鲜事物。历史学家在古埃及人类骨骼化石和木乃伊中均发现了肿瘤的痕迹。然而，“癌症”这个词直到公元前 400 年才被创造出来，当时，古希腊著名医生希波克拉底把肿瘤称作 karkinos（希腊语，“螃蟹”的意思），因为它的形状让他想起了螃蟹。从那以后，人类对癌症及其各种治疗方法的探索就开始了。在希波克拉底时代，治疗癌症唯一有效的方法就是切除肿瘤。可以想象，在当时的医疗条件下进行外科手术，患者感染的风险很高，但医生却没有能力治疗这些感染。

几个世纪后，著名的希腊医生盖伦发现肿瘤中含有黑胆汁（四种体液之一），并发现即使在肿瘤被切除后，黑胆汁仍存在于体内。盖伦的发现改变了癌症的治疗方式，自此，医学界将癌症治疗研究的重点转向了清除人体内的黑胆汁。直到 1533 年，刚开始学习解剖学的安德烈亚斯・维萨利乌斯为了重新绘制医学教科书中的插图而进行了尸体解剖，却并未找到盖伦所说的黑胆汁。1761 年，苏格兰医生马修・贝利在进行常规尸检后，也未能找到黑胆汁。在黑胆汁理论被推翻后，贝利参与研究和制订了各种肿瘤切除手术方案。这些方案被苏格兰外科医生约翰・亨特证实有效，他提出，如果癌细胞未能入侵附近的组织（后来被称为转移），那么手术切除肿瘤是最好的选择。

19 世纪，英国外科手术先驱约瑟夫・李斯特开创了防止术后感染的抗菌方法。他在 1869 年为妹妹做了乳房肿瘤切除术。幸运的是，他的妹妹在手术中没有发生感染并幸存了下来，这一案例引发了 19 世纪 70 年代肿瘤切除手术的爆炸性流行。1895 年，X 线的发现开创了一个全新的肿瘤治疗研究领域。研究人员在了解了 X 线技术后，提出可以用它来杀死癌细胞。1896 年，医学生埃米尔・格鲁比通过使用 X 线使一名患者的肿瘤缩小了。随着与 X 线相关的研究越来越流行，居里夫妇发现了镭这种放射性金属也具有相似的能力，而且与 X 线相比，镭能够渗透到组织更深的地方。

当时，人们并不清楚镭对人体有害。直到居里夫人由于长期接受镭的辐射而患上了恶性贫血（红细胞水平低），人们才发现镭会损害人体健康。科学家发现，镭会直接影响 DNA，导致快速分裂的细胞死亡，而快速分裂正是癌细胞的标志。科学家们由此认为，放射性元素同样也可以防止癌细胞转移或增殖。不过，当人们发现放射性元素不仅可以杀死生长中的癌细胞，还可能伤害健康的细胞后，便逐渐放弃了使用它和 X 线治疗癌症的想法。此后，医生们将放射治疗当作了一种“后续治疗”的选项——在手术后使用放射治疗以防止癌症复发或扩散。你可以把放射治疗比作除草剂，除草后，我们一般会再喷洒一些除草剂以确保没有杂草残留。尽管它会影响甚至杀死一些健康的草，但我们仍会冒此风险来防止杂草生长。

与此同时，德国医生保罗・埃利希在使用合成化学药物治疗各种细菌性疾病方面取得了巨大成功。他提出，如果我们能够弄清癌细胞和健康细胞之间的区别，那么就可以使用化学物质来对抗癌症（即化疗）了。

化疗的发明来源于战争。1917 年第一次世界大战期间，驻扎在比利时的英国部队遭到含有芥子气的炮弹的轰炸，这使得士兵出现了短期和长期的并发症。两年后，这些士兵的骨髓细胞完全衰竭了。在第二次世界大战期间，一支美国舰队遭到攻击并起火，其中一艘战舰在沉没时泄漏出了芥子气，这很快造成了多人死亡。尸检发现，这些人出现了骨髓衰竭。耶鲁大学的两位研究人员由此提出，如果芥子气可以杀死健康的白细胞（在骨髓中产生），那么它也可以杀死癌变的白细胞。

是的，没错，这就是化疗的开始。使用芥子气是医学界提出的最早的化疗方案之一。在 20 世纪 40 年代，共有 3 种癌症治疗方法：根治性手术、放疗和化疗（表 5.2）。在随后的几年里，关于哪种方法是最好的争论以及一些政治因素使癌症治疗陷入了泥淖，不少人都坚持自己的立场而否定其他人的观点以凌驾于他人之上。包括美国总统在内的许多公众人物都向这一疾病宣战，并资助不同种类的研究来推动癌症治疗的发展。

与此同时，人们对癌症的认识也取得了许多进展，如基因突变的作用等。基因突变可能是由化学物质、辐射或遗传引起的，该发现开创了一个全新的研究领域。20 世纪 70 年代，人们发现了能够影响癌症的基因（癌基因）和抑制癌症的基因（抑癌基因）。于是，医学界开始重点从遗传的角度研究癌症，并投入大量

表 5.2　20 世纪 40 年代的癌症疗法列表

20 世纪 40 年代的癌症疗法	
手术切除	从身体里切除肿瘤（一般还会切除一些邻近组织）
放疗	使用 X 射线、伽马射线以及其他带电粒子来使肿瘤缩小，杀死癌细胞
化疗	使用化学物质杀死癌细胞

资金研究癌细胞的基因组。

虽说在过去的一个世纪里我们在癌症治疗方面取得了重大进展，但我们的研究道路是正确的吗？科学家甚至把自己的生命献给了这种棘手的疾病。化疗是当今医学界最常见的癌症治疗方法之一，本质上这是一种将“毒药”引入人体以杀死癌细胞的方法。可问题是，健康的细胞也会受到影响。出于这个原因，一些替代疗法被研发出来，例如用人体免疫系统对抗癌症的免疫疗法和在杀死癌细胞的同时又能不伤害健康细胞的靶向疗法。虽然部分替代疗法已获成功，但其治疗效果取决于癌症的类型，它们并不像放疗、化疗和手术切除那样具有普适性。不过，癌细胞的扩散和隐藏能力能使它在这些具普适性的治疗方法下存活下来。也就是说，研究人员还有很多工作要做。但是，我们要从哪里开始做起呢？

什么是癌症？

癌症是一种异常细胞在身体的任何部位都能不受控制地分裂繁殖的疾病。人体由数万亿个细胞组成，而癌症的发展可以从任何一个细胞开始。想想都吓人，对吧？一般来说，当一个细胞发生基因突变或出现异常时，人体的免疫系统就会在细胞出现更多损伤之前将其破坏。基于这个原理，我们可以假设在某些时刻我们每个人体内都有癌细胞，但是我们的免疫

癌症术语

与癌症相关的术语有很多，常见的有几个：恶性肿瘤，良性肿瘤，癌和肉瘤。恶性肿瘤会向身体的不同部位扩散，而良性肿瘤不会。良性肿瘤被切除后，复发的可能性比恶性肿瘤要小。癌症一词通常指恶性肿瘤。

癌症可分为癌和肉瘤。癌是上皮组织的恶性肿瘤。在人体内发现的大多数癌症如乳腺癌和肺癌，都是这一类。肉瘤是发生于肌肉或结缔组织中的恶性肿瘤，这类癌症少见，却很致命。不过，不管是哪种类型的癌症，其发展都是由异常细胞持续不受控制地生长所导致的。

系统能够识别并摧毁它们。

癌症的严重性不言而喻，但这场抗癌战斗就像玩电子游戏一样，我们必须保卫“城堡”，防止敌人进来摧毁它。同样，你身体的免疫系统也在持续地保卫你的“城堡”（器官和组织），但是每隔一段时间就会有一个异常细胞对来自免疫系统的“常规弹药”产生免疫。如果这个细胞能够避开免疫系统的追杀，进入城墙内，它就会开始生长和分裂，最终蔓延至整个城堡，对城堡造成严重破坏。

大多数癌细胞都会出现突变，变得具有普通细胞没有的特殊能力和生化特征。

癌症的特征（图 5.28）

细胞生长信号的持续。正常细胞和肿瘤细胞中都有癌基因和抑癌基因，在正常细胞中，这些基因功能正常；肿瘤细胞中的基因发生突变，癌基因会持续活跃而抑癌基因则失活。也就是说，当这些基因无法进行适当调控时，肿瘤就会形成和发展（即正常细胞内的抑癌基因发出“停止”信号时，癌细胞还在继续生长）。

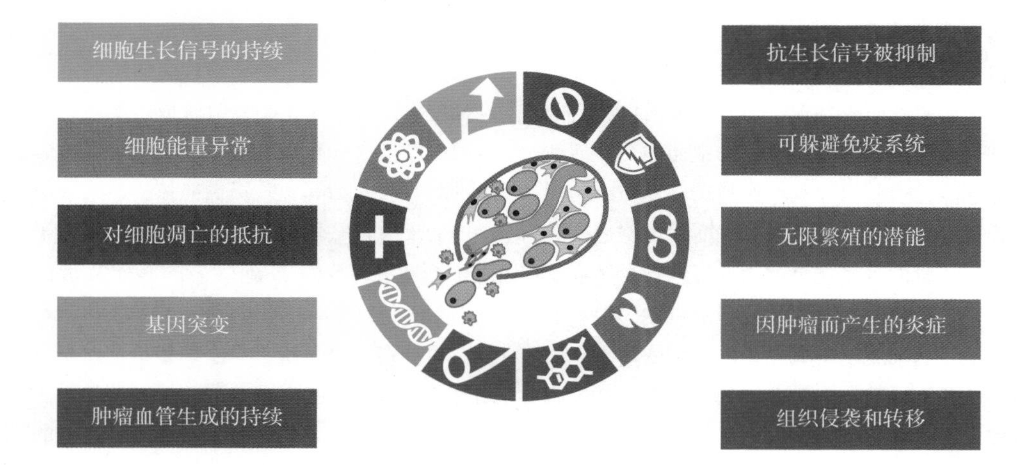

图 5.28　癌症的特征

抗生长信号被抑制。正常细胞有所谓的抗生长信号，其有助于调节细胞生长。然而，癌细胞由于基因突变，抗生长信号的表达会被抑制，这会导致其快速分裂和增殖。

对细胞凋亡的抵抗。细胞凋亡或细胞程序性死亡本质上是健康细胞的自毁机制。每一个细胞都在不断地监测自身情况，当细胞发现自己不再被身体需要或发生了对身体有害的改变时，细胞凋亡就会发生，以阻止自身生长、分裂和产生其他异常细胞。想一想僵尸电影，总有一个人在感染僵尸病毒后会为了避免伤害或感染他人而自杀。同样，在细胞凋亡过程中，细胞会以牺牲自己的方式来避免细胞的异常生长和分裂。而癌细胞有多种机制可以避免凋亡，这样异常细胞就能够继续繁衍和生长。

无限繁殖的潜能。正常细胞具有限制其分裂次数的内部程序，而癌细胞有能力无视这种限制，它们可以无限繁殖。

肿瘤血管生成的持续。血管生成是新血管形成的过程。血管是人体组织的供料管，为细胞提供维持正常功能、生存和生长所需的氧气和营养。在健康组织中，血管生成是受到严格调控的，但在肿瘤中癌细胞能够诱导和促进血管生成，以使肿瘤获得足够的营养来继续生长和扩散。

组织侵袭和转移。在转移过程中，会有癌细胞从最初出现的部位脱离，穿过循环系统或淋巴系统，在身体其他部位形成新的肿瘤。转移是癌症最致命的特征之一，因为随着癌细胞在全身扩散，它会影响越来越多的器官和身体系统，变得很难根除。转移导致了 90% 以上的癌症病例死亡。肿瘤是否已经转移常被用来判断癌症的严重程度，肝、骨骼和大脑是癌细胞最常转移的部位。

以下是最近研究出的癌症特性，包括癌细胞在体内形成、生长、繁殖和引发症状的方式。

基因突变。随着肿瘤的生长，癌细胞中的部分基因失去了检测 DNA 受损并促进其修复的功能。这种功能一旦丧失，基因组的突变就会发生，进而导致癌症的进一步发展。随着时间的推移，DNA 会发生突变，同时，DNA 修复的缺失等又会加剧癌症的发展。

因肿瘤而产生的炎症。炎症在癌症等许多

疾病中很常见。与癌症相关的炎症的出现最初被认为是免疫系统为了对抗异常细胞所做的努力，但后来的研究发现，炎症会激活抗凋亡因子和促血管生成因子。炎性细胞还能诱导活性氧的释放，这些活性氧就像弹珠一样在细胞周围弹跳，对细胞造成损伤，进而使细胞癌变。如果活性氧的含量能足够高（如进行高压氧治疗），就可以触发癌细胞凋亡的机制。但一般情况下，癌细胞的抗氧化蛋白会不断增加，使活性氧含量保持在一定范围内，从而使癌细胞从中受益。稍后我们将讨论用提高活性氧含量（使其超过凋亡阈值）的方式诱导癌细胞死亡的策略。

细胞能量异常。了解了癌细胞生长和分裂的机制，就很容易理解为什么能量代谢的改变有利于促进其生长了。人们发现，癌细胞处于一种有氧糖酵解的状态，这就意味着即使在氧气充足的情况下，它们也会增加葡萄糖的发酵（一般情况下，葡萄糖的发酵只会在氧气有限的情况下发生）。葡萄糖发酵的增加会激活许多癌基因，也会导致抑癌基因的突变，使它们的功能减弱。此外，葡萄糖代谢的增强会增加癌细胞内的乳酸（葡萄糖分解成丙酮酸，过量的丙酮酸又会转化成乳酸）。乳酸可以被邻近的细胞吸收，为其生长提供能量。通过一般线粒体的反应，氧化不完全的葡萄糖的碳原子被用于合成新生肿瘤细胞所需的脂质、蛋白质和 DNA。

可躲避免疫系统。免疫细胞负责监视正常细胞，并负责清除异常的或功能失调的细胞。而癌细胞似乎已经发展出了躲避这种监视的能力，能够进一步发展成肿瘤。

目前来看，所有类型的癌症都具有以上特征。然而，人们对癌症的起源仍有很多疑问，如是什么原因使得健康的细胞出现了这些突变并癌变？

我们能通过编辑 DNA 来预防癌症吗？

最近，中国和其他一些国家已经开始研究一种编辑人类 DNA 的方法（CRISPR-Cas9）来预防癌症，这种方法非常复杂，实验性极强，但可能对癌症治疗产生深远影响——它将使癌细胞的基因突变失效。一份中国的病例报告显示，一位肺癌患者正在接受这种技术的治疗，但是其效果和副作用等还不清楚。另外，基因工程在这一领域的发展还引出了一些伦理问题，如我们是否应该在婴儿出生前设计他们的 DNA 或开发出可以攻击 DNA 的无敌生物武器是否合乎道德。基因编辑可能会对我们治疗疾病的方式产生重大影响，然而，正如我们将要讨论的，癌症比其他疾病要复杂得多，它绝不仅仅是一种“基因疾病”。

细胞如何癌变？

癌细胞的一个主要特征是分裂或增殖迅速且不受抑制。当然，正常健康的细胞也会增殖，因为这对促进成人某些组织的生长和维持其功能正常是有必要的。如果说健康细胞和癌细胞都会生长，那么是什么使细胞癌变了呢？细胞正常的生长和增殖在什么时候会变得有危险呢？

体细胞突变理论

由于癌症的许多特征都与基因突变有关，许多专家认为癌症是一种基因疾病。对癌症起源最广受认同的解释是体细胞突变理论。这个理论指出，随着时间的推移，对正常细胞 DNA 造成的损伤会引发一连串的事件，导致细胞癌变。一些医生把这一理论当作是癌症发生的全部原因。不过，这一理论最近遇到了一些问题。例如，我们都知道癌症是一种高度异质性的疾病：癌症的基因突变因人而异，即使同一癌症也是如此。为了解释这些矛盾，有人提出癌症是一种代谢性疾病，而不是遗传性疾病。

代谢功能障碍理论

奥托·沃伯格博士在20世纪20年代曾讨论过癌症源于能量生产功能障碍。细胞会摄取葡萄糖，且无需氧气也可将其分解，乳酸是该过程的副产品。沃伯格博士发现，癌细胞以高于正常水平的速度代谢葡萄糖，导致乳酸的产量增加。当乳酸大量存在时，会被发酵为身体供能。健康细胞在有氧情况下不会发酵乳酸，但癌细胞却会，这一过程被称为有氧糖酵解（图5.29）。

乳酸发酵是癌细胞生长、增殖和转移的主要能量来源之一。然而，这是一种极其低效的细胞获取能量的方式。癌细胞依赖乳酸发酵这一现象引出了一个问题，为什么癌细胞会喜欢这种低效的能量产生方式呢？会不会是因为它们的线粒体无法制造能量？

线粒体受损

基于有氧糖酵解的理论，研究人员提出，线粒体受损或出现缺陷会使癌细胞无法有效地产生能量。受此启发，学者们对癌细胞代谢及线粒体功能与疾病的关系这些问题进行了许多研究。

根据沃伯格的说法——“癌症发展的第一个阶段是不可逆的呼吸损伤。”这里的呼吸是指细胞利用氧气分解葡萄糖的能力。人们认为，细胞一旦失去有效利用氧气的能力，就会像线粒体功能出现障碍一样，逐渐发展出癌症的其他特征。

这些理论在线粒体置换研究中得到了验证。研究发现，将正常细胞的线粒体与高转移细胞的线粒体融合，尽管融合细胞中仍存在癌细胞核，但线粒体功能良好。但是，如果将肿瘤细胞的线粒体取出，放入一个有正常细胞核的细胞中，这些正常细胞就会癌变。另一项研究发现，即使细胞核发生变异，只要线粒体功能正常，细胞的三磷酸腺苷合成就会增强、耗氧量就会增加。这些研究表明，在决定一个细

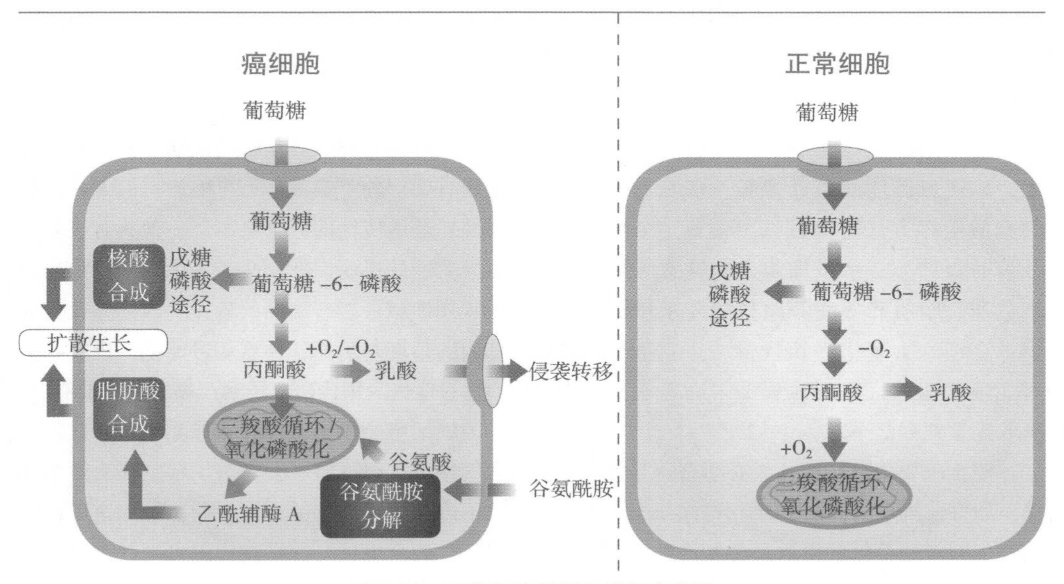

图5.29　正常细胞代谢和癌细胞代谢

胞是否癌变以及在癌基因调控方面起巨大作用的是线粒体（而不是细胞核）。

人们常常会提起鸡和蛋的争论。一些人认为是基因突变导致了线粒体的问题，而非线粒体功能异常导致了基因突变。然而，上面讨论的由托马斯·塞弗里德博士等科学家进行的线粒体和细胞核置换实验表明，体细胞突变往往不能完全解释癌症的起源，因为当正常线粒体与来自肿瘤细胞的细胞核融合在同一细胞时，正常线粒体可以改变肿瘤的形成率。虽然这项研究可能意味着人们朝着正确方向迈出了一步，但想确定癌症形成的原因，我们还有很长的路要走。例如一些研究表明，并非所有癌细胞都表现出线粒体功能受损，此外健康细胞也会有类似的现象。上述这些实验都有局限性，有可能即使线粒体没有受损，癌细胞也会重新编程其获取能量的方式。我们想让大家明白，尽管线粒体受损理论可能在特定的条件下能够解释一些现象，但它并不能完全解释细胞癌化的原因。

能量代谢重编程

无论是基因突变导致了线粒体功能障碍，还是线粒体功能障碍导致了基因突变，癌细胞已被证实是出现了能量代谢功能障碍。如前所述，癌细胞能够对能量代谢方式重新编程，以便自己能够茁壮成长。那么，这是癌细胞的生存方式还是首选机制？1个癌细胞分裂时会产生2个子细胞，这就意味着其对蛋白质、脂质和核酸等原料的需求增加了一倍。癌细胞会不惜一切代价（在本例中，指对能量代谢方式重新编程）来确保它们能够获取能量并存活下来。

癌细胞要想茁壮成长，必须获得足够的营养。如果你观察肿瘤的PET扫描结果，你会发现癌细胞对葡萄糖的摄取量急剧增加。癌细胞对葡萄糖的摄取量远高于正常细胞，这就导致了细胞糖酵解增多和乳酸的产生。在正常情况下，细胞吸收葡萄糖后在无氧气的参与下将其分解，生成三磷酸腺苷和丙酮酸。丙酮酸一般会进入线粒体参与三羧酸循环。在该循环中，丙酮酸被用来产生电子载体，该电子载体会参与电子传递链，通过一个被称为氧化磷酸化的反应来为三磷酸腺苷的生产提供能量。当丙酮酸量充足时（如葡萄糖大量流入的时候），如果分解不当，丙酮酸就会转化为乳酸。癌症患者体内常会出现丙酮酸脱氢酶复合物水平降低的情况，而丙酮酸脱氢酶复合物正是用来分解丙酮酸的多酶复合物。这会迫使丙酮酸进入线粒体的量减少，迫使细胞开始糖酵解产生乳酸。糖酵解产生乳酸几乎是所有癌细胞表现出的一个共性特征，它可能与癌症进一步发展的机制相关。我们需要认识到，所有的细胞都有能力转变到这种代谢方式（糖酵解产生乳酸），但它通常只会在氧可利用性较低（缺氧）时发生。虽然癌细胞内的确常是低氧环境，但癌细胞的独特之处在于即使在有氧存在的情况下，它们也可以启动糖酵解产生乳酸，这一过程一般被称为有氧糖酵解。因此，如果我们能够限制癌细胞首选能源（葡萄糖），同时为身体提供一种替代能源，那就可能对癌细胞的生长和增殖能力产生显著的影响。

癌症是一种极其复杂的疾病，想要对这种疾病有确切的了解似乎不可能的。但无论是代谢性还是遗传性的，癌症都是一种具有显著遗传异质性的疾病，即便两个人患同一种癌症，但其癌细胞可能有不同的特点。因此，仅仅从基因的角度来治疗这种疾病可能是不现实的。当然，这也为用代谢疗法治疗癌症带来了挑战，因为癌细胞会表现出代谢差异。不过，我们无须气馁，我们可能不会完全了解是什么原因导致了癌症的代谢特征，但我们已经知道了这些特征可能会出现，这样我们就可以针对这些代谢特征来提高治疗癌症的能力了。

目前的癌症治疗方法

传统的非手术治疗癌症的方法副作用很强。想象一下，有一天，你发现阁楼上的蜘蛛开始出现在卧室、厨房、客厅里……这时，你并没有找专业人员来驱虫，而是选择在家里到处喷洒杀虫剂。在这个过程中，你不但消灭了蜘蛛，还污染了你的床、沙发等可能都与此事不相关的家具。传统的非手术治疗癌症的基本方法就如同到处喷洒杀虫剂。同时，这一方法还给肌肉萎缩和免疫功能衰竭等并发症敞开了大门。

化疗是最常见的一种癌症治疗方法，其在一定程度上可以有效对抗癌症，但该方法缺乏针对性。化疗在杀死癌细胞的同时还会杀死健康细胞，导致一系列令人沮丧的副作用，如疲劳、恶心、脱发、贫血、凝血障碍、神经和肌肉缺陷以及不孕症。

细胞毒素化疗常与放疗结合使用，用于缩小或杀死癌性肿瘤。放疗的副作用有纤维化（结缔组织增厚或结疤）、记忆力丧失、不孕以及因辐射发展出继发性癌症。

目前，一些新的治疗方法如免疫疗法和激素疗法正试图帮助患者从化疗和放疗的副作用中解脱出来，然而，它们的前路依旧漫漫，需要更多研究。

究竟是什么助长了癌症？

了解到癌症的产生归因于能量代谢功能障碍后，我们能够很容易得出将治疗目标放在癌细胞的代谢上可能有利于治疗癌症的结论。如果我们能阻止癌细胞获得或利用有助于它们生存、繁殖和扩散所需的主要能量，那我们就掌握了治疗癌症的有效方法。

相关证据表明，高血糖水平与肿瘤生长有直接关系（图 5.30）。因此，将目标放在葡萄糖（癌细胞的主要能源）上可能有助于抑制肿瘤的发展。

以下是葡萄糖帮助肿瘤生长的方法。

促进血管生成：血管生成或血管发育是肿瘤获取营养和氧气的必要条件。癌细胞中葡萄糖代谢的增强最终会使得大量乳酸产生（创造出一个酸性更强的环境），乳酸有助于促进血管生成，进而促进肿瘤生长。

为邻近的癌细胞提供能源：乳酸是葡萄糖分解的副产物。癌细胞会促进葡萄糖的分解，也就增加了乳酸的产量。当大量的乳酸存在时，其可被用作能源。研究发现，癌细胞可以将未使用的乳酸释放到周围区域，为其他需要能量的癌细胞提供能源。

为癌细胞提供生长基质：癌细胞可以通过不同的方式利用葡萄糖。葡萄糖甚至不必被完全分解，其中间产物就可被用于合成新的脂质、蛋白质和 DNA，这些物质作为癌细胞的生长基质，能够使肿瘤不受控制地生长。

鉴于葡萄糖是癌细胞的主要能源，我们自然应该关注限制葡萄糖代谢的问题。如果我们可以限制葡萄糖的摄入，那么理论上我们就可以限制癌细胞的生长。目前已有多种限制葡萄糖代谢的方法被用于治疗癌症，例如靶向葡萄糖代谢的药物二甲双胍。然而，很多人还没有意识到可以通过调整饮食来限制葡萄糖的摄入

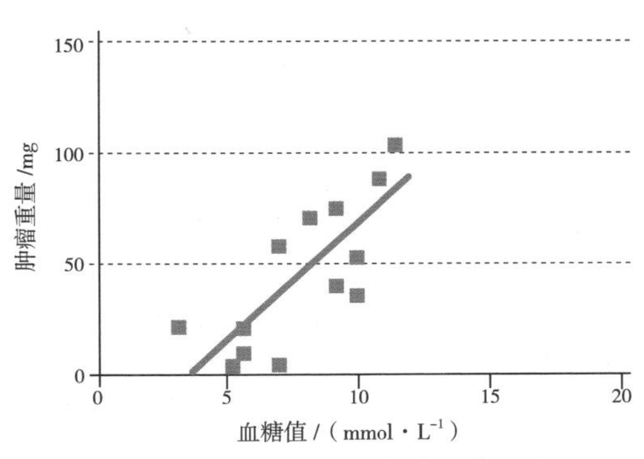

图 5.30 肿瘤重量与血糖水平成正比

> **生酮小知识**
>
> **用脏抹布做清洁**
>
> 医院会为接受了化疗或放疗的患者提供苏打水、薯条、椒盐脆饼和糖果等食物，我们对这一做法感到震惊。研究表明，癌细胞靠葡萄糖生存，而这些癌症患者的食物不仅品质低，更重要的是含糖量极高。这简直就像是用泡在泥水里的毛巾擦刚洗过的盘子：它破坏了你刚刚做的很多工作。我们花了几个小时用化疗放疗来清除掉了体内的癌细胞，却又立刻给予了它们所需要的能源——糖，这不是太愚蠢了吗？

量，这已经被证明有助于癌症患者的病情控制。将能量和碳水化合物限制到能够使患者进入酮症状态的程度就是一个简单的方法。我们可以通过调整饮食来限制葡萄糖的摄入量，从而阻止癌细胞获得能量。

饮食疗法

我们将在这一部分讨论 3 种能够降低血糖水平的饮食疗法：低卡饮食、断食和生酮饮食。下面，让我们来了解一下这几种饮食疗法并评估它们对癌症的疗效。

首先，我要说的是，低卡饮食、生酮饮食以及断食这三种疗法不一定只能单独使用，它们是可以被同时使用的，患者可以根据自身的情况灵活组合。

低卡饮食

研究证明，持续限制能量的摄入可以使癌症的发展速度放缓。虽然具体原因尚不清楚，但可能是源于限制能量的摄入对身体产生的以下几方面积极影响（都与癌症的特征有关）：

（1）限制能量的摄入能够减少生长因子及同化激素的产生，而它们能够促进癌细胞生长；

（2）限制能量的摄入能减少活性氧的产生；

（3）限制能量的摄入能增强机体的抗氧化特性及改善免疫系统功能；

（4）限制能量的摄入能减少炎症的发生；

（5）限制能量的摄入能增强 DNA 修复；

（6）限制能量的摄入能促进细胞凋亡以清除受损或异常细胞 。

这些益处很可能源于血糖水平的降低以及酮体的少量增加，因为酮体本身可能就具有抗癌的特性，这一点我们会很快讲到。

1909 年的一项研究表明，限制能量的摄入能够抑制小鼠肿瘤的生长。有一项针对恒河猴的研究发现，当恒河猴摄入的能量比平时少 10%~20% 时，其患癌概率降低了 50%。阿尔巴内斯进一步发现，能量限制的程度与肿瘤发生率之间存在线性关系（在限制能量组中，肿瘤的发生率平均降低了 42%）。强有力的证据表明，减少能量摄入能够在一定程度上降低癌症的发生率。但一如既往，我们还需要考虑一些其他情况。

例如，能量限制对不同类型癌症的影响并不一致，对有些癌症的效果会比其他癌症好。而且，能量的摄入需要限制到何种程度才能预防癌症乃至使肿瘤缩小目前尚不清楚。另一个需要考虑的问题是，限制能量摄入会导致体重速减并有可能导致肌肉损耗。个体应该想办法采用最低的能量限制但获得最好的治疗效果（并能够保证肌肉量）。

断食

断食——在一定时期内不吃食物，已被证明能够控制和治疗各种癌症。与低卡饮食类似，

3- 溴丙酮酸——特效药?

在一项研究中,3- 溴丙酮酸使全部参与实验的 19 只癌症晚期动物脱离了癌症晚期困扰。研究证明,3- 溴丙酮酸可以抑制糖酵解作用,进而减少了细胞的三磷酸腺苷,使癌细胞无法获得所需的能量。最近,研究人员用 3- 溴丙酮酸对一名患罕见肝癌的 16 岁男孩进行了治疗。他们发现,3- 溴丙酮酸杀死的癌细胞比任何药物都多。尽管那个男孩在 2 年后离世了,但治疗使他的生命延长了很多。目前,科学界对 3- 溴丙酮酸发挥作用的机制仍缺乏根本的认识,但这种药物的疗效显然源自其对癌细胞代谢的阻碍作用。

断食可以通过几种方式来辅助治疗癌症。断食可以降低血糖水平和胰岛素水平,同时断食也会使酮体水平升高,这可能有利于对抗癌症。

此外,断食可能会使癌细胞对化疗更敏感。这就在一定程度上解决了化疗的局限性问题。由于化疗对健康细胞和组织会产生很大的副作用,因此我们很难将药物剂量加大到能完全杀死治疗癌细胞。但是,如果在化疗前断食 16~24 小时,患者体内的癌细胞就会对化疗更加敏感,这样一来,从理论上来说,我们就可以用较小的药物剂量来获得较大剂量才能产生的疗效。此外,断食在动物和人类的各种细胞毒性治疗中显示出了对健康细胞的保护作用。

然而,据我们所知,目前还没有关于在化疗前断食对人类癌细胞生长影响的研究。不过,研究表明,在化疗前断食可以减轻疲劳、虚弱以及胃肠道副作用。我们还需要更多的研究来佐证这一想法。

生酮饮食

与低卡饮食和断食不同,生酮饮食允许患者大量摄入食物。但它会使碳水化合物的摄入量显著减少,因此也具有与低卡饮食和断食相同的作用:降低胰岛素水平和葡萄糖水平、减少活性氧、改善免疫功能以及抑制组蛋白脱乙酰酶的水平。以上这些作用都被证明能够使肿瘤的生长放缓。

无论一个人是否严格地执行生酮饮食法,限制碳水化合物的摄入似乎都是对健康有利的。如前所述,血糖水平与肿瘤生长有直接关系。因此,通过减少碳水化合物的摄入来降低血糖水平可能是有益于抗癌的。那么,除了减少碳水化合物的摄入量以外,生酮饮食还有什么独特的作用可以进一步帮助患者对抗癌症呢?研究表明,即使血糖水平没有降低,摄入酮补剂后,酮体也能够帮助抗癌。使用酮体作能源可以防止肿瘤血管生成、抗炎以及促进癌细胞凋亡。换句话说,用酮体作能源能够阻止供养癌细胞的血管发育、减轻能够促进肿瘤生长的炎症并促进异常和潜在癌细胞的死亡。从本质上讲,生酮饮食不仅可以帮助消灭癌细胞,还可以在患者使用其他治疗方法的情况下使健

生酮小知识

会有一些癌细胞能利用酮体吗?

你可能会想:“酮体会不会也为癌细胞供能?”目前的研究表明,癌细胞无法利用酮体,原因可能是它们的线粒体异常,但这个话题仍存在很多争论。有研究表明,酮体对癌细胞有毒性,这可能是因为癌细胞的氧化机制受损或因缺乏酮解酶而不能代谢酮体。然而,有些细胞培养实验显示,酮体可以成为癌细胞的能源。尽管还没有实验将酮体与葡萄糖进行直接比较,但很有可能的是,即使酮体可以被利用,其为癌细胞提供能量的效率也会比葡萄糖低得多。因此,目前我们仍然有理由相信酮体是人体更好的替代能源。

康细胞免受伤害。

有些研究表明，癌细胞无法有效地利用酮体，因此，生酮饮食就成了一种能导致癌细胞能量不足的疗法。还有研究表明，酮体对癌细胞有毒，这可能是因为癌细胞无法有效地利用它。然而，这些结果与一些早期的研究结果相悖。

此外，新的研究表明，酮症会使患癌动物的免疫力提高，进而使癌症的发展减缓。

不用我们多说，任何与治疗癌症相关的方法都应该由医生进行把关。如果你想通过生酮饮食治疗癌症，那你应该先了解一下相关信息，如你要知道，要想获得最佳效果，限制能量的摄入尤为重要。部分动物实验表明，执行生酮饮食法时不受限制地进食会导致胰岛素抵抗，甚至可能导致血糖水平和胰岛素水平升高。这通常是由能量或碳水化合物的摄入量过大造成的。与之前讨论的限制能量的摄入会影响肌肉质量的观点不同，处于酮症状态的人即使对能量进行了限制，也能维持肌肉质量。因此，执行生酮饮食法时，你不必太过担心体重下降和肌肉萎缩的问题。不过，这只是其中的一个例子（讨论到癌症和酮症时），对于具体情况需要进行具体分析和调整。

生酮小知识

悲惨的日子结束了：生酮宠物庇护所

我们都非常喜欢狗，也很高兴看到位于得克萨斯州乔治敦的生酮宠物保护区为保护狗所做的努力。酮宠物保护区由 Epigenix 基金会赞助，其主要工作是拯救处于癌症晚期的狗。该保护区不仅关爱和照料这些动物，还为它们提供开创性的癌症治疗。酮宠物保护区目前正在实施一种疗法，该疗法将生酮饮食、运动、能量限制和全方位的标准护理结合起来，已取得了巨大的成功。

生酮小知识

代谢药物

虽然我们认为，药物可能被过度用于治疗包括癌症在内的各种疾病了，但某些药物可能的确有益于特定的代谢途径。例如，2- 脱氧葡萄糖，它是糖酵解的有效抑制剂，已被证明甚至具有杀死前列腺癌细胞的能力。

二甲双胍是一种糖尿病患者常用的降血糖药物，其在癌症治疗领域已获得了一定的普及。二甲双胍通过提高患者的胰岛素敏感性来发挥作用，使患者可以用更少的胰岛素来从血液中获取葡萄糖。此外，它还能限制肝脏生成葡萄糖的量。研究发现，二甲双胍可以抑制前列腺癌细胞、卵巢癌细胞和乳腺癌细胞的生长。虽然这些研究结果仍存在许多争论，但二甲双胍至少有一个益处是无争议的，那就是它可以通过降低血糖水平来减少癌细胞生长和分裂所需的基质。

在将使用代谢药物作为治疗癌症的方法广泛推行之前，我们还需要进行更多的研究。但其中一些药物似乎可以很好地与化疗和放疗等传统疗法结合起来使用。目前市场上也有一些现成的替代品可供选择，它们可能与这些代谢药物疗效相当，但副作用更少。

探究生酮饮食和癌症的关系的研究

在古代军事中，有可以通过切断敌人粮食供应的方法来取得战争的胜利的策略。同样，如果我们能够在抗癌战争中切断癌细胞的食物供应，那会发生什么呢？

从理论上来说，道理很简单，由于癌细胞以葡萄糖为能源，不能有效地利用酮体供能，因此，减少葡萄糖的摄入量并让身体以酮体为能源后，癌细胞就会死亡。可惜，具体情况要复杂得多。

细胞培养研究

大多数研究开始于临床前实验或在动物身上进行的实验，在某些情况下，这些实验是从细胞培养研究开始的。早期涉及酮症和癌细胞培养的研究使我们对生酮饮食辅助治疗癌症的潜在机制有了深入的了解。一项研究表明，浸泡在酮体溶液中的癌细胞的葡萄糖利用率降低了，乳酸产量（如前所述，这可能导致癌症）也减少了，癌细胞生长被抑制。此外，该领域的巨擘尤金·菲恩博士发现，乙酰乙酸能够增加抑制癌细胞生长的酶的数量。研究人员还发现，癌细胞无法有效利用酮体作为能源，因此，当癌细胞被浸泡在酮体溶液中时，存活率会降低。该项研究成果展示了酮体在治疗癌症方面的作用，以及在使用传统疗法的同时执行生酮饮食法的效果。

然而，细胞培养研究的局限性之一就是它与实际情况的巨大差异。很难确定在实验室的控制环境下发生在单个细胞中的事情一定会发生在癌症患者身上。

动物研究

一旦我们开始进行活体动物研究，解读研究结果就变得更具挑战性。生酮饮食对癌症动物的影响的研究结果通常会受动物类型、持续治疗时间和饮食类型的影响。不过，动物研究的好处是，实验对象吃的全部食物都是由研究人员提供的，研究人员可以控制它们的能量摄入总量和营养素摄入量，并且能够使它们免受其他因素的干扰。而人类研究则会受到很多因素的干扰，如实验对象可能会不按规定进食（偷吃糖果），不同人的压力水平和活动水平有很大差异。

在大多数探究生酮饮食和癌症的关系的动物研究中，研究人员都会先给动物移植肿瘤，然后再让它们接受治疗。例如，一项研究为一些成年小鼠植入脑瘤，然后将它们分成3组，分别让它们执行无限制生酮饮食法，限制性生酮饮食法和普通饮食法，并将这2组小鼠与执行普通饮食法的小鼠进行对比。研究人员发现，与普通饮食组相比，限制性生酮饮食组的小鼠的脑肿瘤生长速度减缓了约65%（图5.31）。

研究人员为移植了前列腺肿瘤的小鼠分别饲喂能量相同的生酮餐（84%的脂肪和16%的蛋白质）、低脂餐（12%的脂肪、72%的碳水化合物和16%的蛋白质）和普通西餐（40%的脂肪、44%的碳水化合物和16%的蛋白质）。51天后，生酮饮食组小鼠的肿瘤体积比典型西方饮食组小鼠的小33%，此外，生酮饮食组小鼠的存活时间也比其他两组小鼠长。

当然，生酮饮食不一定、也不应该是一种独立存在的癌症治疗方法，它应该与其他疗法联合起来使用。研究表明，被饲喂生酮餐的癌症小鼠对辐射的反应更强，最终癌细胞减少的数量也更多。我们的好朋友兼同事安吉拉·波夫博士指导了许多关于转移性癌症小鼠的研究，这些小鼠有些只被饲喂生酮餐，有些在饲

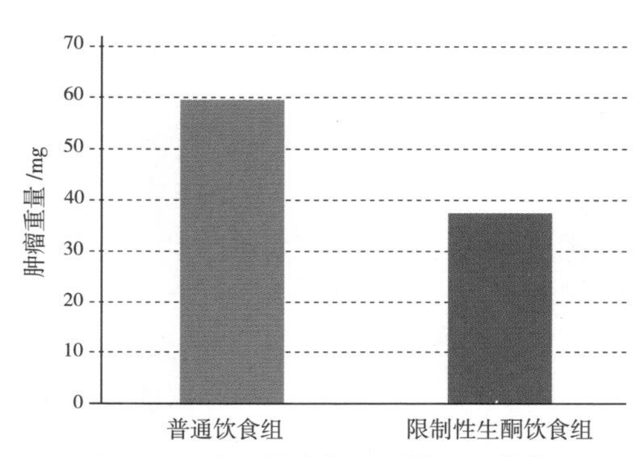

图5.31　普通饮食与限制性生酮饮食对小鼠脑肿瘤的影响

执行限制性生酮饮食法的小鼠的肿瘤变小了

> **生酮小知识**
>
> **红肉不会致癌吗?**
>
> 认为红肉是癌症直接病因的观点纯属无稽之谈。不过，很多人都在试图揭示红肉摄入量与癌症发病率的相关性。然而，研究表明，食用牛肉、猪肉及肉类制品与大肠癌并没有因果关系，脂肪或饱和脂肪的摄入量也与癌症没有因果关系。所以，相关性并不等于因果关系，不过这提醒了我们——应始终将肉类等食材的质量作为首要因素来考虑。

喂生酮餐的同时结合使用高压氧疗法。高压氧疗法是让患者在高于一个大气压的环境里吸入100% 的氧，使活性氧的水平提高到连癌细胞都无法处理的水平，最终使其对癌细胞产生毒性作用。她发现，仅执行生酮饮食法可以减缓肿瘤生长，使小鼠的存活时间延长 57%，但生酮饮食与高压氧疗法相结合可以减缓肿瘤生长并使小鼠的存活率提高 78%(图 5.32、图 5.33)!

人体实验

最后，我们要讨论的是人体实验。鉴于受试人群（即癌症患者）身体较为虚弱，这类实验很难获得实验许可，因此相关实验少之又少。尽管如此，我们做过的研究以及来自各国的研究的结果都显示前景可期。

2 名恶性脑癌晚期的女童在执行生酮饮食法 8 周后，癌细胞的葡萄糖摄取量下降了 21.8%。她们的临床症状都有明显改善，其中一名患者在坚持执行生酮饮食法 1 年后，病情没有进一步发展（肿瘤没有进一步变大）。

有研究人员让 10 名癌症晚期患者执行生酮饮食法，超过一半的患者在仅仅执行了 28 天的生酮饮食法后，病情就稳定下来或得到了部分缓解(肿瘤仍然存在但已经缩小)。研究证明，

	群组数 / 个	平均存活时间 / 天
对照组（普通饮食）	13	31.2
生酮饮食	8	48.9
普通饮食 + 高压氧疗法	8	38.8
生酮饮食 + 高压氧疗法	11	55.5

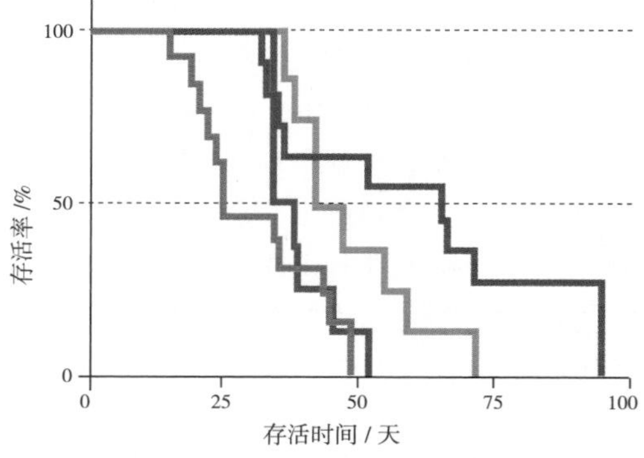

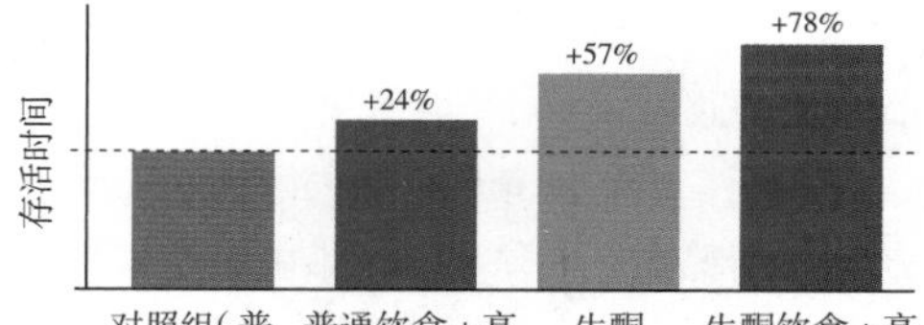

图 5.32　4 种不同情况下的生存时间

单独执行生酮饮食法和执行生酮饮食法的同时搭配高压氧疗法能够比单独执行普通饮食法或在执行普通饮食法的同时搭配高压氧疗法使小鼠延长更多的生存时间

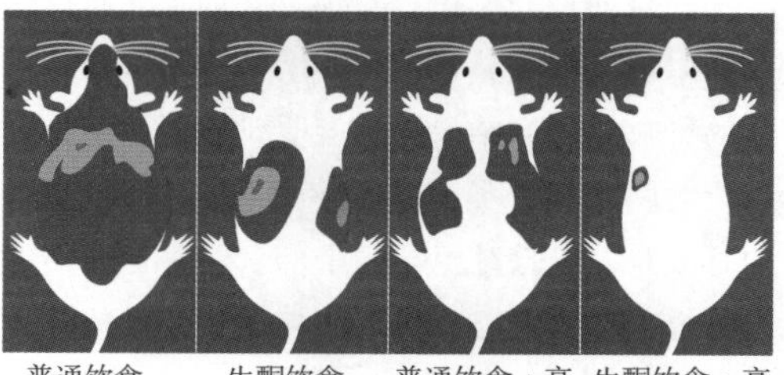

图 5.33　小鼠治疗前后的肿瘤体积

与单独执行普通饮食法或执行普通饮食法时搭配高压氧疗法的小鼠相比，单独执行生酮饮食法和执行生酮饮食法时搭配高压氧疗法的小鼠的肿瘤体积减小得更多

患者的酮体水平越高，病情稳定或得到部分缓解的机会就越大。

有一位65岁的脑癌患者进行了3天的断食（期间只喝水），之后又执行了4周生酮比为4∶1的生酮饮食法（每天摄入约600 kcal能量，其中80%的能量来自脂肪、20%的能量来自蛋白质和碳水化合物）并配合进行放疗和化疗。4周后，磁共振检查发现脑肿瘤消失。患者随后改为执行限制能量的标准饮食法5个月，肿瘤仍然没有复发。然而，在停用饮食疗法的3个月后，肿瘤复发。

最近，研究人员让11名癌症晚期患者或转移性肿瘤患者（未接受化疗）执行了改良的生酮饮食法（每天摄入20~40 g碳水化合物）。4周后，54.5%的患者病情稳定或好转，疗效最明显的患者体重至少减轻了10%。该项研究的结论是，生酮饮食对癌症晚期患者来说是安全可行的，并且能够在一定程度上提高患者的生活质量。

有6名癌症早期患者在接受放疗的同时自主执行了生酮饮食法，他们身上并未出现与饮食相关的副作用。他们的体重都有所减轻，而且被证实减少的主要是脂肪，同时他们的生活质量始终没有下降。在这6名癌症早期患者中，有5名肿瘤消失了，剩余的1名转移性小细胞肺癌患者在3个周期的化疗（搭配生酮饮食疗法）后，症状出现了些许发展，但在其不再执行生酮饮食法后病情发展得更为迅速。

在这类研究中，我们一直面临的一个问题就是依从性问题。扎拉等人举了一个例子："晚期非小细胞肺癌患者和胰腺癌患者同时接受放疗和化疗，其中，对生酮饮食法依从性欠佳的患者对放疗和化疗的耐受性较差。"由于这些变量的出现，我们很难在饮食的影响（如果有的话）这一问题上得出定论。为了将这项研究继续进行下去，患者需要提升依从性并得到专业人士的指导，这样我们才能评估生酮饮食对癌症的真实影响。

最近，一篇文章回顾了直肠癌患者在接受放疗后，存活差异性是否会受到病史和生活方式因素的影响。该文章的作者发现，执行改良的生酮饮食法（至少40%的能量来自脂肪，每日血糖负荷低于100 g）的患癌个体因癌症死亡的风险显著降低。与放疗对照组相比，执行生酮饮食法的个体的风险比（风险/死亡率）显著降低。

为了加深大家对生酮饮食如何影响癌症这一问题的认识，我们还需要进行更多的人体实验。营养干预搭配一些传统的和新兴的疗法会成为一种非常有效的抗癌手段。饮食疗法不是万能的，但它能使身体对其他疗法（化疗和放疗）更加敏感，这就证明了饮食疗法是有价值的，它能够使患者在进行更少的化疗和放疗的同时获得相同的疗效。

塞弗里德博士提出了一种"加压脉冲法"来治疗癌症——他把治疗过程比作进行拉力赛。在比赛过程中，参赛者会一直踩着油门，而在比赛中某些时刻，参赛者会使用涡轮增压器来为汽车提供额外的动力。对癌症患者来说，"涡轮增压器"就代表的是限制能量的生酮饮食，它可以不断地阻止肿瘤生长和扩散，而"发动机"则代表的是高压氧疗法、无毒药物和化疗，这些方法可以进一步缩小肿瘤并提高患者的健康水平。

潜在的担忧

我们已经介绍了生酮饮食能对抗癌症的原因。到目前为止，我们获得的数据还是很有说服力的。但是，关于酮症和癌症的关系的理论都还存在一些局限性，需要加以解决。

我们之前讨论过，癌细胞无法像利用葡萄糖那样有效地利用酮体。然而，研究发现，随着时间的推移，癌细胞能够适应并利用脂肪酸

生酮小知识

脑癌

在过去的几年里，我们听到了许多脑癌患者通过执行生酮饮食法使病情得到缓解的案例。需要注意的一点是，脂肪酸不太容易通过血脑屏障进入大脑，这可能是这种方法在这些脑癌患者身上疗效如此之好的原因。那些担心癌细胞能利用脂肪酸的人可以放心了，因为大脑无法接触到脂肪酸，只会接触到体内产生的酮体（它们确实会进入大脑）。正如我们多次提到的，我们需要进行更多的研究来弄清什么时候执行生酮饮食法才是合适的，生酮饮食对哪些疾病来说可能是不适合的。研究结果不同可能是源于研究方法不同（例如，一些受试者进入了酮症状态，而一些受试者因为依从性较差而没有进入酮症状态）。此外，癌症的异质性也会导致实验结果的不一致，这就是为什么我们必须要继续加深对这种疾病的认识，并不断测试各种组合的疗法的效果。

等其他能源。癌细胞能够利用脂肪酸的发现对使用生酮饮食治疗癌症的想法构成了威胁。人们主要有以下顾虑。

（1）如果癌细胞的脂肪酸合成率升高、脂肪酸的摄取量增加，那么高脂饮食可能会导致癌细胞中的脂质产生毒性。

（2）增加脂肪的摄入量可为癌细胞提供更多脂肪，进而导致癌症的进一步发展。

这是两种截然不同的观点，哪一种正确则取决于癌症的类型、发展阶段以及患者的健康状况。我们已经知道，癌细胞会竭尽全力地获取能量，使自身茁壮成长。那么，你是想给癌细胞提供一种它们不喜欢但可能会用的能源（即脂肪酸和酮体），还是想火上浇油，给它们提供喜欢的能源（葡萄糖）？让我们来用数据说话——结论就是，把治疗关注重点放在葡萄糖代谢是一个更好的选择。

要记住，酮体不应仅被视为一种能源，它还有其他作用，如抗炎、增强免疫力等。此外，癌细胞可以吸收酮体并利用脂肪酸也并不意味着其吸收率和利用率可以像吸收和利用葡萄糖时那样高。即使是低糖高蛋白饮食（非生酮饮食）也有可能减缓肿瘤生长，这意味着，碳水化合物的限制程度和人体进入酮症的程度可以根据患者的癌症类型和转移程度等进行调整。

酮补剂

想象一下，有一天，你和你的朋友们打赌，看谁能最快地从纽约州开车到加利福尼亚州。你们有 3 种交通工具可选：摩托车、保时捷轿车和皮卡。可惜，你抽到了皮卡。一开始，摩托车和保时捷轿车都比你的车跑得快，但是几个小时后，三辆车都需要停下来加油。这时，周围唯一的加油站里只有柴油。开着皮卡的你觉得非常幸运，因为你的车用的就是柴油，而另外两个人的车都不能用柴油，只能停下来。不用说，结果就是你先开到了加利福尼亚州，而他们还滞留在加油站。现在，我们把癌细胞比作摩托车和保时捷轿车，把酮体比作柴油。不同于健康的细胞，许多癌细胞无法有效利用酮体来获取能量，而这就是生酮饮食能够给癌症患者带来曙光的原因。

生酮饮食是一种限制性很强的饮食方式，很难让人坚持下去，特别是对那些已经患癌的人来说。幸运的是，我们可以使用酮补剂来让患者进入酮症状态，并将患者的血酮水平提高到可以看到疗效的程度。还记得尤金·菲恩博士和他的同事们开展的实验吗？他们要求 8 名癌症晚期患者执行生酮饮食法，结果发现，在肿瘤没有继续发展的受试者中，60% 以上的受试者的血酮水平比那些癌症继续发展的高出 3

第5节：运动和表现

“我准备接受挑战。我要回家乡打球了。”NBA 篮球运动员勒布朗·詹姆斯在迈阿密热火队打了几个赛季后，宣布将在 2014 年回到家乡克利夫兰打球。在几个天才对手的刺激下，勒布朗决定在夏天执行低糖饮食法来减少一些体重。不久之后，勒布朗贴出了他瘦身成功的照片，很多媒体都搞不懂他到底是怎么减肥的。几年前，超级马拉松运动员蒂莫西·奥尔森也决定在参加 2011 年西部各州 160 千米耐力跑之前改为食用生酮餐。关于这一点，很多人都提出了疑问，不食用富含碳水化合物的食物就能参加职业级篮球比赛吗？一个人能不靠含糖食物和营养补剂就跑 160 千米吗？

> “不可能只是一个被渺小的人们抛来抛去的词，那些人安于接受现状，不愿去做出改变；不可能不是事实，而是某些人的看法；不可能不是宣言，而是一种挑战；不可能是意味着有潜力，不可能是暂时的，所以没有不可能。”
>
> ——穆罕默德·阿里

勒布朗在那个赛季表现得很出色，每场比赛平均得分超过 25 分，带领他的球队一路回到了自己的主场，进入了 NBA 总决赛。而超级马拉松运动员蒂莫西不仅赢得了比赛，还创造了新的纪录——14 小时 46 分 44 秒，比上一纪录保持者快了 20 多分钟。

低糖饮食及生酮饮食如何影响运动表现是迄今为止健身界最具争议的话题之一。许多人认为用生酮饮食治疗某些疾病或将其作为替代疗法是可行的，而有些人则坚持认为，想通过执行生酮饮食法来维持身体机能从生理角度上来说是不可能的。在 2011 年的一次会议上，杰夫·沃雷克博士发表的关于生酮饮食能提升运动表现的讲话大大激发了我们进一步研究的兴趣。当我们提出像“运动员还能通过生酮饮食来维持运动表现吗？”这类问题时，我们不想等别人来研究，而是自己去寻求答案。在本节中，我们将对关于生酮饮食与其对运动表现的影响的研究进行回顾，也会介绍我们在应用科学与性能研究所（the Applied Science and Performance Institute）的实验室的最新研究数据。

最后，我们想说的是，无论是写作本节还是本书，我们都不是为了证明生酮饮食肯定比其他饮食好。相反，我们希望为那些寻求传统饮食的替代方法的人提供一些基础知识。许多人认为使身体达到巅峰状态的方法非黑即白——要么摄入碳水化合物，要么表现不好。研究结果表明，事实并非如此，如果我们的身体能够以脂肪为能源，那我们即便不摄入碳水化合物也可以使运动表现维持较高水平。

转换燃料箱：为何你在执行生酮饮食法几天后无法看到效果？

“撞墙”是长距离自行车运动员、马拉松运动员和其他耐力运动的运动员经常遇到的一个现象，是指感觉自己连一步都迈不出去的状态。想象一下，在跑了几个小时后，你发现剩下的距离比想象的还要长，然后双脚突然就像被水泥包裹着一样无法抬起。这时候，“令人沮丧”也不足以形容当下的感受。

在 2016 年奥运会上，法国运动员约安・迪尼兹亲身经历了上述现象。在 50 千米竞走项目中，前 45 分钟他一直处于领先位置，忽然他痛苦倒地，筋疲力尽和剧烈的胃痛（可能由运动员平时吃的食物所致）让他难以起身。他努力克制着去厕所的冲动，想要坚持完比赛全程。

杰夫・沃雷克博士和斯蒂芬・芬尼博士在他们的《低糖的艺术和科学》（*The Art and Science of Low Carbohydrate Performance*）一书中解释了发生这种情况的原因。想象一下，你开着一辆柴油驱动的油罐车在高速公路上行驶，忽然发现油马上就要用尽了，你不得不停在路中间。更讽刺的是，虽然你车上的油罐中装满了汽油，但你的车却不能用（图 5.34）。这个例子也同样适用于人体。大多数人体内最多能储存 400~500 g 葡萄糖（以糖原形式），这些葡萄糖能提供 1600~2000 kcal 的能量。而我们体内储存的脂肪几乎是无穷无尽的，即使是非常瘦的人的体内也储存了大约 40000 kcal 的脂肪。所以问题就变成了人体更喜欢用哪种能源？以碳水化合物为主要能源的运动员在比赛中往往很难利用脂肪。因此，他们在比赛中会饮用含糖饮料和凝胶等来不断地补充葡萄糖，而这常常会导致“撞墙”或者约安・迪尼兹那种严重的疼痛。

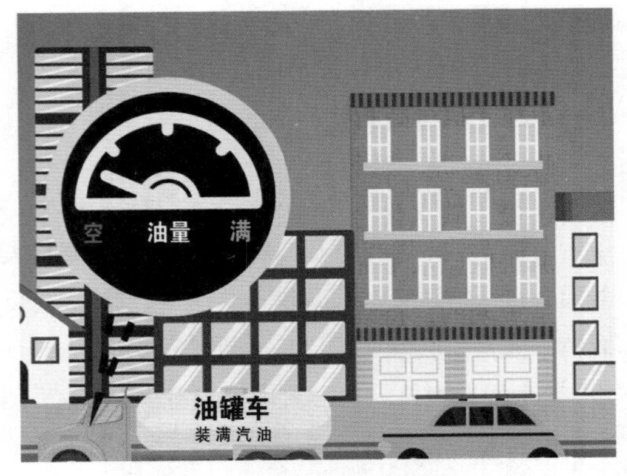

图 5.34 “撞墙”就像油罐车没了燃油——车明明运载着油，却不能使用

正如本书前面所讲的，生酮适应期就是让你的身体从主要利用葡萄糖供能转变为主要利用脂肪和酮体供能的过程。为了有效地利用脂肪，我们的身体必须适应以脂肪为能源，而这需要时间。许多研究只让受试者进行了几天到 3 周的高脂低糖饮食法就去观察他们的运动表现，然后得出结论——低糖饮食会影响运动表现。试想一下，历史上最伟大的棒球运动员之一德里克・杰特如果在赛季中期被要求改用左手击球会怎样。当然，他也许能成功，但表现肯定会受到影响。

当我们从主要摄入碳水化合物转变为主要摄入脂肪的时候，我们的身体的经历也是一样的。由于我们中的大多数人一生都是以碳水化合物为主要能源的，因此连续执行几周的生酮饮食法可能不会让我们的身体有足够的时间完全适应以脂肪为主要能源，这样的话，运动表现大概率会变差。

而如果我们的身体完全适应了以脂肪为能源，那么运动表现会不会达到竞赛标准呢？对许多运动员来说，答案似乎是肯定的。

对耐力运动表现的影响

大量研究表明，富含碳水化合物的饮食对耐力项目运动员有益（表 5.4）。在过去的几十年里，研究人员一直在研究碳水化合物的最优摄入量以帮助耐力项目运动员达到最高水平。为什么有这么多研究人员对这个话题感兴趣呢？在 20 世纪 60 年代末，肾病学家约纳斯・伯格斯特罗发现，运动员运动前体内的糖原储存量与运动表现呈正相关：基本上，体内的初始糖原越多，运动表现就越好。因此，研究人员花了几十年的时间来寻找使运动员糖原储存量最大化的方法（如在比赛前补充大量的碳水化合物）。多年来有很多研究表明，短期的高脂饮食不如高糖饮食有益于提升运动表现，其原因一定在于执行高脂饮食法时肌糖原的减少。

理论上讲，这种说法合乎逻辑。如果你不通过摄入碳水化合物来补充你所消耗掉的糖原，那肌糖原水平如何保持稳定？但这些研究大多是短期的，持续时间只有几天，身体还未适应高脂低糖饮食。因此，表现的下降可能是因为运动员正处于适应脂肪的阶段，而这段时间里，身体的各项功能还没有恢复到最佳状态。

那么，在执行高脂低糖饮食法时，肌糖原水平究竟会出现什么样的变化呢？如果身体进入了酮症状态，那么一个摄入极少量碳水化合物的人能否像一个正常摄入碳水化合物的人一样有较好的运动表现？吃培根的运动员能竞争得过吃贝果的运动员吗？

在 30 多年前开展的首批研究中，研究人员观察了耐力项目运动员执行低糖生酮饮食法后的表现。5 名训练有素的自行车运动员执行了生酮饮食法——他们每人每天摄入的总能量和蛋白质相同，碳水化合物的摄入量被限制在 20 g 以下。仅仅 4 周后，3 名受试者在疲劳实验中不仅保持了原有成绩，还有所提高。平均来看，

生酮小知识

能量胶、能量水和能量餐

许多超级马拉松运动员和长跑运动员都经历过可怕的胃肠道不适症状，出现这种不适症状的原因便是他们为了在比赛中保持体力所食用的那些能量食品，如能量胶、能量水和能量餐。一项涉及 200 多名耐力项目运动员的研究显示，碳水化合物的摄入量与恶心、肠胃胀气的程度呈正相关。沃雷克博士和芬尼博士认为，这些运动员在进入酮症状态后再进行比赛，可能感到更轻松，因为他们在比赛中需要补充的能量更少。

受试者的运动成绩与执行普通饮食法时的成绩并无显著差别（执行普通饮食法时成绩为 147 分钟，执行低糖生酮饮食法后成绩为 151 分钟）。这让我们第一次认识到，即使在短暂的过渡期（4 周）之后，高水平运动员的表现也未必会变差。此外，这项研究表明，执行生酮饮食法的运动员的平均脂肪氧化率是不执行生酮饮食法的人的 3 倍——在本研究中，进入酮症状态的自行车运动员平均每分钟可燃烧 1.5 g 脂肪，而大多数未进入酮症状态的运动员平均每分钟可燃烧 0.5 g 脂肪（图 5.35）。这是我们得出的第一个研究结果，耐力项目运动员可以通过执行生酮饮食法来维持运动表现以及燃烧大量脂肪。

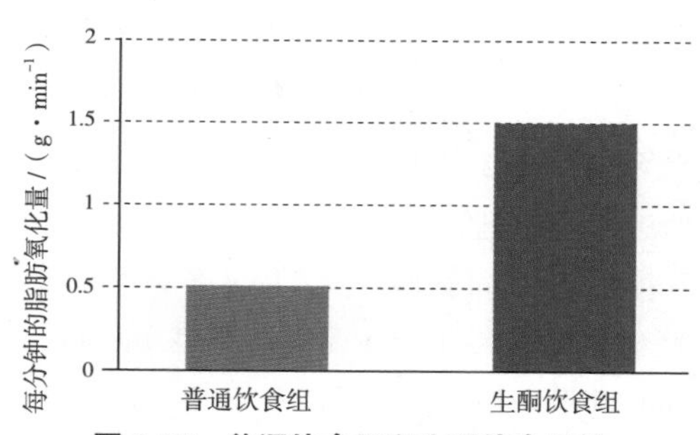

图 5.35 普通饮食组和生酮饮食组的每分钟脂肪氧化量

执行生酮饮食法的运动员的每分钟脂肪氧化量增多

尽管这项研究因样本量小和受试者的反应不同（即有些显著改善，有些保持不变，有些变差）而遭到了很多批评，但它为更多的研究提供了一个方向，那就是或许无须摄入大量碳水化合物也能有良好的运动表现。多年来，多项研究都在试图回答这样一个问题：耐力项目运动员在执行低糖饮食法或生酮饮食法时表现是否良好？这些研究在持续时间、饮食方法和实际检测项目等方面都有很大的不同。

之前并没有人真正研究过进入酮症状态

生酮小知识

你需要补充碳水化合物吗?

一项研究表明，限制碳水化合物后临时补充碳水化合物不会有助于提高运动表现。这项研究将受试者分为 2 组：其中一组平均每天摄入 709 g 碳水化合物，另一组平均每天摄入 177 g 碳水化合物，持续 5 天。第 6 天，在进行运动表现测评之前，所有受试者都摄入 730 g 左右的碳水化合物，来补充他们的糖原储备。然而，这 2 组人的表现并没有显著差异。除此之外，碳水化合物在前 5 天被限制的小组脂肪氧化率较高，这代表着他们比摄入大量碳水化合物的人更容易利用脂肪。这项研究表明，不考虑生酮饮食的话，耐力项目运动员在整个训练期间可能并不需要摄入极高水平的碳水化合物。似乎只要糖原水平不受影响，表现上就不会有差异。

的耐力项目运动员的表现，直到最近。2016 年，杰夫·沃雷克博士及其团队开展了一项名为 FASTER（取自 Fat-Adapted Substrate Use in Trained Elite Runners 这句话中主要单词的首字母，意思是训练有素的精英跑步运动员使用可促进脂肪适应的物质）的研究，观察了执行低糖饮食法的耐力项目精英运动员和执行高糖饮食法的耐力项目精英运动员的代谢特征。有 20 名超级马拉松运动员和铁人三项运动员参加了这次实验。这些运动员大多有 10 年以上的比赛经验，有的还是国内外纪录的保持者。在至少 6 个月的时间里，低糖饮食组（10 名受试者）碳水化合物提供的能量占总能量的 20% 以下，而脂肪提供的能量占总能量的 60% 以上（表 5.3），这使得这项研究成为第一项着眼于耐力项目精英运动员长期处于酮适应状态对其表现的影响的研究。基于大多数人几十年来一直宣扬的观点，人们可能认为这些运动员会因为肌糖原有限而无法发挥出同样的水平，可事实并非如此！

能对精英运动员进行研究的机会并不多，因此沃雷克博士及其团队尽可能多地收集了所有能收集的人体样本，包括运动员的血液、肌肉组织、脂肪组织、肠道细菌以及尿液和粪便。所有你想到的他们都收集了。他们重点研究的是运动员运动前后的肌糖原水平。执行低糖饮食法并度过生酮适应期的运动员在运动前饮用的是高脂奶昔，而执行高糖饮食法的运动员在运动前则饮用的是富含碳水化合物的功能性奶昔。之后，研究人员要求 2 组运动员在跑步机上以 65% 的最大摄氧量（耐力项目运动员在平均跑步速度下的摄氧量）跑 3 小时。

表 5.3 参与实验的运动员的能量摄入量和宏量营养素的摄入量

	低糖饮食运动员	高糖饮食运动员
能量摄入量 /kcal	2884	3174
脂肪摄入量 /g	226	91
蛋白质摄入量 /g	139	118
碳水化合物摄入量 /g	82	486

低糖饮食组的运动员的脂肪氧化率峰值（脂肪氧化率的最高值）比高糖饮食组的运动员高 2.3 倍，平均每分钟可以燃烧 1.5 g 脂肪（图 5.36）。此外，在 3 小时的运动时间里，所有的受试者都感觉到他们的运动水平大致相同：低糖饮食组的运动员并不觉得自己的运动表现比高糖饮食组的运动员差。

这项研究最重要的成果就是肌糖原的相关数据。研究报告指出："两组受试者运动前和运动后的肌糖原水平均没有显著差异（图 5.37）。"所有受试者在运动前肌糖原水平大致相同，无论碳水化合物的摄入量是多少，所有受试者在运动中减少的肌糖原量也大致相同。运动后，两组受试者通过饮食补充肌糖原的量也差不多。

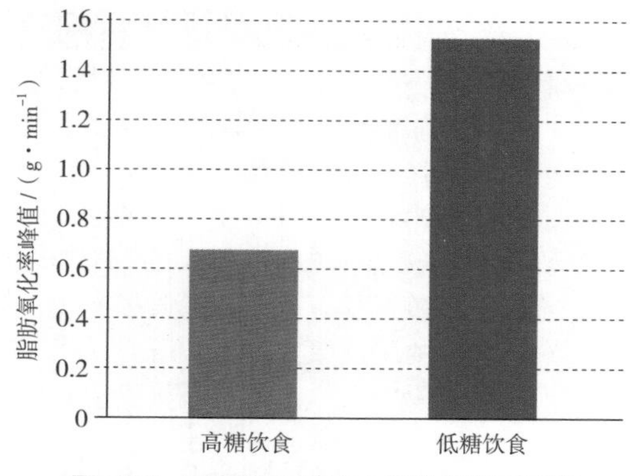

图 5.36 FASTER 研究中脂肪氧化率峰值

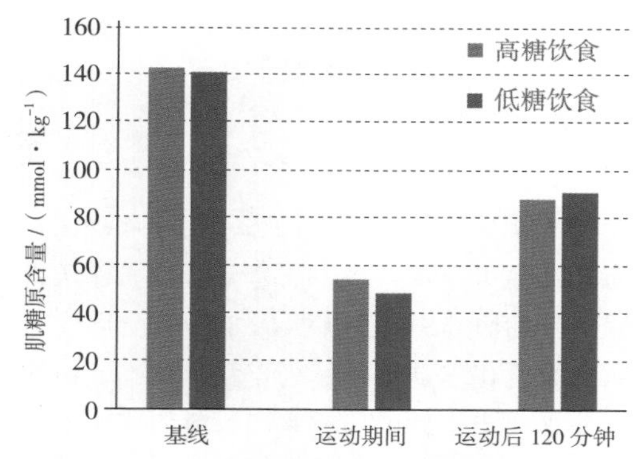

图 5.37 高糖饮食组和低糖饮食组在基线、运动期间和运动后 120 分钟的肌糖原水平

这是第一次对脂肪适应的个体进行的长期研究，研究表明，那些执行生酮饮食法的个体的肌糖原水平与摄入大量碳水化合物的个体相似。

理解沃雷克博士的研究意义重大。研究中，即使执行低糖饮食法的运动员对葡萄糖的依赖程度较低，他们也仍然在高速燃烧肌糖原。大多数人会问，为什么一个适应了靠脂肪供能的运动员需要分解肌糖原才能维持其表现？其原因可能是肌糖原有助于维持三羧酸循环的平稳运行，甚至可能有助于维持肝糖原的储备。

沃雷克博士的实验室还研究了糖原再合成的速率，即运动后糖原恢复的程度。尽管执行低糖饮食法的运动员在运动后只通过奶昔摄入了 4 g 碳水化合物，但他们的身体也能够像运动后摄入超过 40 g 的碳水化合物的运动员（执行高糖饮食法）那样再合成糖原。怎么会这样呢？在摄入极少量碳水化合物的情况下，是什么促进了糖原的再合成？一种可能是，由于执行低糖饮食法的运动员运动后体内的乳酸和甘油几乎是执行高糖饮食法运动员的 2 倍，身体将它们用于糖原的再合成（甘油三酯包含 1 个甘油主链和 3 个脂肪酸，身体能够以极快的速度分解甘油三酯并产生脂肪酸和甘油，甘油主链就可能被用来帮助重新合成糖原）。

> “即使没有摄入食物，人体的骨骼肌的细胞也有能力帮助补充部分糖原。”
>
> ——福尼耶等，2004

在沃雷克博士得出以上结论的同时，我们正在进行一项同样的为期 6 周的动物研究。我们将动物分为 2 组，分别饲喂普通西餐和生酮餐（请注意，动物比人类适应酮体的速度快得多），同时在每组中挑出部分动物，让它们在转轮上负重运动。6 周后，我们发现，生酮饮食组和普通饮食组的肌糖原水平没有任何差异（图 5.38）。该

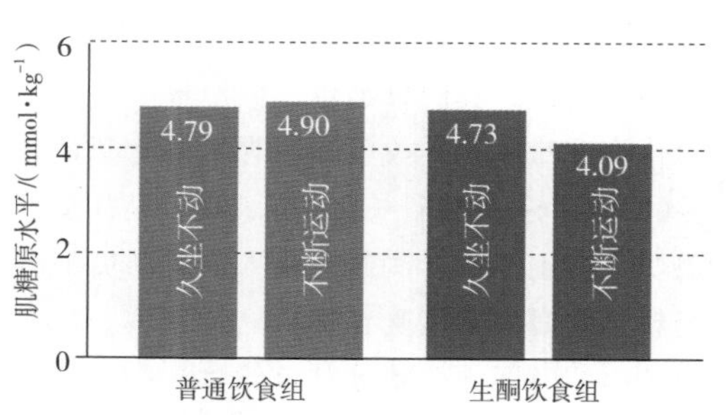

图 5.38 久坐不动的动物与不断运动的动物在食用普通西餐和生酮餐的情况下的糖原水平

研究结果再一次证实，当我们度过生酮适应期后，我们的身体会上调糖原合成量以帮助维持糖原水平。此外，通过此研究，我们还更深入地了解了人体是如何在摄入较少碳水化合物的情况下甚至不使用乳酸和甘油就能重新合成糖原。

在第 1 章中，我们讨论了糖异生作用，即人体利用氨基酸等物质合成葡萄糖。人们对低糖生酮饮食有一个担忧，即在执行生酮饮食法后，身体会分解那些对肌肉发育很重要的必需氨基酸，从而阻碍肌肉发育。人们常常担心被分解的氨基酸直接来自骨骼肌或支链氨基酸，而支链氨基酸是负责肌肉生长和修复的主要氨基酸。然而，我们发现，生酮饮食组和普通饮食组的支链氨基酸水平相同。而生酮饮食组的丙氨酸的水平则较低（丙氨酸是另一种用于合成葡萄糖的氨基酸，生糖能力很强）。这表明，在度过生酮适应期的个体体内，重要的支链氨基酸可能会被保留下来，而对肌肉没有那么重要的氨基酸（如丙氨酸）则会被用于补充糖原。不管机制如何，我们的研究结果和沃雷克博士的研究结果都表明，一旦度过生酮适应期，我们的身体就可以像那些食用富含碳水化合物的食物的人那样调节肌糖原水平了。

每一个耐力项目运动员甚至是超级马拉松运动员都应该执行生酮饮食法吗？这绝不是我们想传达的重点。一些运动员食用富含碳水化合物的食物时的表现就已经非常好了。更确切地说，我们只是想让你了解如何以及为什么使身体转换成以脂肪为主要能源是有益的，特别是在进行长距离运动时。请注意，想要执行生酮饮食法的普通人或运动员都需要较长的时间才能真正适应这种饮食。几天或几周的时间无法使你从该饮食法中获益。另外，很少有研究专注于弄清运动前或运动中补充碳水化合物的效果，或者耐力项目运动员若要保证处于酮症状态，在进入酮症状态后最多可以摄入多少碳水化合物。在沃雷克博士的研究中，个体摄入 80 g 或更多的碳水化合物仍然能够持续处于酮症状态，而涉及较多久坐个体的研究表明，他们可能需要坚持每天摄入 30~50 g 或更少的碳水化合物才能保证自己处于酮症状态。

如果你是一名耐力项目运动员并且想要尝试生酮饮食，该领域的专家史蒂夫·菲尼博士为你提供了 3 个重要建议。

（1）用至少 2~4 周的时间度过生酮适应期（具体时长因人而异）。

（2）每天补充 3~5 g 钠和 2~3 g 钾，使身体处于电解质平衡状态。

（3）个性化地调节蛋白质摄入量以优化自身表现。

目前，我们还有很多工作要做，如需要找出如何通过补充碳水化合物或补充酮体来优化耐力项目运动员的生酮饮食。如果你想自己尝试的话，也请随意。我们建议你从细节开始做起。记住，你就是自己的科学家！

生酮小知识

脂肪的千里之行

阿拉斯加雪橇犬通常食用的是高脂低糖的食物，而且它们每天还要进行几个小时的运动。一项研究表明，阿拉斯加雪橇犬每天跑 160km，连续跑 5 天，尽管其消耗的能量只有 15% 来自碳水化合物，消耗的肌糖原也很少。研究人员发现，这些雪橇犬的身体具有极强的补充肌糖原的能力。这可能是由于甘油、乳酸以及丙氨酸等氨基酸可能在很大程度上能够帮助维持它们体内糖原的水平。因此，尽管这些雪橇犬跑了几千千米，没有吃谷物类的狗粮，而是吃了更多高脂低糖的食物（比如肉），但是它们的运动表现还是很好。

表 5.4　有氧耐力与生酮饮食的研究列表

研究	受试者人数	执行生酮饮食法的天数	饮食构成	结果
伯克等人的研究，2000	8	5 天（第 6 天补充碳水化合物,第 7 天锻炼）	脂肪 > 65%,蛋白质 <15%,碳水化合物 <20%	↓呼吸交换率 * ↑脂肪氧化率 ↓碳水化合物氧化率
伯克等人的研究，2002	8	5 天	脂肪 70%, 蛋白质 12%,碳水化合物 18%	↓呼吸交换率
斯特林韦夫等人的研究，2006	7	5 天（第 6 天补充碳水化合物）	脂肪 67%, 蛋白质 15%,碳水化合物 18%	↓呼吸交换率 ↓碳水化合物代谢 ↓糖原分解 ↑激素敏感性脂肪酶（脂肪分解过程的关键调节酶）
凯里等人的研究，2001	7	6 天（第 1 天执行普通饮食法，第 2~7 天执行高脂饮食法，第 8 天执行高糖饮食法，第 9 天测试）	脂肪 69%, 蛋白质 15%,碳水化合物 16%	↓呼吸交换率 ↑锻炼期间脂肪氧化率 ↑碳水化合物氧化率 ↓爆发力输出
兰伯特等人的研究，2001	5	10 天（第 11~14 天补充碳水化合物）	脂肪 65%, 蛋白质 20%,碳水化合物 <15%	↑脂肪氧化率 ↓碳水化合物氧化率 ↓糖原和乳酸分解 ↑计时赛时间延长
兰伯特等人的研究，1994	5	14 天	脂肪 70%, 蛋白质 23%,碳水化合物 7%	↑疲劳时长 ↓呼吸交换率 ↓肌糖原水平
罗兰等人的研究，2002	7	14 天	脂肪 65%, 蛋白质 20%,碳水化合物 15%	↓骑行距离 ↑最后 5 千米爆发力输出 ↑平均力量输出 ↓血液胰岛素水平 ↑血糖水平 ↑脂肪酸分解 ↑脂肪氧化峰值
格德克等人的研究，1999	16	15 天	脂肪 70%, 蛋白质 11%,碳水化合物 19%	↑肉毒碱棕榈酰基转移酶（负责脂肪分解的酶）
伯克等人的研究, 2016	10（生酮饮食组）	3 周	脂肪 80%, 蛋白质 16%,碳水化合物 4%	↑脂肪氧化率 ↓氧需求量 ↑最大有氧能力 ↓运动表现
菲尼等人的研究, 1983	5	4 周	脂肪 85%, 蛋白质 13%,碳水化合物 2%	↑疲劳时长 ↑脂肪氧化率
扎耶克等人的研究，2014	8	4 周	脂肪 70%, 蛋白质 15%,碳水化合物 15%	↑心率 ↑最大摄氧量 ↓肌肉分解或损伤
克莱门特等人的研究，2013	12	5~7 周	脂肪 68%, 蛋白质 29%,碳水化合物 3%	身体构成改善（↓脂肪量 ↑肌肉量）
赫尔吉等人的研究，1996	20	7 周	脂肪 62%, 蛋白质 17%,碳水化合物 21%	↓呼吸交换率 ↑去甲肾上腺素（一种重要的神经递质）↑心率
赫尔吉等人的研究，2001	13	7 周	脂肪 62%, 蛋白质 17%,碳水化合物 21%	↓呼吸交换率 ↑脂肪酸分解 ↓糖原分解
伯克等人的研究，2016	20	20 个月	脂肪 71%, 蛋白质 19%,碳水化合物 10%	↑脂肪氧化率（肌糖原水平保持不变，与高糖饮食组无异）

*呼吸交换率越低，身体越依赖于脂肪供能，脂肪的氧化率越高。

对体力、体能和无氧运动表现的影响

基于在无氧运动方面的经历（雅各布有冰球和拳击经历，赖安有棒球和橄榄球经历），我们对饮食如何影响无氧运动领域的运动员这一问题产生了浓厚的兴趣。例如，一个高水平的交叉健身运动员在执行生酮饮食法的情况下表现如何？健美运动员和比基尼选手经常为了准备比赛而放弃低脂低糖饮食，那比赛之后他们的新陈代谢水平和激素水平会完全不正常吗？综合格斗运动员和摔跤运动员需要在控制体重（通过节食）的同时维持尽可能多的肌肉量吗？职业橄榄球运动员想通过健康的生活方式来延长职业生涯并尽可能地保护身体，这可以实现吗？所有这些问题都在驱使我们去更多地了解个体在执行生酮饮食法时维持运动表现和体力的能力。

即使是那些不运动的人，在执行生酮饮食法之后，其身体成分也有所改善——肌肉增加，脂肪减少。因此，那些没有受过“高强度训练”的人在执行生酮饮食法之后肯定也会感到体力的提升，其原因在于脂肪的减少、肌肉质量的改善和体力的提升。但大多数人的问题是，精英运动员或长期进行抗阻力训练的人执行了生酮饮食法之后会怎么样？相关研究已经有很多（表 5.5）。

相关研究的第一次尝试是观察 8 名 20 岁的男子体操精英运动员在执行了 30 天的改良生酮饮食法（22 g 碳水化合物、200 g 蛋白质和 120 g 脂肪）后的结果。研究人员让受试者每天食用健康的天然食物，如鱼、肉、油和蔬菜。30 天后，研究人员对他们进行了测试，然后再让他们改为执行普通饮食法 30 天。30 天之后，受试者再次接受了测试。测试结果显示，他们在所有项目中（如垂直跳跃、俯卧撑、引体向上和宽距俯卧撑）的运动表现都没有显著差异。另外，执行生酮饮食法的体操运动员的脂肪量明显减少了（减少了近 2 kg），而肌肉量略有增加（图 5.39）。这项研究的重要成果在于，尽管体操运动员只执行了 30 天的生酮饮食法，但他们仍然能够维持运动表现并显著改善其身体成分。因此，对需要控制体重的运动员来说，执行改良的生酮饮食法可能会帮助他们在维持肌肉质量和运动表现的同时显著减少脂肪量。

与体操运动员一样，跆拳道运动员也需要控制自己的体重，才能在比赛中发挥出较高的水平。这些运动员经常使用不健康的方法减肥，获得极低的体重，然后去参加较轻量级的比赛。这会导致肌肉量的减少和免疫系统功能的下降，甚至还会造成激素紊乱。在一项研究中，研究人员将跆拳道运动员分为 2 组，一组在 3 周内执行高蛋白低糖的改良生酮饮食法（55% 的脂肪、40.7% 的蛋白质和 4.3% 的碳水化合物），另一组则不执行生酮饮食法（30% 的脂肪、30% 的蛋白质和 40% 的碳水化合物）。虽说 3 周时间很短，可能不会让人完全进入酮症状态，但 3 周后生酮饮食组进行 2000 米跑的速度还是比非生酮饮食组更快，而且也不会像非生酮饮食组那样疲劳。另外，他们还发现，2 组的平均温盖特无氧功率或最高温盖特无氧功率并无

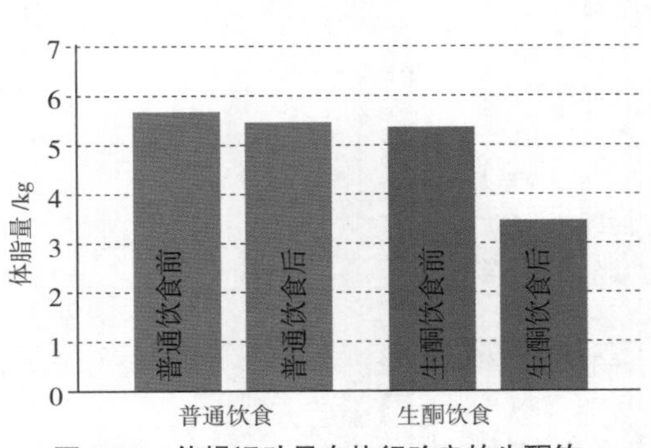

图 5.39　体操运动员在执行改良的生酮饮食法后脂肪量大幅度减少

显著差异，这说明生酮饮食不会对受试者的力量输出造成不利影响，即使在连续数周执行生酮饮食法后。

近期的几项研究表明，交叉健身运动员执行生酮饮食法后身体成分得到了改善，运动表现也得以维持。其中一项研究发现，在执行生酮饮食法 6 周后，健身运动员的脂肪量显著减少（减少约 2.8 kg），肌肉量维持不变，整体运动表现得到了提升（图 5.40）。此外，麦克·罗伯特博士及其在奥本大学的科研团队研究了交叉健身运动员在执行了 12 周生酮饮食法后的身体情况。在研究过程中，生酮饮食组比对照组减少了近 3.4 kg 的脂肪。此外，两组在肌肉量和运动表现方面也没有显著差异。研究数据进一步证明，运动员可以通过执行生酮饮食法来提升运动表现，改善身体成分。

花一分钟时间考虑一下如何使其适用于其他情况，如重量分级型运动的运动员在减肥后运动表现会下降。所有为比赛而节食的人都明白那种“我的力量没了”或“我没有以前那么强壮了”的感觉。不过，生酮饮食既可以让你在减肥的同时保持那些可能导致相对力量（相对体重的力量）增加的体能指标。我们建议从事这类运动的运动员尝试精心配比的生酮饮食（在适当的指导下），以确保取得最佳效果。

我们实验室的研究人员首次对进行高强度阻力训练的运动员在较长时期内的运动表现和身体成分变化进行了很好的对照研究。我们将 25 名从事阻力训练的大学男生分为 2 组：一组执行生酮饮食法（70% 的脂肪、25% 的蛋白质和 5% 的碳水化合物），另一组执行高糖饮食法。所有人的能量和蛋白质的摄入量相同，但脂肪和碳水化合物的摄入量不同。然后，我们让受试者们进行高强度的阻力训练。10 周的实验结束后，所有人增加的肌肉量相同，但是生酮饮食组的脂肪量明显下降得更多（由 24% 降至

生酮小知识

综合格斗运动员执行生酮饮食法的情况如何?

鉴于综合格斗比赛对运动员的体重有所限制，该项运动的运动员都希望能快速减肥，同时保证肌肉质量。此外，综合格斗运动员经常遭受严重的头部打击，会导致其暂时产生胰岛素抵抗，需要使用替代能源。我们的朋友兼同事乔丹・乔伊发表了一项研究，该研究观察了 2 名综合格斗运动员在执行为期 8 周的生酮饮食法（75% 的脂肪、20% 的蛋白质和 5% 的碳水化合物）的过程中的表现。这些运动员平均减重 2.9 kg 左右，同时，他们在垂直起跳和抗疲劳方面的表现也有所提高，体力也有所提升。这表明，这些运动员一旦进入酮症状态，就可以保持甚至提升其运动表现了。

	普通饮食	生酮饮食组
碳水化合物摄入量 /g	187	44
脂肪摄入量 /g	73	115
蛋白质摄入量 /g	81	91
能量摄入量 /kcal	1746	1581

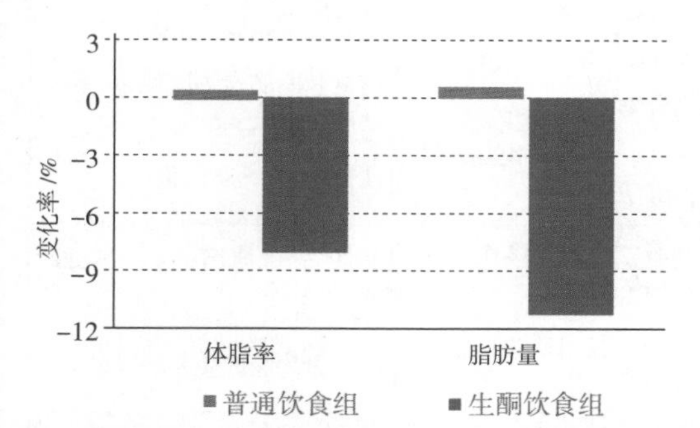

图 5.40　执行普通饮食法和生酮饮食法的交叉健身运动员的体脂率和脂肪量的变化率

13%）。更有趣的是，两组的体力都得到了相同程度的增强。此外，我们并未观察到生酮饮食组有血脂异常的情况，而且他们的睾酮水平也只有轻微的升高。该项研究表明，生酮饮食能够帮助进行阻力训练的运动员增加肌肉量、减少脂肪量并维持运动表现。

生酮小知识

循环式生酮饮食法

也许你想问，可以买蛋糕吃吗？另外，如果从周一到周五都执行生酮饮食法，然后在周末食用普通的西餐，能不能一直处于酮症状态呢？

我们把进行高强度阻力训练的人分为 2 组：一组在周末大量摄入碳水化合物，另一组周末也执行生酮饮食法。几周后，两组受试者的体重平均下降了约 3 kg。从这个结果来看，你应该可以在工作日执行生酮饮食法，然后在周末吃比萨、蛋糕和饼干，因为即使这样做体重变化也与一直坚持执行生酮饮食法的人一样。然而，当我们进一步研究身体成分时就会发现，那些持续执行严格生酮饮食法的受试者减去的几乎都是脂肪，而那些执行循环式生酮饮食法的受试者则减少了 2 kg 的肌肉和 1 kg 的脂肪。我们认为，造成该结果的部分原因是执行循环式生酮饮食法的受试者无法完全适应酮症状态。因为他们在周末结束后，身体需要到周四或周五才能重新进入酮症状态，而那时他们又要准备再去补充碳水化合物了。

与循环式生酮饮食法相关的研究领域很广阔，有很多值得探索的问题。例如，如果执行得不那么激进（如周末时只在一餐中补碳水化合物），结果是不是可能有所不同？又如，食用高糖食物的时间是不是对结果也有影响（如在训练日食用）以及补充酮体会对结果产生何种影响？

表 5.5　无氧运动与生酮饮食的研究列表

	受试者数量	执行生酮饮食法的天数	饮食构成	结果
埃斯科瓦尔等人的研究，2016	18	5 天（低糖饮食）+3 天（碳水化合物摄入量略微增加）	每天每千克食物中的碳水化合物含量 <6 g	↑动作重复次数
哈费曼等人的研究，2006	8	1 周	脂肪 68%（蛋白质和碳水化合物含量不确定）	↑心率变异性改善 ↓爆发力输出
瑜等人的研究，2014	20	3 周	脂肪 55%，蛋白质 40.7%，碳水化合物 4.3%	↓ 2000 米跑时冲刺时间 ↓疲劳感
保利等人的研究，2012	8	1 个月	脂肪 54.8%，蛋白质 40.7%，碳水化合物 4.5%	↓体重和脂肪量↑肌肉量
艾吉等人的研究，2015	27	6 周	脂肪 50%，蛋白质 45%，碳水化合物 <7%	↑硬拉能力 —肌肉量
格雷戈里等人的研究，2016	27	6 周	脂肪 66%，蛋白质 23%，碳水化合物 11%	↓脂肪量 —肌肉量↑交叉健身体能改善
威尔逊等人的研究，2017	25	11 周	脂肪 75%，蛋白质 20%，碳水化合物 5%	↑肌肉量↓脂肪量 ↑睾酮水平↑
罗伯森等人的研究，2017	18	12 周	脂肪约 70%，蛋白质 25%，碳水化合物 5%	↑血酮水平↓脂肪量 —体力 —肌肉量

最近的一项研究调查了高脂低糖的改良生酮饮食对亚精英奥林匹克举重运动员的影响。人们一般会认为，这些运动员需要靠碳水化合物供能才能举起非常重的杠铃。然而，5名受试者按每天每千克体重仅摄入不到1 g的标准来摄入碳水化合物（如体重80 kg的运动员摄入的碳水化合物不超过80 g），但他们可以随意摄入蛋白质和脂肪。在为期8周的实验中，大多数受试者在体力增大的同时减重了2.1~3.6 kg。因此，该项研究的结论是，尽管受试者使用了低糖饮食法，但他们的运动表现依旧良好，身体成分也有所改善。

生酮小知识

竞技比赛中酮补剂的使用

也许你会问，目前进行竞技比赛的运动员是否会摄入酮补剂？答案是肯定的。

一些酮盐（如谱伟公司生产的）已经通过了英国反兴奋剂检测中心（Informed-Sport 和 Informed-Choice）的认证，这代表着它们已经通过了世界级体育反兴奋剂实验室的违禁物质检测。我们还了解到，一些大学的或专业运动员和团队也在使用这种形式的酮补剂，他们不仅是为了提升运动表现，还因为酮补剂的一些其他好处，如改善认知功能、减轻炎症以及预防创伤性脑损伤带来的危害。此外，有传闻说，天空车队的队员（英国一个主要的专业自行车队）在一些比赛中也使用了酮酯。如果这是真的，我们要感谢他们愿意探索这种补剂的价值。我们正在与几名综合格斗运动员以及一些其他项目的专业运动员进行密切合作，观察他们使用酮盐补剂为大脑和骨骼肌供能的情况。在这种情况下，即使他们不食用生酮饮食，补充酮补剂也能够让他们的身体获得一种新的体验。

酮补剂和运动表现的关系

虽说酮补剂的用途良多，但它主要是为人们提供一种最终可以提高运动表现的替代能源。

20世纪90年代中期，研究人员发现，给小鼠心脏注射β羟丁酸可使心脏的耗氧量降低、液压效率提高28%，同时能够增加三磷酸腺苷的产量。这代表β羟丁酸能帮助提高心脏（身体最重要的器官之一）的工作效率，同时帮助减少身体产生三磷酸腺苷时所需的氧气量。以上特性使得酮补剂对我们这些前运动员来说充满了魅力。

理查德·维克博士和基兰·克拉克博士在酮体和运动表现的关系方面做了很多研究。首先，他们让一小部分运动员补充了D-β羟丁酸单酯，之后运动员在划船训练中的力量输出表现得到了显著改善。之后理查德·维克博士和基兰·克拉克博士将动物分为2组，一组在食物之外还饲喂D-β羟丁酸单酯（占每日能量摄入量的30%），一组仅饲喂普通食物。结果相当惊人。相比对照组，被饲喂酮补剂的动物在跑步机上跑的距离要长32%，完成迷宫测试的速度要快38%。也就是说，摄入酮补剂后，动物们的运动表现得到了提升，认知测试时的表现也更好了。最后，两位博士研究了运动前和运动中摄入酮单酯对高水平自行车运动员的影响。通过实验，他们在这些运动员身上发现：

（1）运动员能够非常有效地摄取和利用酮体；

（2）运动期间，运动员的血液乳酸水平降低，这表明运动员能够更容易地处理乳酸，有利于缓解疲劳；

（3）肌糖原水平稳定；

（4）蛋白质分解程度降低（即肌蛋白得以保留）；

（5）胰岛素水平没有升高；

（6）肌肉内β羟丁酸水平显著升高，这

生酮小知识

酮体和肌肉的关系

运动成绩很大一部分取决于肌肉的质量，特别是肌肉在需要时能够充分生长和自我修复的能力。一项研究表明，在能量不足时，执行非生酮的低糖饮食法的个体比执行生酮饮食法的个体损失的肌肉量要多。此外，血酮水平与肌肉量密切相关：血酮水平越高，肌肉损失越少。另一项使用 β 羟丁酸钠盐的研究发现，在断食数周后，摄入酮补剂的个体的蛋白质分解标志物水平较低（图 5.41）。另一项研究发现，β 羟丁酸本身可以促进肌肉蛋白合成，减少亮氨酸分解。亮氨酸是一种负责触发肌肉蛋白合成的主要氨基酸，控制其分解可以促进肌肉生长，有助于维持及增加肌肉量。我们与麦克·罗伯特博士实验室合作的一个项目的数据表明，即使是在执行普通饮食法的情况下，D-β 羟丁酸酮盐也能促进肌肉蛋白的合成（图 5.42）。最新研究表明，在普通的运动后恢复饮料中添加酮酯，可增强运动后哺乳动物雷帕霉素靶蛋白复合体 1 的活性，这是肌肉蛋白合成量较高的一个有力指标。

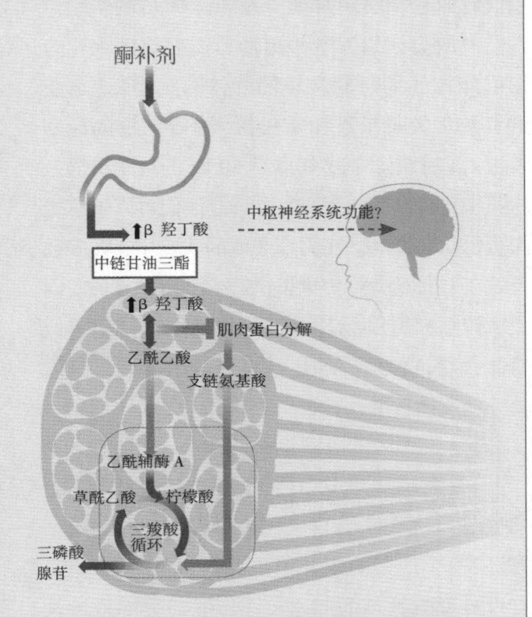

图 5.41　酮补剂对中枢神经系统的影响

酮补剂会升高 β 羟丁酸水平，对中枢神经系统产生积极影响，阻止肌肉蛋白分解，为细胞提供替代能源

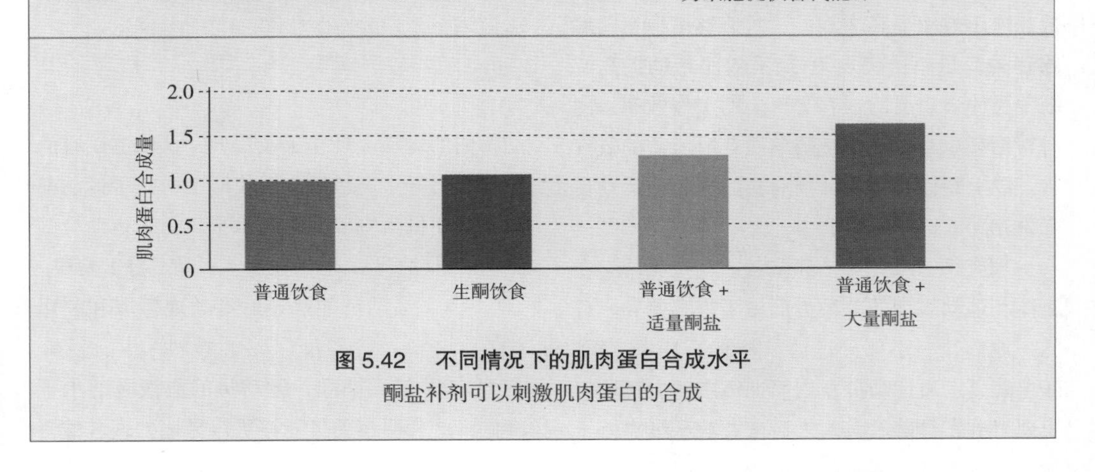

图 5.42　不同情况下的肌肉蛋白合成水平

酮盐补剂可以刺激肌肉蛋白的合成

表明 β 羟丁酸被骨骼肌吸收；

（7）运动期间，运动员的呼吸交换率持续降低，这代表着脂肪氧化增强；

（8）运动员 30 分钟骑行测试的表现提升（平均长度 411 米）。

这项研究首次挖掘了酮补剂的潜在性能。研究表明，人体可以在运动中吸收和利用酮体。此外，酮体还有降低血液乳酸水平的能力，同时也有助于耐力性项目运动员缓解疲劳。

该小组最近的研究表明，酮补剂也可能有

助于人体糖原的合成，这进一步表明其对提升人体运动表现有着积极的影响。相关研究证明，肌糖原的储量会影响身体耐力，当人体内糖原耗尽时，运动表现可能受影响。有一项实验观察了 12 名训练有素的男性运动员，研究在他们运动前后饮用含或不含酮单酯的葡萄糖饮料对身体产生的不同影响。研究人员发现，含酮单酯的葡萄糖饮料能够促进人体对葡萄糖的摄取及促进肌糖原的合成，其在帮助运动员提升运动表现（使运动员的身体用两种燃料供能）方面可能有着重要作用。

然而，并非所有研究都得出补充酮盐能够提升受试者运动表现的结论。也有一项研究发现，补充酮盐并不会使运动表现和认知能力得到提升。不过，与其他实验形成鲜明对比的是，该实验中使用的酮补剂是混合在无糖溶液中的外消旋酮盐（DL-β 羟丁酸），该种类型的酮盐对受试者的血酮水平影响不大——血酮值仅从 0.2 mmol/L 略微升高到 0.6 mmol/L。出现这种结果的原因可能有两个：第一，酮盐已经溶解在了无糖溶液中，浓度可能被稀释；第二，使用的是外消旋形式（DL-β 羟丁酸）的酮盐。之前的大部分研究显示，外消旋形式的酮盐会使受试者的血酮值上升到0.3~0.8 mmol/L之间，而单纯的 D-β 羟丁酸则会使血酮值上升至原来的 2 倍以上。

我们实验室的研究人员发现，从事高强度运动的运动员在使用酮补剂后认知功能有显著改善，运动后的疲劳感也得到明显缓解。这对竞技类运动的运动员意义重大：他们非常希望在比赛结束时能够少一些疲劳感。

我们实验室进行了多项试点研究，观察摄入大量酮盐（D-β 羟丁酸）对普通人和高水平运动员认知水平和运动表现的影响。研究发现，受试者的感知能力和注意力、身体成分、新陈代谢和时间测验表现都有显著改善。虽然目前对酮补剂及其对运动表现影响的研究比较有限，但我们相信，随着人们对这一替代燃料认识的不断加深，在未来的数月或数年内，该领域的研究会越来越多。

本节小结

强有力的证据表明，对于希望优化身体成分以及提升运动表现的运动员来说，精心配比的生酮饮食可以为其提供帮助。不过，为了将生酮饮食的益处最大化，在身体成分和运动表现得以改善之前我们要给身体时间来适应酮症状态。无论你是耐力项目运动员、交叉健身运动员、综合格斗运动员还是其他有体重分级的运动的运动员，精心配比的生酮饮食都有利于体脂的减少以及肌肉量的维持，从而有助于提升运动表现。此外，生酮饮食可能有助于缓解竞技运动员其他方面的健康问题，如炎症和头部创伤等。虽然针对酮补剂的研究数量有限，但这些研究均表明，酮补剂可以改善运动表现和认知功能，同时能够对肌肉量和力量产生积极影响。我们还需要进行更多的相关研究，同时你也要做自己的科学家，去探索适合自己的生酮饮食或酮补剂。

第 6 节：
新兴研究领域

“奇迹是智慧的开始。”

——苏格拉底

我们似乎每天都能发现生酮饮食的新用途。目前，研究人员正在不断努力，希望能够扩大生酮饮食的应用范围，并探索生酮饮食和酮水平升高可能有益的新领域。我们目前的研究仅探索了生酮饮食起作用的原理，在接下来的 10 年里，我们希望能够获得更多相关数据。可以肯定的是，目前来看，生酮饮食在各种疾病治疗领域的应用前景都是光明的。

克罗恩病

瑞安的妈妈 10 多年来一直饱受克罗恩病的困扰，该病给她的日常生活带来了很多负面影响。克罗恩病患者所面临的困难有：经常上厕所、疼痛、食欲不振、腹胀、呕吐、炎症等，但瑞安的妈妈从不因这种病而情绪低落。由于医疗费用不断上涨以及药物有副作用，她选择靠自己撑过去。现在，瑞安一直在努力寻找一种方法，希望可以帮母亲减缓症状，减轻痛苦。

克罗恩病是一种自身免疫性疾病，患者的免疫系统会攻击胃肠道，进而使肠道出现炎症、出血和瘢痕等症状。据统计，美国目前每 10 万人中就有 5 人患有这种疾病，由于数据不足或存在误诊的可能，患病人数甚至可能更多。克罗恩病是一种炎性肠病，会损害肠道。它与肠易激综合征有很大不同，肠易激综合征虽然也是肠道疾病，但该病不会引起肠道炎症或溃疡。溃疡性结肠炎也是一种炎性肠病，该病一般发生在结肠和直肠，而克罗恩病会影响整个胃肠道。与肠易激综合征不同，克罗恩病和溃疡性结肠炎都无法被完全治愈。

针对克罗恩病的治疗方法有很多，但疗效各不相同。最常见的治疗方法是使用消炎药和免疫抑制剂，目的是减轻肠道炎症。这些疗法通常是直接针对肠道的。除此之外，医生还会采取手术来切除患者小肠和结肠受损的部分。

其他治疗方法还有增加肠道中的益生菌、益生元以及人们最近关注的粪便移植疗法。增加结肠中的有益细菌可以改善免疫系统，保护肠道。然而，一项研究发现，接受 1 年益生菌治疗的克罗恩病患者在缓解期病情复发的可能性几乎是接受安慰剂治疗的患者的 2 倍。该结果似乎与我们想象的大相径庭，这说明，即使补充大量益生菌菌株也不能防止克罗恩病患者的病情在 1 年内复发或使复发病情的严重程度降低。因此，该疗法应被当作补充疗法，而不

什么是粪便移植?

简单地说，粪便移植就是医生把经过处理的健康人的粪便移植到患者的肠道内。人们认为，这一全新的“军队”所带来的有益细菌可以在需要它的个体体内繁衍生息。这种疗法的应用前景很广阔，但目前在美国，它只被用于治疗与艰难梭菌相关的腹泻。不过，其他国家的医生正将该疗法用在更多类型疾病的治疗上。

能被单独使用。

那么，食用精心搭配的食物是否有助于减少患者体内的炎症标志物并改善其生活质量呢？目前，许多医生和营养师都提出了去除饮食中的发漫成分的建议（发漫是英文FODMAPs的音译词。F代表Fermentable，意为发酵的。O代表Oligosacccharides，意为低聚糖。D代表Disaccharides，意为二糖。M代表Monosaccharides，意为单糖。A代表and，意为和。P代表Polyols，意为多元醇），发漫成分是一类容易在肠道中产生气体的碳水化合物，不易被人体消化。此外，一项研究表明，高脂低糖饮食可以降低患者体内炎症标志物C反应蛋白的水平。最近，有一名被确诊患有克罗恩病的14岁男孩的病例显示，患者执行原始生酮饮食法后病情有了显著改善。该饮食法推荐可吃的食物包括肉、动物内脏、鸡蛋以及少量的蜂蜜，脂肪与蛋白质的比例为2 ∶ 1。通过执行这种饮食法，这名男孩进入了酮症状态。执行该饮食法2周后，男孩停止了用药。数周后，盗汗、睡眠中断和关节疼痛等自身免疫性疾病的典型症状也消失了。1年多后，他仍然没有服药。血液检查显示，该患者体内的C反应蛋白等炎症标志物在最初几周内显著减少了，超声测量也显示其回肠壁增厚了（小肠内常受克罗恩病影响的部分）。在执行生酮饮食法的10个月内，患者的症状得到了完全缓解，肠道炎症消失了。

有趣的是，我们也注意到了坚持执行生酮饮食法有多么重要——这个男孩吃了1块蛋糕（由椰子油、油籽面粉和糖醇制作而成）后，他的症状又立即重新出现了。

患有肠道疾病的人可能无法像其他人一样吸收大量的脂肪，脂肪会导致他们腹胀和腹泻。中链甘油三酯这种常出现在生酮饮食中的脂肪可能会刺激克罗恩病患者的肠道。我们希望克罗恩病患者采用改良的生酮饮食法，如执行间歇性断食和适量蛋白质、适量脂肪的低糖饮食法。

克罗恩病患者在不改变饮食的情况下使用酮补剂可能对健康也是有益的。最近，我们让一名患克罗恩病（病龄超过25年）的女性每天补充6~8 g D-β羟丁酸盐（钠、钙和镁的混合物）。3个月后，她的白细胞数量有所减少，空腹血糖水平有所降低。最重要的是，她的C反应蛋白（炎症标志物）值从62.5 mg/L降至4.4 mg/L（正常范围为0~4.9 mg/L）。除此之外，她的感觉也变得好多了，开始每天在跑步机上步行20分钟，而且精力也变得旺盛了。

我们需要认识到，随着碳水化合物（包括膳食纤维）摄入量的减少，肠道内重要的短链脂肪酸（如丁酸）也会随之急剧减少。因为无法被消化的膳食纤维可能会被在结肠中寄居的细菌发酵，进而产生短链脂肪酸（如丁酸），它是结肠细胞的健康能源。我们目前尚不清楚酮体是否也能够直接促进丁酸的产生，但β羟丁酸中的丁酸成分可能会改善肠道细菌，并

生酮小知识

莱恩母亲的生酮案例

莱恩试着让他母亲执行一种典型的高脂低糖生酮饮食法，但很快就发现她的身体不能像大多数人那样应对大量的脂肪。莱恩很失落，但他的母亲选择继续信任我。在过去的几个月里，她执行了一种改良的生酮饮食法，每天断食一段时间，然后在一天的晚些时候吃一顿以肉类为主的餐食和一些鸡蛋、奶酪。她每周还会进行5次轻量级运动，每天会补充一些酮补剂、维生素，偶尔还会补充一些强效益生菌。一段时间后，莱恩的母亲血液中的炎症标志物显著减少，体脂肪有所减少，肌肉量也得到了维持，她的生活质量有所提高。看到她的状态这么好，很高兴，同时也期待看到该领域的更多研究。

帮助改善人体健康。在刚开始执行低糖饮食法的阶段，补充能够促进丁酸生成的益生菌或丁酸钠应该会对健康有益。不过，在摄入具有高益生元活性的膳食纤维（即菊糖）时要格外小心。一些人肠道内的有害细菌和有益细菌经常会“打架”，而有害细菌往往会获胜。因此，如果食物（如膳食纤维、菊糖等）进入人体后先被有害细菌吃掉了，那么它很可能就会引发炎症和肿胀。

多发性硬化症

莱恩患多发性硬化症 10 多年了，我非常了解这种病对人的生活质量、运动能力和认知功能的负面影响。医学界对多发性硬化症进行首次确切描述可以追溯到 1868 年，神经科医生让 – 马丁 · 夏科特在日记中记录了一个患大脑脱髓鞘病变的患者。距今 100 多年前，医学界仍无法确定这种疾病的致病原因是什么，也不清楚应该采取什么类型的治疗方案。

多发性硬化症一般被认为是一种自身免疫性疾病，其特征是神经元和髓鞘发生陈旧性病变。髓鞘覆盖了大脑和脊髓中的神经纤维。髓鞘受损会导致神经冲动减弱甚至停止（图 5.43）。多发性硬化症的症状包括协调能力受损、疲劳、疼痛、虚弱甚至失明。

传统学派的观点认为，多发性硬化症患者的免疫系统会攻击中枢神经系统，进而引起炎症性病变，引发多种神经症状。因此，目前的药物疗法均旨在抑制免疫系统的功能。然而，一些科学家对于多发性硬化症仅仅是炎症性病变的观点提出了质疑。他们认为发生多发性硬化症的原因可能主要是细胞退化，然后细胞退化又触发了炎症。这是一场“先有鸡还是先有蛋”的争辩。不过，大多数科学家都认为是细胞退化和由此出现的炎症导致了多发性硬化症的发生。

关于多发性硬化症涉及神经变性和神经炎症的证据正在迅速出现。研究发现，43%~70% 的多发性硬化症患者存在认知障碍，如有学习困难和记忆困难。多发性硬化症患者的大脑磁共振成像显示，其大脑皮层和海马体紊乱，而它们是负责巩固记忆的主要部位。研究发现，多发性硬化症患者的脑损伤区与帕金森病患者和阿尔茨海默病患者的脑损伤区十分相似，因此生酮饮食法可能也能够被用于治疗多发性硬化症。

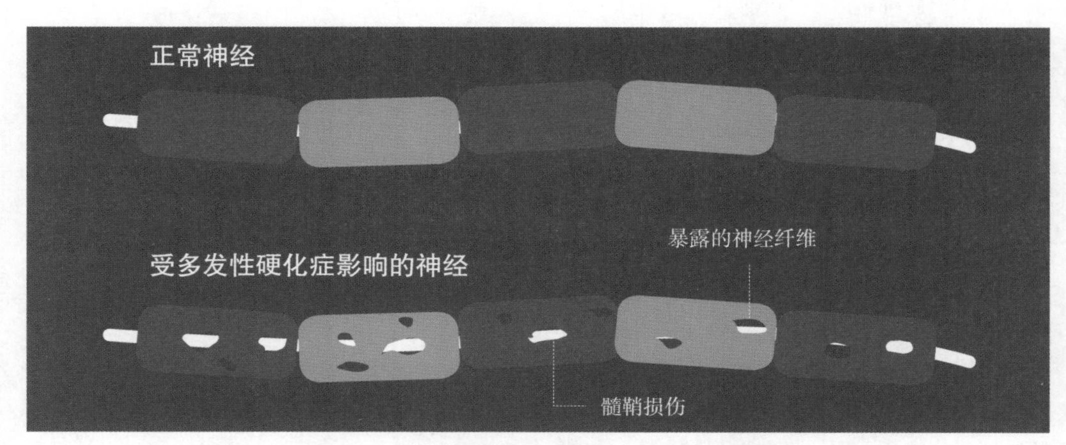

图 5.43　正常神经和受多发性硬化症影响的神经

正常神经细胞的髓鞘功能正常，而多发性硬化症患者的神经细胞功能则有所损伤

有助于缓解炎症的饮食法已经被证明能够缓解多发性硬化症的症状，或者至少能够减缓其发展。在动物实验中，一种被称为实验性自身免疫性脑脊髓炎的疾病模型通常被用来模拟人的多发性硬化症，因为它的特征也是中枢神经系统出现炎症和神经变性，并且也会导致患者的空间学习能力和记忆力受损。研究发现，给患有自身免疫性脑脊髓炎的小鼠饲喂生酮餐可能会减轻其炎症和氧化应激反应，从而使其运动功能障碍和记忆功能障碍得到缓解，进而逆转其结构性脑损伤。

最近，研究人员发现，一种被称为模拟断食的饮食疗法可能对治疗多发性硬化症有效。模拟断食一般要求患者在一周内做到以下几点。

（1）第 1 天，摄入每日所需能量 50% 的能量。

（2）第 2 天和第 3 天，摄入每日所需能量 10% 的能量。

（3）第 4~7 天，正常摄入能量。

研究表明，模拟断食可引发酮症，能够缓解自身免疫性脑脊髓炎的症状及逆转病情发展。此外，60 名多发性硬化症患者在使用模拟断食的方法或执行生酮饮食法 6 个月后，生活质量显著提升。研究人员因此得出结论——用模拟断食或生酮饮食治疗多发性硬化症，既安全又可行。

与阿尔茨海默病和帕金森病一样，线粒体功能受损可能是导致多发性硬化症的一个原因。患有自身免疫性脑脊髓炎的动物在炎症出现之前，线粒体已经受损了，可能进而就引发了神经变性。此外，与阿尔茨海默病患者的情况相似，多发性硬化症患者大脑的葡萄糖摄取量比健康人低 40%，这可能代表了其大脑的能量代谢功能受损。这也说明，多发性硬化症患者的大脑可能也会从酮体等替代能源中获益（图 5.44）。

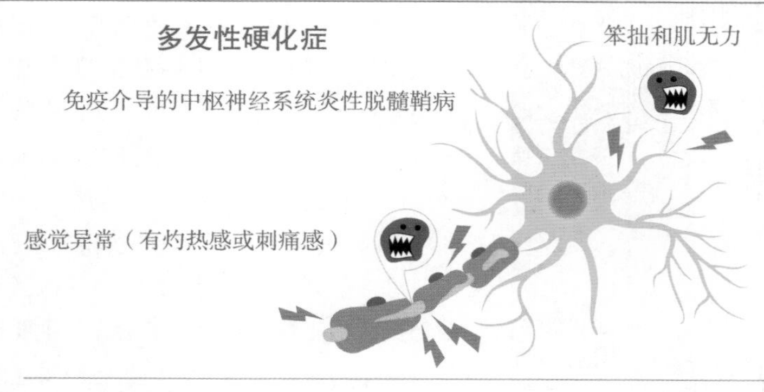

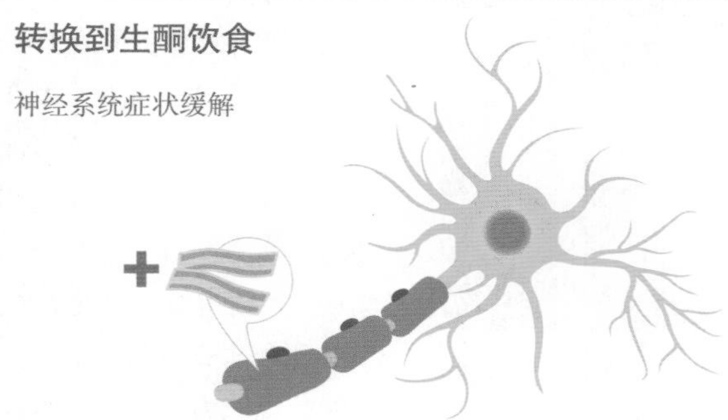

图 5.44　免疫系统炎症会导致脱髓鞘病，生酮饮食等抗炎症饮食可以使神经系统恢复健康

一项针对 85 名多发性硬化症患者的初步研究显示，随着病情恶化，大脑的葡萄糖代谢能力与疾病的发展具有高度相关性，即病情越严重，患者大脑代谢葡萄糖的能力就越差（图 5.45）。此外，有证据表明，人体在大脑摄取葡萄糖受阻的情况下，会增加酮转运蛋白的数量，从而试图为大脑提供更多的能源。

迄今为止，关于生酮饮食或酮补剂对多发性硬化症患者的影响的人体实验还很有限。不过，我们认为，在未来几年内会有大量的研究出现。目前，生酮饮食已被证明是安全的，其可以提高人体三磷酸腺苷的产量，缓解线粒体功能失调，提升人体抗氧化水平并减轻氧化损伤。

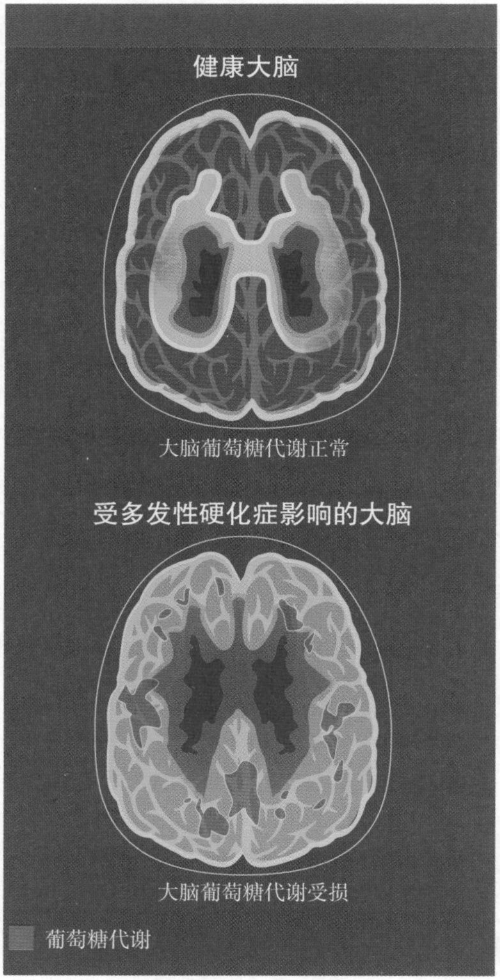

图 5.45　健康大脑和受多发性硬化症影响的大脑代谢葡萄糖的能力的不同

多发性硬化症患者大脑葡萄糖代谢受损情况

孤独症

据相关报告估计，在美国每 160 人中就有 1 人受到孤独症谱系障碍的困扰，该病是一种复杂的神经发育异常的状况。一份来自美国疾控中心的报告显示，在美国每 68 名儿童中就有 1 名儿童受到孤独症的影响，而且，在过去的几十年中，这一比例一直在稳步上升。孤独症患者一般会表现出 3 个核心症状：社交障碍、行为重复和沟通困难。此外，癫痫、胃肠道疾病、免疫系统问题和内分泌系统问题在孤独症儿童中也很常见。研究人员之所以使用“谱系”一词为该病下定义，是因为损伤的类型和程度因人而异。研究人员尽管对这一课题进行了大量的研究，但迄今为止仍然没有发现孤独症的致病原因。不过，大多数研究人员都认为，遗传和环境因素的共同作用可能是主要的致病因素。

许多研究人员认为，线粒体功能障碍和葡萄糖代谢功能受损是引发孤独症的主要原因。与线粒体功能障碍相关的症状也越来越多地出现在了孤独症患者的身上。此外，近 40% 的孤独症患者也经历过癫痫发作，这表明，这两种疾病之间有着明显的相似性。鉴于生酮饮食已被证明在治疗癫痫和其他与线粒体功能障碍有关的疾病方面有着重要价值，因此我们推测生酮饮食可能也有助于缓解孤独症。

几项研究表明，给老鼠饲喂生酮餐后，它们的社交能力和行为会得到改善。此外，对执行生酮饮食法的孤独症儿童的研究记录了受试

生酮小知识

雷特综合征

雷特综合征最早发现于1966年，这是一种主要发生在女童身上的神经发育性障碍。虽然这种疾病的病因和症状与孤独症不同，但受雷特综合征影响的儿童往往表现出与孤独症类似的行为，如手部重复运动、长时间用脚趾行走、身体摇晃、睡眠障碍，以及出现运动能力、心理状况和社交能力的全面进展性恶化。一项研究调查了生酮饮食对7名出现顽固性癫痫的雷特综合征女孩的影响。7名受试者中有5名坚持执行了生酮饮食法，她们的行为能力和运动能力都得到了改善。该项研究的结论是:"由于碳水化合物在人体内的代谢可能存在缺陷同时还会导致严重的癫痫，因此对缓解癫痫症状来说，执行生酮饮食法是可行的。此外，该疗法似乎也有利于缓解雷特综合征患者的其他临床症状。"后来，研究人员发表了一篇被诊断为顽固性癫痫和雷特综合征（通过MECP2基因突变鉴定）的12岁女孩的病例报告。研究人员发现，当这名患者执行生酮饮食法时，她的癫痫发作频率降低了，行为能力也得到了明显改善。

儿童孤独症评定量表得分的改善，儿童孤独症评定量表是一种常用于诊断孤独症程度的评定量表。此外，一项针对一名患有孤独症的12岁女孩的研究发现，在执行高脂低糖饮食法（同时摄入中链甘油三酯）后的几周内，这名女孩的癫痫发作次数减少了。

一年后，这名女孩的抗惊厥药物用量减少了50%，体重减轻了27 kg左右，认知能力、语言能力和社交能力显著提高，镇静能力增强，智商提高，儿童孤独症评定量表的评分也从49分变为了17分。以上情况表明，该患者的严重的孤独症已经被治愈了。

目前，我们还不完全清楚生酮饮食治疗孤独症的原理是什么，但如果如人们所想的那样，孤独症的产生与线粒体损伤以及线粒体利用葡萄糖产生能量的能力受损有关，那么生酮饮食可能是通过增加线粒体的数量及使酮体替代葡萄糖成为新的能源来缓解孤独症的。因为酮体可以绕过线粒体中功能不正常的区域，或促使人体产生新的、功能正常的线粒体。此外，孤独症患者经常会表现出发炎和活性氧增加的症状，这会对人体组织和DNA造成损害。通过执行生酮饮食法使身体处于酮症状态可能减少这些问题的发生。此外，执行生酮饮食法能够增加人体内腺苷的数量，而腺苷可作为睡眠调节剂作用于大脑——通常来说，孤独症儿童体内的腺苷较少，常出现睡眠困难问题。而且，腺苷的增加似乎也有助于减少焦虑、癫痫和重复行为的发生。

目前，生酮饮食治疗孤独症谱系障碍的确切机制还不完全清楚。但许多父母已经联系到我们，说他们让患有孤独症的孩子执行生酮饮食法、摄入酮补剂或将两种方法联合使用后，孩子的病情得到了显著的改善。不过，孤独症儿童在执行生酮饮食法时，一定要注意以下问题。

（1）非生酮的高脂饮食可能会加重症状。这可能是因为一些孤独症患者的身体很难分解某些类型的长链脂肪酸。因此，这类患者需要寻找更多类型的生酮脂肪，如中链甘油三酯或短链脂肪酸。补充酮补剂并食用精心配比的生酮餐也有助于孤独症的治疗。

（2）一般来说，对蛋白质和其他营养物质的严格限制会导致儿童体重难以增加，还会抑制生长。由于孤独症儿童可能已经出现了体重不足的情况，因此，当他们执行生酮饮食法时，应该由有经验的医生和营养师负责对其进行密切监控。维生素及充足的蛋白质等对儿童的成长发育是很重要的，因此我们还要针对每个患儿的情况个性化地调整生酮饮食方案。此外，研究证明，补充维生素 B_1、脂肪酸和左旋肉碱也有助于治疗孤独症，因为它们可能能够帮助身体分解和利用饮食中的宏量营养素。

生酮小知识

快乐木偶综合征

快乐木偶综合征（又称安格尔曼综合征）是一种罕见的神经遗传性疾病，在美国每 15000 个新生儿中就会有 1 例。该病常被误诊为大脑性瘫痪或孤独症，其特征是严重的发育迟缓、癫痫、语言障碍、动作不协调和四肢颤抖，以及出现种种独特的行为，如双手举高并挥舞和夸张地大笑。医生们通常会选用抗癫痫药物以及物理疗法和语言疗法来治疗这种疾病。

尽管雷特综合征和快乐木偶综合征是由不同的基因突变引起的（雷特综合征：MECP2 发生基因突变；快乐木偶综合征：UBE3A 发生基因突变），但其临床症状相似。关于快乐木偶综合征的直接研究数据很有限，不过，在一项涉及一个患有快乐木偶综合征且每日都会发作癫痫（抗惊厥疗法无效）的 5 岁女孩的研究中，女孩在开始执行生酮比为 4 ：1 的生酮饮食法后的几个月内，癫痫未再发作，睡眠有所改善，多动行为减少。这可能是由于其葡萄糖代谢功能受损的情况有所改善，以及 γ－氨基丁酸的代谢变得平衡，因为通常情况下，快乐木偶综合征患者体内的 γ－氨基丁酸的代谢是失调的。

最近，研究人员观察了被饲喂酮酯的快乐木偶综合征小鼠。研究人员在 8 周内为小鼠饲喂了任意量的 R,S–1,3– 丁二醇乙酰乙酸二酯。结果显示，酮酯提高了快乐木偶综合征小鼠的运动协调能力、学习记忆能力并增强了突触的可塑性。同时，酮酯也显现出了抗惊厥的特性。以上情况表明，生酮饮食和酮补剂被用于治疗快乐木偶综合征患者的前景相当广阔。

抑郁症和焦虑症

美国抑郁症和焦虑症协会提供的数据显示，约 6.7% 的美国人和超过 1500 万的美国成年人正受到抑郁症的困扰。而焦虑症是美国最常见的精神疾病，正影响着近 4000 万的美国成年人。这两种疾病之间有很多相似性：几乎一半的抑郁症患者也同时患有焦虑症。一些研究人员认为，抑郁症或焦虑症患者的脑能量代谢功能较差，而生酮饮食具有改善患者脑能量代谢功能的作用，有助于稳定患者情绪。此外，生酮饮食已被证明能够提高抑郁症患者的多巴胺和 5– 羟色胺水平。

Porsolt 游泳测试常被用于测试动物的抑郁程度（图 5.46）。该测试将小鼠放入一个充满水的四壁光滑的空间里，研究人员记录下它们在放弃逃跑后静止不动的时间。一项研究为一组小鼠饲喂生酮比为 4 ：1 的生酮饮食，为另一组小鼠饲喂普通食物，除此之外，两组小鼠的其他所有饮食变量（蛋白质、维生素和矿物质的摄入量）都相同。研究发现，生酮饮食组的静止时间少于对照组，这表明生酮饮食可能具有抗抑郁作用。

在另一项研究中，研究人员为怀孕的小鼠饲喂生酮餐，当其子代出生后，研究人员又为其子代饲喂普通食物。结果显示，子代成年后较母代更不易患抑郁症和焦虑症。而且，它们的血糖水平也较低，比食用普通食物的小鼠所生的后代更为活跃。

有关生酮饮食对焦虑症和抑郁症影响的研究还很有限。不过相关研究表明，许多抑郁症（如单相抑郁症和双相抑郁症）与大脑对葡萄糖的利用率降低和大脑中化学物质的改变有关。因此，鉴于酮体能够在葡萄糖未被有效利用时为大脑提供能量，生酮饮食或酮补剂能够帮助改善情绪和缓解焦虑。此外，大多数抗抑

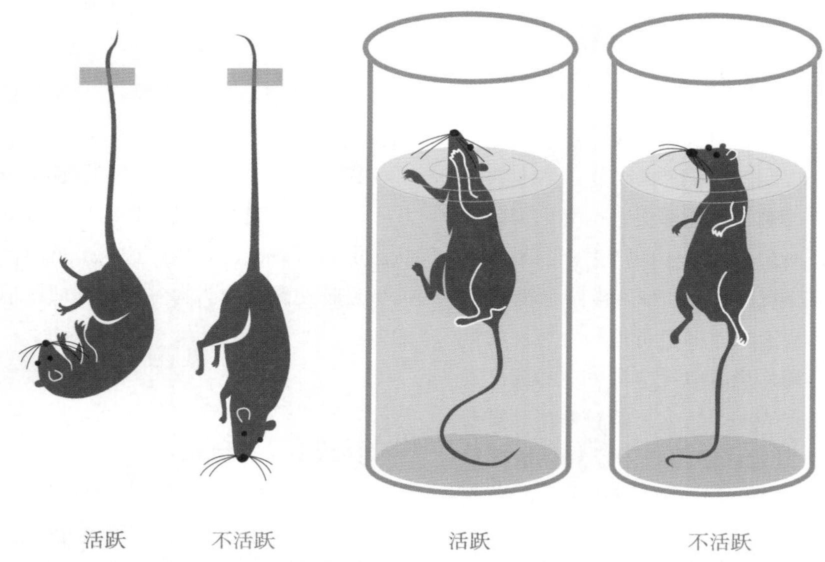

图 5.46 常被用来测试动物的抑郁程度的 Porsolt 游泳测试

生酮小知识

你的饮食习惯会改变孩子的一生吗?

我们很高兴看到这种类型的研究出现在抑郁症和焦虑症的研究领域。我们希望能看到一项关于终身执行生酮饮食法的动物的后代对抑郁症和焦虑症这两种疾病的易感性的研究。有一项研究观察了在子宫内就暴露于高血酮水平的环境的小鼠的情况。研究发现，生活习惯(运动习惯、饮食习惯等)可能对后代产生影响。该论文的作者指出："食用生酮餐的动物的后代可能会出现行为上的变化，如学习和记忆的变化，还会逐渐产生对神经退行性疾病的易感性的变化。"这表明，基因表达的改变可能对食用生酮餐的动物的后代有着长期的积极影响。

郁药物都有一些非常严重的副作用，因此，探索替代疗法很有必要。我们还需要进一步研究生酮饮食对抑郁症和焦虑症的影响。

双相情感障碍

双相情感障碍（以前被称为躁郁症）是以躁狂和抑郁交替发作为临床特征的心理障碍。治疗双相情感障碍的第一步是使用抗精神病和抗抑郁药物。有趣的是，许多抗惊厥药物也被用作情绪稳定剂。

双相情感障碍与大脑对葡萄糖的利用率降低有关。虽然遗传可能增强人体对该病的易感性，但心理、环境和生活方式等因素似乎也起了很大的作用。双相情感障碍患者往往会比普通人摄入更多的碳水化合物——他们可能是在不自觉地试着用甜食来进行自我安慰，让自己感觉好一些。但由于大脑葡萄糖代谢功能受损，双相情感障碍患者摄入的大量葡萄糖可能无法完全被用来为大脑供能，反而会使病情加重。

双相情感障碍患者的氧化应激水平较高，而氧化应激反应是自由基过量生产的结果，可能损害 DNA 和蛋白质等细胞成分。低卡饮食和低糖饮食等已被证明能够促进抗氧化剂如谷胱甘肽（可以对抗自由基）的产生，同时还可以减轻氧化应激反应。此外，胰岛素抵抗常与双相情感障碍有关，并且可能妨碍该病的治疗。双相情感障碍患者氧化应激反应和胰岛素抵抗增强的情况表明，饮食可能对病情有重要影响。除此之外，许多用于治疗双相情感障碍的药物可能导致患者体重增加（如腰部脂肪增多），并最终使患者出现代谢综合征。药物治疗是一种消极的治疗措施，会增加患者患心脏病、脑卒中和糖尿病的风险。生酮饮食已被证明可以减轻胰岛素抵抗，因此，无论生酮饮食是否真的能够直接被用于治疗双相情感障碍，它都可以提高双相情感障碍患者整体的健康水平和生活质量，进而间接地使该病得到缓解。

有两份病例报告显示，生酮饮食可能对双相情感障碍的治疗产生积极影响。第一个病例是一位 69 岁的女性，她 20 多岁就患有双相情感障碍。到目前为止，她已经进行了 2 年的生酮饮食。在此期间，她的症状得到了明显改善，已经可以停止服药。她说："以前，即使服用了药物，我也会常常感到不安。虽然这些药物对抑郁症的治疗有很大的帮助，但它们对我的狂躁症或者说坏脾气并没有多大用处。不过，自从通过执行生酮饮食法进入了酮症状态，我从来没有乱发过一次脾气……我发现自己的精神状态开始变好了……我觉得是生酮饮食改变了我的生活。"第二个病例是一位 25 岁的女性，她 13 岁就患有双相情感障碍，进行了多年的药物治疗，近期她开始通过食用生酮餐（70% 的脂肪，22% 的蛋白质，8% 的碳水化合物）来缓解病情。这名患者发现，在执行生酮饮食法之后，自己的情绪"明显变得更加平稳了"。因此，她决定将这种饮食习惯一直坚持下去。

以上两位患者在执行生酮饮食法后均未出现不良反应，她们都意识到了使身体进入酮症状态能够有效减轻病情。这将有可能促使研究人员将补充酮体作为另一种治疗双相情感障碍的方法。

偏头痛 / 头痛

偏头痛是世界第三大常见疾病。偏头痛研究基金会（Migraine Research Foundation）的数据显示，全球近 12% 的人患有偏头痛。虽然头痛让人不适，但偏头痛给人带来的影响更大。该病除了会引发剧烈的头痛外，还会导致恶心、呕吐和视觉障碍。与癫痫一样，偏头痛的病因也是神经功能障碍。因此，治疗癫痫的抗惊厥药也常被用于治疗偏头痛。

1924 年，托马斯发表了一篇有趣的文章，文章写道："我认为糖是引发偏头痛的一个重要因素。现在，许多患有偏头痛的人可能发现，如果将糖从饮食中去除，偏头痛就会完全消失！"现在看来，这真是一个大胆的言论。1928 年，记录使用生酮饮食治疗偏头痛的首个文献出现了。该文献的作者说，尽管有些患者难以坚持执行生酮饮食法，但本研究的 23 名患者中有 9 名病情得到了一些缓解，这已经让我们得到了相当大的鼓励。我们希望有更多的患者能够尝试这种饮食法。

以下是一些关于生酮饮食有益于治疗偏头痛的较新的研究。

一名 40 多岁的女性患有复发性偏头痛。她参加了一项减肥计划，该计划包含一种改良的断食，要求患者每天饮用 3~4 份高蛋白低糖奶昔。

虽然这可能不是最好的生酮方法，但由于其对能量摄入量和碳水化合物摄入量的限制，这名患者在使用该方法后仍然进入了酮症状态。此后，这名患者连续 14 个月没有出现偏头痛。

一项研究让一组长期以来每日都会发作头痛的青少年（12~19 岁）执行改良的阿特金斯饮食法，要求他们每天摄入少于 15 g 的碳水化合物。3 个月后，有 3 名受试者的头痛症状减轻，生活质量也有所改善。（可惜的是，在这项研究中，只有 3 名受试者能够坚持执行这种饮食法。这也不奇怪，因为当他们的朋友和同学都吃非生酮的零食和糖果时，要他们坚持不吃也很难。）

在一项对患有神经系统疾病（包括偏头痛）的双胞胎的研究中，执行生酮比为 3 ∶ 1 的生酮饮食的患者在接受治疗期间，偏头痛得到了彻底缓解。研究发现，疾病的缓解程度与患者进入酮症状态的程度成正比。

一项对 45 名患有头痛的超重妇女进行的研究表明，受试者仅执行了 1 个月的生酮饮食法，每月头痛的天数就减少了（从大约每月 5 天减少到 1 天）。

目前，引发偏头痛和头痛的直接原因尚不可知，但生酮饮食已被证明能够有效缓解该病症状。我们发现，与偏头痛和头痛类似的许多其他健康问题都与线粒体功能障碍以及与之相伴的大脑三磷酸腺苷产量减少有关。酮体作为一种替代能源，可以绕过线粒体的问题区域为人体供能。鉴于偏头痛可能由神经炎症引发，生酮饮食的减轻炎症的作用可能也能在一定程度上有助于缓解偏头痛。

有趣的是，我们收到大量能证明酮补剂对治疗偏头痛有极大帮助的病例报告，如果线粒体功能障碍和神经炎症确实是偏头痛的病因，那么酮补剂应该能够有助于偏头痛的治疗。不过，这一假说还未得到科学验证。

在决定执行生酮饮食法或补充酮补剂之前，我们还需要考虑一些因素，如患者年龄、头痛发作频率、并发症情况和服用的药物。我们的建议是，偏头痛患者在改变饮食之前先咨询专业的医生。

创伤后应激障碍

创伤后应激障碍是指一些人在经历了强烈的恐惧和无助感或经历及目睹了可能危及生命的事件（如战争、自然灾害、车祸或性侵犯）后所发展起来的精神障碍。据估计，美国有 8% 的人口（即 2440 万人）受创伤后应激障碍影响。女性创伤后应激障碍的患病率高于男性，约为 10%，而男性为 4%，这可能是因为女性比男性更愿意主动地寻求医疗帮助。

每个人都有可能患创伤后应激障碍，经历过战争的军人往往最容易患病。根据美国国防部的消息，死于自杀的美国老兵的人数比死于战争的人数还多。在参加过某些重要战争的军人中，有 11%~20% 的军人都在战争结束后的不同时间内患上了创伤后应激障碍。除了对个人及家人造成的巨大影响外，创伤后应激障碍每年为美国造成的经济损失远超 400 亿美元。此外，创伤后应激障碍经常被误诊或被患者忽视，这又进一步增加了医疗费用和诊疗时间。

创伤后应激障碍的症状有闪回现象、噩梦、对刺耳声音的反应较大、抑郁、失眠、焦虑以及逃避类似的创伤性事件。创伤后应激障碍患者还会出现包括血糖水平、甘油三酯水平和低密度脂蛋白胆固醇水平升高以及高密度脂蛋白胆固醇水平降低的情况。可怕的是，以上这些症状还会使患者罹患 2 型糖尿病和心血管疾病的风险提高。

一些研究显示，创伤后应激障碍的病因可能是肠 – 脑轴（大脑和肠道之间的通道）受损。

肠道和大脑关系密切，由肠道细菌产生的许多化学物质（比如乙酸、丙酸和丁酸）会刺激神经细胞，该刺激又会产生电子信号，进而被传送至大脑。肠道能够影响人体的免疫系统及神经系统等。创伤后应激障碍患者通常会出现肠易激综合征、肠道通透性增强（小肠内壁的间隙能够使较大的食物颗粒通过，使其进入血液，引起免疫反应）、肠道菌群失调、应激激素和皮质醇水平升高以及系统性炎症反应综合征等疾病和症状，这些疾病和症状还会引发胃肠道并发症。此外，大脑也会受到创伤后应激障碍的影响，患者会出现短期记忆受损、注意力下降以及敌对情绪增加的症状。而且，患者可能会更加依赖酒精以及更有可能实施家庭暴力。因此，维持肠 – 脑轴的健康对缓解创伤后应激障碍的许多症状有相当大的帮助。一个更健康的肠道可能会使与大脑相关的疾病减少，而一个更健康的大脑也会使与肠道相关的疾病减少。

目前，治疗创伤后应激障碍的方法有心理疗法及药物疗法，特别是使用抗抑郁药物。这些疗法可能有助于缓解疾病，但也有副作用，如药物成瘾或药物依赖。

生酮饮食可能也是一种潜在的疗法。研究已经证明，生酮饮食能够降低患者胆固醇水平和血糖水平，并减轻炎症。它还可以通过向肠道提供丁酸盐（一种短链脂肪酸，β 羟丁酸分解后的副产物，能够为肠道中的有益细菌提供能源）来使肠壁更健康。β 羟丁酸也有可能引起轻度的兴奋状态，从而改善患者的情绪和认知功能。此外，生酮饮食可以帮助患者改善认知功能、增强血清素的代谢和抑制使大脑老化的物质的产生。因此，执行生酮饮食法或补充酮补剂能够使血酮水平升高，进而通过多种机制来减弱创伤后应激障碍造成的影响。当然，我们还需要进行更多更直接的研究（目前也正在进行）。

精神分裂症

美国约有 1% 的人口患有精神分裂症，尽管比例不高，但该病的影响还是不应被忽视，因为它会为国家带来非常沉重的经济负担。2002 年，美国政府用于治疗精神分裂症的总医疗费用约为 627 亿美元。精神分裂症是一种严重的神经发育障碍性脑部疾病，位于世界十大致残原因之列，其特征是知觉障碍、认知障碍和行为障碍。具体症状包括易激动、社交孤立、动作重复、妄想、偏执和幻听。不过，使用抗精神病药物和心理疗法对该病进行治疗，治愈率是相当高的。

精神分裂症患者通常会出现其他健康问题，如高血压、心血管疾病、胆固醇水平低、内脏脂肪多、胰岛素抵抗和 2 型糖尿病等。大多数抗精神病药物都有副作用，会导致体重增加、胰岛素抵抗以及诱发其他并发症（如 2 型糖尿病等）。生酮饮食可以改善这些健康问题和减轻药物带来的副作用。

生酮饮食也有可能缓解精神分裂症的症状。一名在 17 岁时被诊断患有精神分裂症的 70 岁女性每天都会出现严重幻觉，且多次试图自杀。在医生的建议下，她开始执行生酮饮食法，即每天食用肉类（不限量）、鸡蛋（不限量）、奶酪（113 g）、蔬菜，每日碳水化合物摄入量限制在 20 g 以下。仅仅执行了 19 天的生酮饮食法后，她幻听或幻视的症状就没有再出现。在这期间，她的服药情况没有任何变化，生活也没有任何变化，唯一有变化的是她的饮食。在之后的 1 年里，她继续执行生酮饮食法，病情没有再复发，而且她的身体能量储备增加了，身体成分也有了持续的改善。

相关研究暗示了生酮饮食治疗精神分裂症的潜在可能。精神分裂症患者大脑海马体（大脑负责情绪和记忆的部分）的活动往往有所增强，而研究发现，生酮饮食可以改善小鼠海马体功能。由此，研究人员推断，该疗法可能有助于减少精神分裂症患者多动症的发作。尽管该饮食疗法的作用机制尚未可知，但50多年前的一项研究报告指出，习惯食用大量麦片和小麦的人更容易患精神分裂症。尽管我们还需要进行更多的研究来论证生酮饮食治疗精神分裂症的作用机制，但对于精神分裂症患者来说，食用精心配比的生酮餐可能是一种有效的方法。

亨廷顿病

亨廷顿病是一种遗传性神经退行性疾病，其特征是运动不受控制、精神异常以及认知功能受损。这种疾病是由单一基因的遗传突变引发的，该种基因突变导致了淀粉样斑块缠结（在阿尔茨海默病、帕金森病和肌萎缩侧索硬化患者大脑内也会发现淀粉样斑块缠结）。随着时间的推移，这些斑块所引发的症状和并发症会逐渐恶化，最终导致患者死亡。

尽管亨廷顿病不一定是线粒体疾病，但研究显示，该病患者的大脑和骨骼肌能量代谢受损。此外，研究表明，亨廷顿病患者肌肉中三磷酸腺苷的产量较少，电子传递链（产生三磷酸腺苷的主要途径）的活性较弱，氧化应激反应较强，而所有这些问题都可以通过执行生酮饮食法来改善。亨廷顿病还会导致患者体重不断减轻（肌肉也会减少），并出现严重的并发症（图5.47）。一项研究发现，生酮饮食可以使亨廷顿病患者的体重保持不变，但是对患者的协调性或记忆力的影响不显著。

治疗2型糖尿病的药物已被证明可以提高亨廷顿病患者的存活率，并缓解其症状。这表明，生酮饮食所带来的血糖水平降低可能也有助于治疗这一疾病。此外，相关证据表明，RNA的四个核苷单元之一的腺苷能够提高患者的多巴胺水平，从而缓解亨廷顿病的症状。

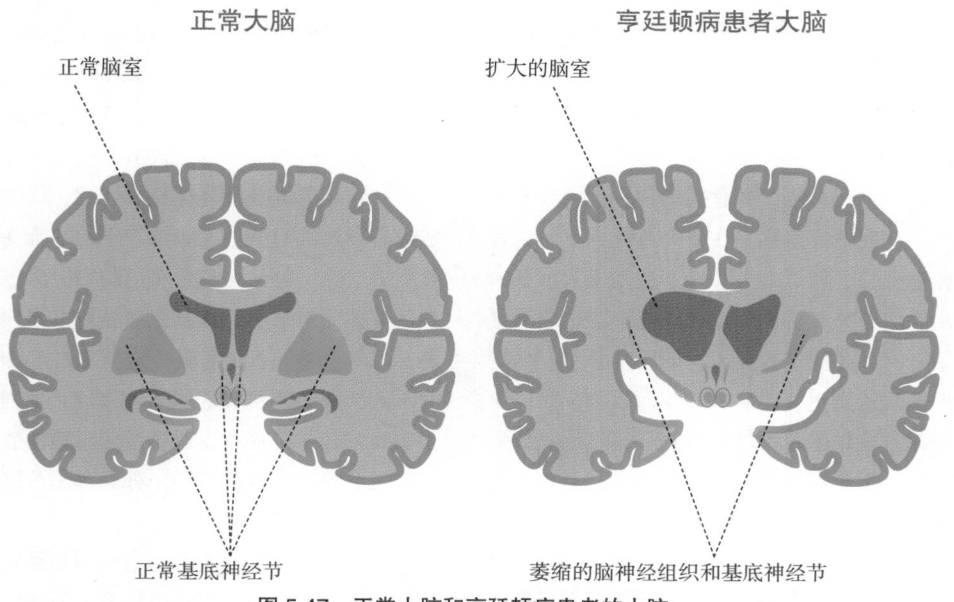

图5.47 正常大脑和亨廷顿病患者的大脑

亨廷顿病的特征是大脑的某些区域扩大以及某些区域缩小，该病的并发症是患者身体虚弱

多囊卵巢综合征

多囊卵巢综合征是由女性生殖激素失衡导致的疾病，是女性不孕的最常见病因。多囊卵巢综合征基金会的数据显示，大约 10% 的育龄妇女受到多囊卵巢综合征的困扰。半数以上被诊断为多囊卵巢综合征的女性超重或肥胖。此外，多囊卵巢综合征通常与胰岛素抵抗、代谢综合征、高血糖、短期记忆力下降和大脑葡萄糖代谢受损有关。确诊多囊卵巢综合征的女性比健康女性更容易出现早期认知功能下降的情况。

虽然治疗糖尿病的药物似乎能够缓解多囊卵巢综合征的许多并发症，但目前还没有治愈多囊卵巢综合征的方法。鉴于该病与葡萄糖代谢受损有关，因此通过让多囊卵巢综合征患者采用适当的营养干预方案来增强大脑能量代谢并缓解胰岛素抵抗似乎是合乎逻辑的。此外，多囊卵巢综合征本质上与炎症相关，具体表现为患者体内C反应蛋白（炎症标志物）水平较高。因此，从逻辑上讲，生酮饮食可能有助于增强患者大脑的葡萄糖代谢并减轻炎症。

在一项为期 6 个月的研究中，研究人员让 5 名确诊多囊卵巢综合征的女性每天摄入 20 g 以下的碳水化合物，并食用动物性食物和低糖蔬菜，从而诱发酮症。在研究过程中，受试者的体重平均下降了 12% 以上，生殖激素水平和胰岛素水平显著提高。如果这还不能说明问题的话，有 2 名受试者在研究期间怀孕了，而她们此前均患有生育障碍并发症。目前，我们尚不清楚这些结果是由体重减轻还是由酮症所致的，但这项研究证明了生酮饮食可能对患有多囊卵巢综合征的女性有益。

我们看到并听到过许多多囊卵巢综合征患者执行低糖生酮饮食法（有时甚至补充酮补剂）的故事，她们的健康水平和生活质量均有显著提高。因此，提高胰岛素敏感性和减轻体重（如服用降糖补剂和进行运动）可能也会有效地降低患者的雄激素水平和睾酮水平，调节排卵并减轻多囊卵巢综合征的各种相关症状。

肌萎缩侧索硬化

我们是狂热的棒球迷，由于所熟知的棒球界传奇人物卢・格里格被诊断患有肌萎缩侧索硬化，因此我们对这一疾病有所了解。这种会让人极度虚弱的疾病会影响人的神经和肌肉功能。肌萎缩侧索硬化协会提供的资料显示，美国每天约新增 15 个肌萎缩侧索硬化患者。无论在哪个时期，美国都有 20000 人患有此病，患者主要为 40~70 岁的高加索男性。肌萎缩侧索硬化患者在全世界随处可见。患者确诊肌萎缩侧索硬化后的平均生存时间约为 3 年，这种疾病一旦发病，恶化进程几乎不会停止，最终患者会丧失行走、穿衣、写字、说话、吞咽和呼吸的能力。

从科学的角度来看，肌萎缩侧索硬化是一种神经退行性疾病。患者大脑和脊髓中的神经细胞死亡，导致肌肉的流失。虽然肌萎缩侧索硬化的发病机制尚不清楚，但一些科学家认为其主要致病原因是氧化损伤、炎症、线粒体功能障碍以及谷氨酸过度刺激导致的细胞受损或死亡。虽然一种名为利鲁唑的药物因其抗谷氨酸的特性而被证明能抑制肌萎缩侧索硬化的发展，但其价格昂贵，且只能对谷氨酸起作用，并不能影响引发肌萎缩侧索硬化的其他因素。生酮饮食和酮补剂可以通过减轻患者的氧化损伤和炎症及为患者提供另一种能源来帮助缓解症状。

有约 10% 的肌萎缩侧索硬化可以遗传给下一代，这可能是因为该病由影响线粒体的基因突变所致。一项对肌萎缩侧索硬化患者的研究发现，他们的线粒体功能受损。还有一项研究发现，为有与肌萎缩侧索硬化类似的症状的动物饲喂生酮餐后，它们保持运动功能的时间比对照组长。更有趣的是，当研究人员从这些小鼠身上提取了线粒体并向其中注入纯 D-β 羟丁酸时，三磷酸腺苷的产量在短短的 12 分钟内急剧增加。此外，研究人员发现，D-β 羟丁酸实际上还减缓了脊髓运动神经元细胞的死亡速度（图 5.48）。

还有研究发现，C8 中链甘油三酯能代谢成酮体，可防止脊髓中的神经元流失，帮助患者改善运动功能并减轻肌无力。此外，研究人员还对生酮饮食与迪安娜方案（Deanna Protocol，一个旨在帮助产生能量的补剂摄入方案）进行了研究，研究发现，有与肌萎缩侧索硬化类似症状的小鼠被饲喂生酮餐并配合使用迪安娜方案后运动功能有所改善，生存时间有所延长。

这一研究结果清晰地表明，无论是执行生酮饮食法还是摄入补剂所引发的较高的血酮水平都可以帮助改善线粒体功能并促进三磷酸腺苷生成，且有可能保护运动神经元免于死亡。

注意力缺陷多动障碍

注意力缺陷多动障碍是一个全球性的疾病，对儿童和成人均有影响。患者的特点是注意力不集中（容易分心）、多动（难以安静地坐着、话多）以及容易冲动（在谈话中打断别人、不考虑后果就行动）。由于连接大脑不同区域的通路可能被改变，大脑不同区域的体积可能因此减小，因此注意力缺陷多动障碍患者的大脑活动可能受到影响，进而导致了上述各种症状的出现。

目前，关于注意力缺陷多动障碍这一疾病是独立存在的还是源自其他疾病这一问题还存在争议。鉴于没有专门的实验室来研究注意力缺陷多动障碍，磁共振成像也不能确定一个人是否患有注意力缺陷多动障碍，因此，人们才会对这一疾病的真实性产生怀疑。不过，根据美国疾病控制中心提供的数据，截至 2011 年，4~17 岁儿童（共 640 万）中有 11% 的人被诊断患有注意力缺陷多动障碍。如图 5.49 所示，自 2003 年以来，注意力缺陷多动障碍的患病率

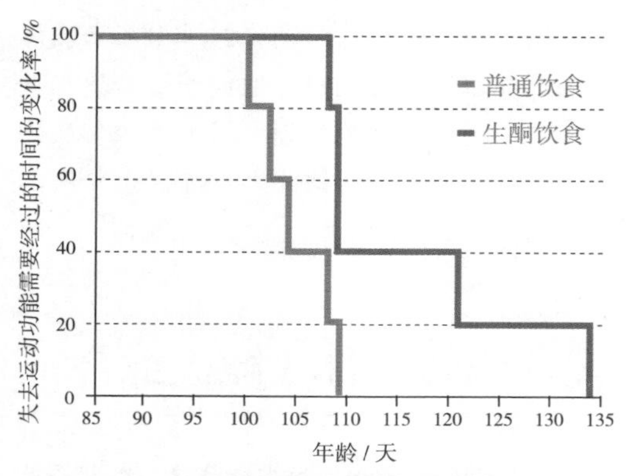

图 5.48 生酮饮食和普通饮食对动物运动功能的影响

被饲喂生酮餐的小鼠比被饲喂普通餐的小鼠维持运动功能的时间更长

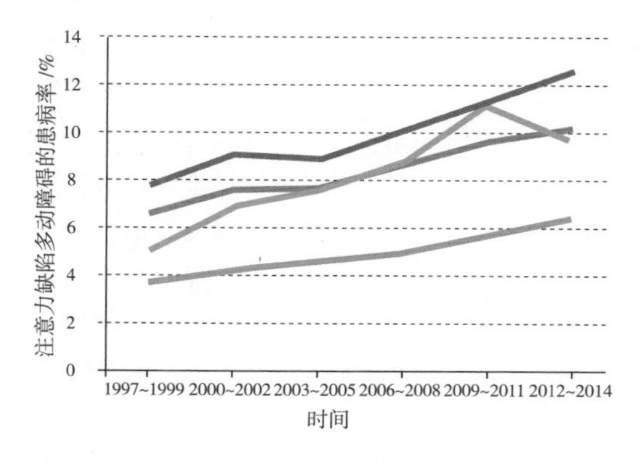

图 5.49 1997~2014 年间，注意力缺陷多动障碍的患病率

逐年上升。最令人惊讶的是，2011 年，美国有 6.1% 的儿童在服用注意力缺陷多动障碍药物，美国每年仅因此一项疾病支出的医疗费用就超过 420 亿美元。

最近，有关缓解注意力缺陷多动障碍的饮食方法有了更多的讨论，特别是针对儿童和青年的注意力缺陷多动障碍。一些报告指出，糖的大量摄入是引发注意力缺陷多动障碍的罪魁祸首。还有一些研究报告表明，注意力不集中的程度与糖的摄入量成正比。此外，我们在观察摄入过量糖的儿童大脑中的脑电活动时，发现大量摄入糖（导致胰岛素的大量分泌）后出现的低血糖与大脑皮层的正常电活动受损有关。有趣的是，癫痫患儿也常常表现出注意力缺陷多动障碍的症状，而注意力缺陷多动障碍患儿也往往有类似于癫痫患儿的脑电活动。生酮饮食能够显著减少糖的摄入量，单凭这一点就可以帮助注意力缺陷多动障碍患者缓解症状。

针对治疗注意力缺陷多动障碍的生酮饮食的研究还很有限。不过，其中一项研究发现，执行生酮饮食法的儿童的大脑活动得到了稳步改善。在注意力缺陷多动障碍模型中执行生酮比为 4 ∶ 1 的生酮饮食法的动物研究已经观察到，动物的大脑活动水平恢复正常，这表明生酮饮食可能对治疗注意力缺陷多动障碍有效。最后，有一项人体实验观察了生酮饮食对注意力缺陷多动障碍患儿的发育和行为的影响。研究人员发现，在执行生酮饮食法 20 个月后，受试者的警觉性、认知功能和行为能力都有所改善，这表示生酮饮食可能有助于提高患儿的注意力。此外，父母的压力也随之减轻，这可以让他们和孩子相处时轻松一些。这些情况的改善可能是因为脑细胞线粒体异常使人体需要一种替代能源，比如酮体。我们还需要进行更多的研究来观察生酮饮食对缓解注意力缺陷多动障碍产生的作用，不过该疗法在以上个案中的成功应用为我们带来了曙光。

生酮小知识

孩子到底吃了多少糖?

最近，几位研究人员努力推动了降低儿童糖摄入量的可接受率计划。2015 年，世界卫生组织建议，2~18 岁儿童和青少年每天摄入的糖应少于 6 茶匙（约 25 g）。一些报告指出，现在的孩子平均每天要摄入 19 茶匙（超过 80 g）的糖！

几乎所有的食品中都添加了糖，特别是预包装食品，它们一般被归类在“高果糖玉米糖浆”“麦芽糊精”和“葡萄糖”等名称之下。从这个角度来看，一份烧烤酱就含有 13 g 的糖（超过儿童建议糖摄入量的一半）。一份健康的果汁含有超过 20 g 的糖，而一罐苏打水就含有 40 多克的糖，完全超过了建议摄入量。再想想我们让孩子吃比萨、炸薯条，喝苏打水，然后还要再来一份甜点的习惯。这类饮食在我们学校的食堂里是很常见的。比萨上的番茄酱竟然被算作“蔬菜”，这太荒谬了，像这样的食物很容易使孩子每天的糖摄入量严重超标。

许多人认为，补充酮补剂也可能有益于缓解注意力缺陷多动障碍，但这一点未经研究证明。但是，我们已经收到了很多未确诊该病的儿童家长的消息，他们普遍反映酮补剂使孩子的认知功能等得到了显著改善。此外，酮补剂使注意力缺陷多动障碍患儿停药的案例也真实存在。

葡萄糖转运体 1 缺乏综合征

葡萄糖转运体 1 缺乏综合征是一种遗传性脑疾病，与脑能量代谢受损有关。在这种情况下，葡萄糖进入大脑的主要转运蛋白——葡萄糖转运体 1 不能正常工作（图 5.50）。一些报

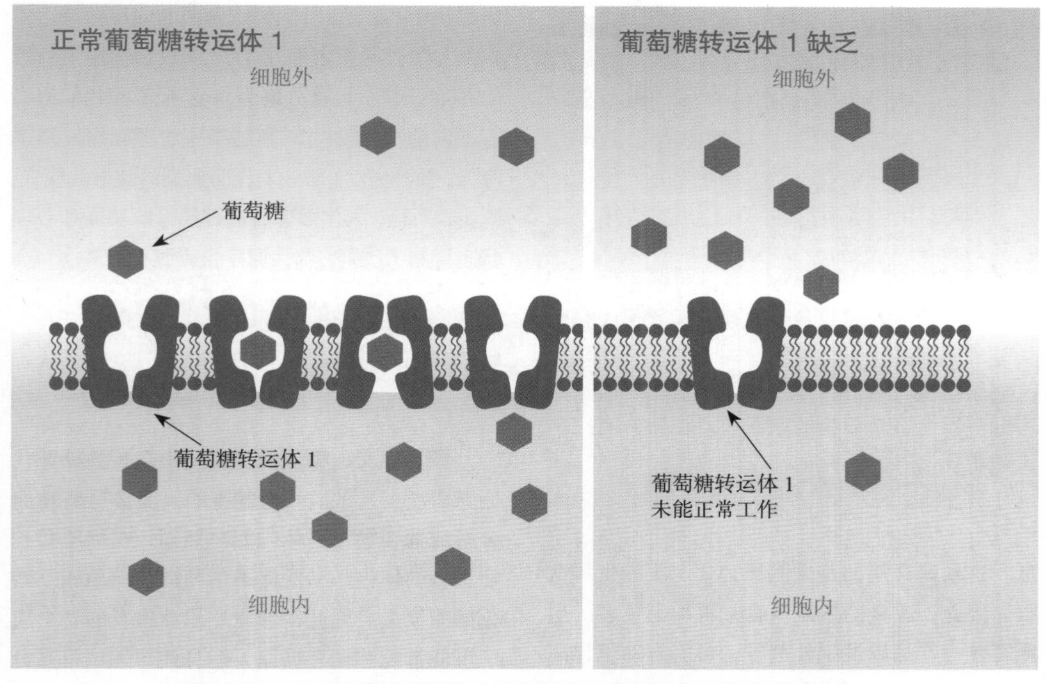

图 5.50 缺乏葡萄糖转运体 1 的细胞和正常细胞转运葡萄糖的图解

告表明，成人在静息状态下，大脑使用的能量占身体使用的总能量的 25%，在婴儿和儿童中，这个数字可以高达 80%。由于大脑严重依赖葡萄糖供能，当负责将葡萄糖输送到大脑中的转运体不能正常工作时，大脑能量代谢和整体健康与功能就会严重受损。大多数葡萄糖转运体 1 缺乏综合征患者表现出早发性癫痫、发育迟缓和复杂的运动障碍等症状。

生酮饮食是目前为止最推荐的治疗葡萄糖转运体 1 缺乏综合征的方法，因为它为大脑提供了另一种能源——酮体。然而，有一点要注意，这种疾病常常会被误诊为癫痫。准确的诊断和治疗方案是为患者提供最佳护理的关键。

大多数针对葡萄糖转运体 1 缺乏综合征的研究使用的是生酮比为 4 ∶ 1 或 3 ∶ 1 的生酮饮食，这些实验成功率很高。然而，诸如改良阿特金斯饮食等饮食法也取得了成功。一名患有葡萄糖转运体 1 缺乏综合征的 7 岁男孩进行不限能量的改良阿特金斯饮食（每天摄入少于 10 g 的碳水化合物，脂肪与蛋白质的比例为 2 ∶ 1）。他的血液中 β 羟丁酸浓度 3 天之内超过了 5 mmol/L，震颤和运动协调等许多问题都有了显著改善。而且，他能走得更快更远了。

有人担心生酮饮食对儿童或青少年来说是不可持续的，然而一项研究发现，15 名癫痫患儿中有 13 名能在数年内坚持继续执行生酮饮食法，其中 10 名患者癫痫未再发作。当被问及他们及他们的家人对这种饮食的看法时，75% 的父母认为非常有效，25% 的父母认为有一定作用。据报道，受试者在执行生酮饮食法期间警觉性、行为能力和耐力都有所提高。29% 的父母对生酮饮食的日常实用性的满意度很高，54% 的父母满意度中等，17% 的父母满意度较

生酮小知识

可以改良生酮饮食吗?

大多数生酮饮食都很严格，如生酮比为 4 ：1 或更严格，以使患者进入程度更深的酮症状态。对于癫痫患者来说，这种程度的酮症可能有效，但对于患葡萄糖转运体 1 缺乏综合征等疾病的患者来说，可能需要使用一种改良的生酮饮食。未来，使用生酮饮食、酮补剂和影响代谢途径的药物（如三庚酸甘油酯），可能让患有遗传性代谢紊乱（如葡萄糖转运体 1 缺乏综合征）疾病的患者获得较好的治疗效果。

低。这项研究用的是生酮比为 3 ：1 的生酮饮食。因此，改良的生酮饮食，再加上更多的生酮零食、产品以及酮补剂等，可能有助于提高父母和孩子的长期满意度。

补充酮体可能也对该病的治疗有效。一项研究让 14 名未执行生酮饮食法的葡萄糖转运体 1 缺乏综合征患者服用了三庚酸甘油酯（一种 C7 甘油三酯，可被分解为与 β 羟丁酸相似但略有不同的 C5 酮体）。其结果是患者癫痫发作率降低，棘波活动（癫痫发作时典型的脑电波模式）减少，而且，大多数患者的神经系统功能和心理状态得到了改善，脑代谢率也得到了提高。

糖原贮积症

顾名思义，糖原贮积症是由遗传性糖原代谢障碍所引发的。一般情况下，身体会将糖原分解成葡萄糖为身体供能。然而，在糖原贮积症患者的体内，某些促进葡萄糖与糖原相互转化的酶缺失。因此，糖原贮积症患者的各个组织可能都能够储存糖原，但身体却无法将其分解（图 5.51）。如果不能从饮食中持续获得葡萄糖，患者的血糖水平就会下降到危险的程度，

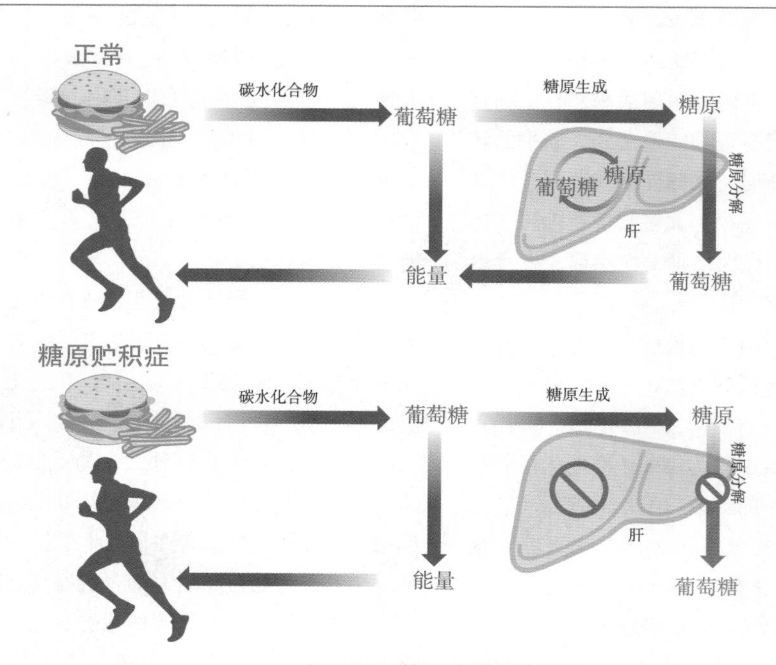

图 5.51　糖原贮积症的特征

进而对健康造成严重的不良影响。

糖原贮积症的传统疗法是让患者食用富含碳水化合物的食物并且避免断食。很有道理，对吧？我们的身体需要源源不断的能量，如果我们不能从身体存储的糖原中获得能量，那么我们就需要从饮食中持续获得能量。想象一下，假设你已经70岁了，你毕生都在努力存钱。但是，当你想要买东西的时候，你却不能用这笔钱，因为银行不让你提取。在这种情况下，你仍然需要每天工作赚钱，以便支付各种账单。对糖原贮积症患者来说，碳水化合物就像这个例子中的钱，患者认为自己唯一的选择就是每天“工作赚钱”来为身体提供源源不断的碳水化合物，却不知道还有其他选择。如你所见，想要一生都获得葡萄糖的稳定供应是很困难的。此外，由高糖饮食引发的慢性血糖升高（从而导致胰岛素水平升高）可能还会导致许多其他问题。

鉴于生酮饮食将身体从依赖葡萄糖供能转变为依赖脂肪供能，这让那些糖原贮积症患者不需要每天监测血糖水平以及食用高糖食物。患者进入酮症状态后，身体在需要能源时可以轻松利用身体储存的脂肪，因此难以利用糖原不再是大问题。

糖原贮积症有多种类型，但我们在这里主要将关注点放在糖原贮积症Ⅲ型（也被称为脱支酶缺乏症）和糖原贮积症Ⅴ型（也被称为肌磷酸化酶缺乏症或麦卡德尔病）上。

一种特殊酶的缺乏不仅使糖原贮积症Ⅲ型患者的身体难以利用糖原，还会导致肝脏、心脏和骨骼肌中糖原的积聚，进而产生严重的并发症。在这种情况下，执行生酮饮食法已被多个案例证明是有效的。第一个案例，患有糖原贮积症 Ⅲ型的姐弟两人（一个7岁的女孩和一个5岁的男孩）被安排执行生酮饮食法（60%的脂肪、25%的蛋白质和15%的碳水化合物）。仅1年后，他们的心肌酶水平、血液生化测试结果和充血性心力衰竭情况都有显著改善。第二个案例，2名确诊糖原贮积症Ⅲ型的男孩（9岁和11岁）执行了改良阿特金斯饮食法，他们每天摄入少于10 g的碳水化合物，但对蛋白质和脂肪的摄入没有限制。2个男孩在食用了几个月的改良阿特金斯饮食后，心脏功能和耐力均有所改善。

酮补剂是否会像饮食疗法一样对缓解病情有益呢？一项研究观察了一名患有糖原贮积症Ⅲ型的2个月大的男婴，并让其补充 β 羟丁酸酮补剂和执行生酮比为2 ∶ 1的生酮饮食法。24个月后，超声心动图显示，其心肌病有所改善，血糖水平稳定，且未出现任何不良反应。因此，生酮饮食与酮补剂的组合可能有利于该

生酮小知识

其他遗传代谢性疾病

糖原贮积症Ⅶ型（又称垂水病）：这种类型的糖原贮积症的特点是，酶的损伤导致三磷酸腺苷的生成紊乱，人体无法将葡萄糖转化为能量。因此，患者会出现运动不耐受、肌无力和疲劳等症状。一项研究表明，一名患有糖原贮积症Ⅶ型的男婴在4个月大时开始食用生酮比为3 ∶ 1的生酮饮食，2岁时，他的运动能力和体力显著提升。

丙酮酸脱氢酶复合物缺乏症：PDC酶缺乏会导致患者身体能量不足，尤其是大脑能量不足，如果治疗不当，可能会导致早期脑畸形。一项研究表明，2个男孩（2岁和11岁）食用轻度生酮饮食（65%的脂肪配合中链甘油三酯）后，神经系统恶化情况有所缓解，生长和发育显著加速，体力和耐力也有所提升。

最后，研究证明，生酮饮食对其他一些疾病和健康问题也有帮助，如复合物Ⅰ缺乏症、复合物Ⅱ缺乏症、复合物Ⅳ缺乏症、精氨酸代琥珀酸裂解酶缺乏、腺苷酸琥珀酸裂解酶缺乏。

病的治疗。

糖原贮积症Ⅴ型是由另一种酶的缺失所引发的，这种酶的缺失会导致患者运动不耐受、过早疲劳和肌肉疼痛。一位从4岁起就患有糖原贮积症Ⅴ型的55岁男性患者在执行生酮饮食法（80%的脂肪，14%的蛋白质，6%的碳水化合物）后，高强度运动时的耐力和体力是之前的3倍多，低中等强度运动（如步行）时的耐力和体力是之前的60倍多。

以上研究都证明了使用生酮饮食治疗糖原贮积症的可能性。由于生酮饮食能够帮助降低胰岛素水平和血糖水平，为人体提供一种替代能源，因此它可能是一种比传统疗法（持续摄入碳水化合物）更可行、更可持续的选择。

> **生酮小知识**
>
> **伤口也愈合了？**
>
> 最近，多米尼克·达戈斯蒂诺博士实验室的研究人员研究了在没有饮食限制的情况下为动物饲喂酮补剂对伤口愈合的影响。大多数人不知道慢性伤口有多严重，但相关报告显示，每年有超过180万的人出现慢性伤口，这给美国医疗系统造成了250亿美元的损失。这些数据应该足以唤起人们对这一经常被忽视的流行病的认识。进入动物体内的酮补剂能够促进伤口愈合，如加速细胞生长、促进细胞迁移、减少活性氧生成和减轻炎症等。这些都是全新的、非常有趣的发现，我们希望未来能针对这项研究进行更多的人体实验。

炎症和创伤

当你深入研究糖尿病、肾病、克罗恩病、多发性硬化症、阿尔茨海默病和癌症等疾病时，你会发现，慢性低度炎症/神经炎症是这些疾病共同的诱因。受损的免疫系统会激发更多的炎症标志物产生，从而导致一连串不良症状的出现。例如，仅在2015年，就有超过300万人被诊断患有肠易激综合征，而这个数字仅仅是与炎症相关的肠易激综合征的患者数量。

非甾体抗炎药是21世纪的热门药物。运动员和慢性疼痛患者常常通过持续服用这类药物来缓解疼痛。有些人会逐渐依赖这些药物，并服用比推荐用药量更多的非甾体抗炎药。然而，人们往往没有意识到，持续使用非甾体抗炎药可能会导致严重的剂量依赖性胃肠道并发症（如上消化道出血）。由于非甾体抗炎药的普遍使用，胃肠道并发症是美国社会最常见的由药物引发的不良反应之一。这种药在任何便利店都能够买到，过量服用这种药物会使人变得麻木或感觉不到疼痛。最近的报告还显示，长期使用非甾体抗炎药甚至会导致胃溃疡。

幸运的是，我们在这里为大家提供了一种可能的疗法，即补充酮体（特别是β羟丁酸）来为身体创造一种缓解炎症的条件。首先，我们来简要介绍一些导致炎症的因素。其中一个关键因素就是所谓的NLRP3炎症小体，它实际上是促炎细胞因子的控制中心。你可以把NLRP3炎症小体想象成一个传感器。想想你看过的电影，电影里面的大盗试图从保险库里偷钱，但保险库里一直有几束交叉的激光，一个细小的失误就可能碰到激光，触发所有警报。与之类似，我们身体的NLRP3炎症小体传感器对毒素、过量葡萄糖、淀粉样蛋白和胆固醇等物质非常敏感，这些物质的变化会刺激炎症标志物的产生。尽管如此，如果你能彻底清除患者体内的NLRP3炎症小体，从理论上讲你就可以使他们摆脱2型糖尿病、动脉粥样硬化、多发性硬化症、阿尔茨海默病、与年龄相关的功能衰退、骨质流失和痛风。然而，由于目前我们还不可能清除患者体内的NLRP3炎症小体，因此，识别控制NLRP3炎症小体失活的机制可能能够控制几种慢性疾病的发展。

众所周知，生酮饮食具有抗炎特性。那么，处于这一生理状态的哪一个方面在驱动这种抗炎反应？一种观点认为，β 羟丁酸本身可能是所有这些反应的驱动力。在验证了这一理论之后，研究人员发现，β 羟丁酸能够抑制 NLRP3 炎症小体（乙酰乙酸在这里无效）发生作用。他们在小鼠身上进行了进一步的实验，为小鼠饲喂酮酯来使它们免受高血糖的影响。研究人员因此得出结论，酮补剂有助于降低由多重 NLRP3 炎症小体介导的慢性炎症的严重程度。最近，安吉拉·波夫博士和她的同事研究了被饲喂酮盐和酮酯的小鼠体内的多种促炎标志物的情况，研究发现，摄入酮补剂后，小鼠体内的促炎标志物显著减少。这些研究为探索炎症和与之相关的各种情况铺平了道路。

衰老和长寿

> “今天是你目前为止最老的一天，也是你在以后的日子中最年轻的一天。”
>
> ——埃莉诺·罗斯福

我们为什么会变老？为什么有些人在 30 多岁时头发就开始变白，而另一些人在 50 多岁时还在酒吧里受众人追捧呢？超人是我们最喜欢的超级英雄之一，我们喜欢他的原因有很多，但他最令人喜欢的一点是 80 多岁仍在拯救世界（这个角色是 1933 年创造的）。他给了我们希望，告诉我们年龄只是一个数字而已。

撇开玩笑话不说，人们花在抗衰老和延长人类寿命研究上的钱和精力的确不少。美国卫生和公共服务部提供的数据显示，美国 65 岁以上的老年人口约为 4470 万，预计到 2060 年，这一数字将至少翻一番。随着这一数字的增大，医疗费用较高的疾病的发生率也在逐步上升。人们越来越迫切地想了解饮食和生活方式对人类寿命和生活质量究竟有什么潜在影响？

蓝色地带是世界上长寿人口最多的地区。不过，蓝色地带造成专家和营养爱好者之间的巨大分歧，对生活在这些地区的人的饮食方法是否可能影响其寿命这一问题，专家和营养爱好者看法不一。对于研究人员来说，在一项为期 10 周的研究中跟踪受试者的饮食习惯已经很有挑战性了，更不用说还要研究受试者一生的饮食习惯，甚至还要将这些数据与寿命联系起来。不过，先不管生活在蓝色地带的人的饮食习惯如何，他们的确具备一些我们认为很重要的特征。

（1）大多数生活在这些地带的人通常一整天都在进行体力活动，一般是户外活动，因此他们可以获得充足的维生素 D。

（2）他们有着牢固的家庭和社会关系，这给他们带来了一种目标感。

（3）他们的压力较小，焦虑感较少。

（4）他们喜欢吃天然食品（即不吃加工食品）。

无论你是否在执行生酮饮食法，这些因素都对维持健康和延长寿命起着重要作用。

> “到最后，你活了多少年根本不重要，重要的是你的生活质量到底怎么样。”

接下来，让我们深入了解一下与衰老有关的科学理论及生酮饮食延缓衰老的方式。请注意，相关理论有很多，但我们主要谈论的是几个生物学理论（表 5.6）。

我们不会对每一种理论都进行详细的讨论，但我们希望你能够对一些可能导致衰老和细胞功能失调和死亡的过程有所了解。

表 5.6　有关衰老的生物学理论列表

理论	描述
基因编程决定寿命理论	衰老是特定基因连续开关的结果
内分泌理论	激素调控衰老过程（特别是胰岛素样生长因子 1 信号通路）
免疫理论	随着时间的推移，免疫系统会逐渐衰弱，因此老年人更容易受到感染和疾病的影响
自由基衰老学说	随着时间的推移，自由基会对细胞造成损害，最终导致细胞无法正常工作
细胞磨损学说	由于在人的一生中被反复使用，细胞和组织被严重“磨损”，最终导致其分解和死亡
体细胞损伤 / 突变学说	在人的一生中，细胞内的 DNA 都在发生着损伤。每一次细胞分裂都有可能出现某些基因被错误复制
端粒学说	这些变异的细胞会功能紊乱，导致身体功能出现问题。
糖基化理论	随着时间的推移，葡萄糖与脂肪、蛋白质通过一种被称为糖基化的过程产生晚期糖基化终末产物。体内的晚期糖基化终末产物越多，衰老得越快

保护衰老的大脑

随着年龄的增长，我们的身体和大脑有效利用葡萄糖的能力下降。处于酮症状态不仅能使身体获得另一种能源，还能使人延缓衰老。

现在，我们将再次强调一点：健康的线粒体对维持人体健康和延长寿命至关重要。在氧化应激反应水平很高的情况下（如心脏病发作或出现创伤性脑损伤），大脑的巨大能量需求与葡萄糖供应之间存在明显的失衡。在这种情况下，乳酸和其他副产物会不断积累，从而进一步催化氧化应激反应，并且妨碍线粒体的正常运作。一些研究表明，生酮饮食能够刺激新的线粒体生成，并为人体提供更有效的能源。

保护大脑的另一种方法是提高身体的抗氧化能力。我们的体内一生中都会不断产生自由基和活性氧，两者都能与我们的细胞结合，损伤细胞中的 DNA 和引发炎症（图 5.52~ 图 5.54）。自由基在身体内游荡，从其他分子那里窃取电子，像强盗疯狂地从商店抢走尽可能多的珠宝和金钱一样。这一过程被称为“氧化”，会导致链式反应。一旦“强盗”从邻近的分子那里偷走 1 个电子，那么这个分子就会缺 1 个电子，在这种情况下，这个分子就会努力从其他分子那里获得电子，这就会对身体造成进一步的伤害。可以想象，随着时间的推移，细胞的损伤会显著加速人体衰老。但是，有一个解决办法——提高抗氧化剂产量——可以阻止这种进程。抗氧化剂含有额外的电子，它们可以将电子捐给自由基使它们稳定下来。因此，减少自由基以及减缓衰老的解决方案可能就是提高人体抗氧化剂的产量。

生酮饮食主要在 3 个方面产生抗氧化效益。

（1）酮体的分解能够提高抗氧化剂辅酶 Q 的产量，从而减少自由基。

（2）在执行生酮饮食法后，某些防止自由基生成的酶的数量是原来的 4 倍。

（3）研究证明，生酮饮食能促进解偶联蛋白数量的增加。解偶联蛋白是一种嵌入线粒体内的、以热能的形式释放能量的蛋白质，它们能够阻止活性氧生成。

此外，高中生运动员在执行生酮饮食法后仅 3 周就出现了氧化应激反应变少的现象。

细胞凋亡是指旧的或受损的细胞为了保持平衡和防止不健康细胞的积累而自毁（即程序性细胞死亡）的过程。在癫痫等疾病中，神经元凋亡是对大脑损伤所做出的反应。一些研究

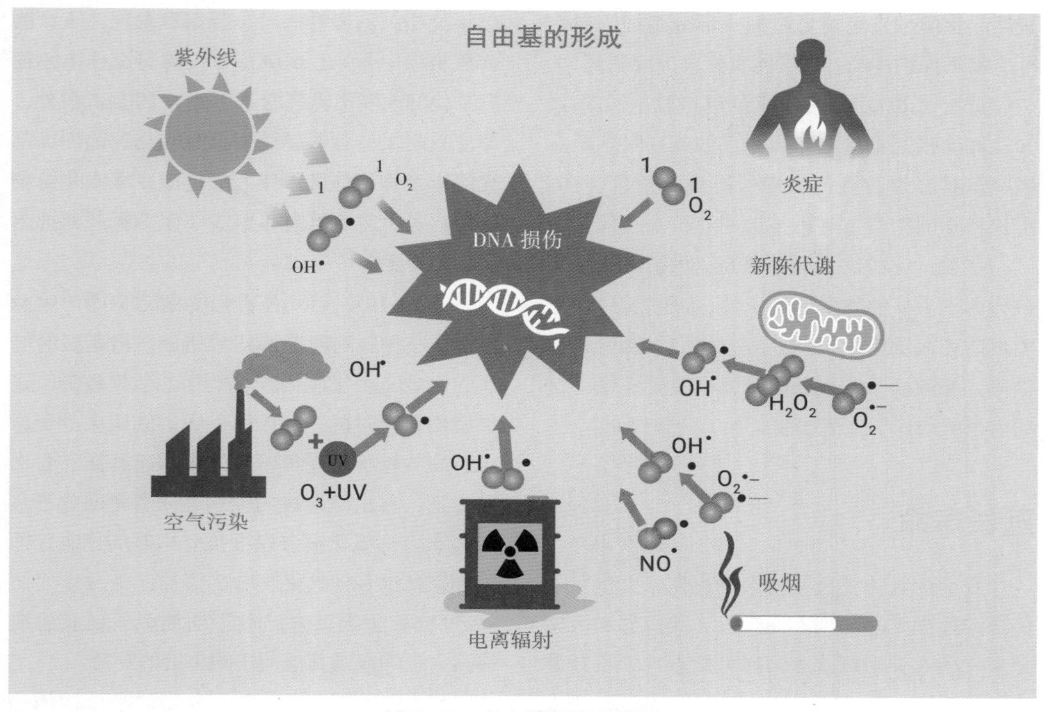

图 5.52　自由基的形成原因

自由基可因多种原因形成，它最终会攻击 DNA，对人体造成伤害

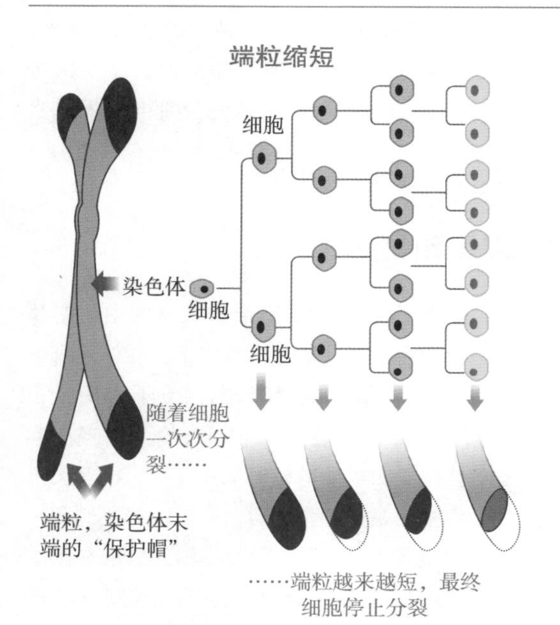

图 5.53　端粒缩短的过程

端粒缩短会导致患心脏病风险和死亡风险升高

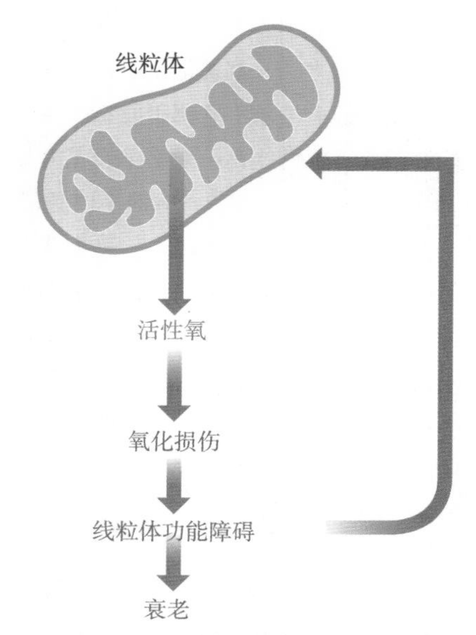

图 5.54　活性氧与线粒体功能障碍的反馈环及其对衰老的总体影响

表明，生酮饮食可能通过减少部分脑细胞凋亡标志物来保护神经，这可能直接减少细胞死亡。

此外，炎症可能对神经退行性病变和认知功能受损起着重要作用，正如其在阿尔茨海默病等神经退行性疾病中所扮演的角色一样。配比科学的生酮饮食已被证明有抗炎作用。

最后，生酮饮食可以提高一种被称为缺氧诱导因子 1α 的物质的稳定性，该物质已被证明可防止大脑组织损伤，改善流向大脑的血液供应，并激活某些生长因子，以改善在缺乏这些因子的条件下（诸如衰老等）的脑代谢。

延长寿命

我们的身体是极其复杂的机器，大量信号传递的过程无时无刻不在进行。我们想和大家分享一些有关生酮饮食为何可能有益于长期健康的关键信息点：

（1）生酮饮食已被证明能增强免疫力。免疫系统的功能会随着年龄的增长而逐渐变弱，从而降低抵抗感染的能力。

（2）限制能量和断食是抗衰老研究中最为深入的领域之一，都被证明可以延长寿命。由于较稳定的血糖水平会降低食欲，因此与传统饮食相比，生酮饮食一般会涉及某种能量限制。低糖饮食可以引发断食时的生理变化。

（3）一些科学家推测，一种被称为 AMP 活化蛋白激酶的物质可以将细胞的能量维持在最佳水平，通过调节抗逆性、细胞代谢和能量代谢来控制衰老过程。生酮饮食已被证明可增加小鼠体内的 AMP 活化蛋白激酶。AMP 活化蛋白激酶活性随着年龄的增长而下降，因此可以增加 AMP 活化蛋白激酶活性的饮食应该就可以减缓细胞衰老。

（4）糖基化是糖分子与蛋白质和脂肪结合的过程，会导致称为晚期糖基化终末产物的生成，这种产物会破坏细胞的正常功能。患有与年龄相关的慢性病时，晚期糖基化终末产物会在组织中积累。研究显示，果糖在体内加速糖基化的速度比传统的葡萄糖快 10 倍。另外，即使只吃了一顿饭，高血糖也能加速晚期糖基化终末产物前体的形成。通过减少碳水化合物的摄入量，生酮饮食也减少了晚期糖基化终末产物的产生。

（5）1953 年，著名化学家德纳姆·哈曼提出了一种新的理论，即“衰老的自由基理论”，认为衰老是由细胞内积聚的活性氧导致的。正如我们讨论过的，线粒体是我们细胞内的能量工厂。与脑细胞一样，人体组织也暴露在自由基之下，自由基造成的损伤会随着时间的推移而累积。抗氧化剂可以抵抗自由基的伤害，而生酮饮食也有抗氧化效果。

（6）生酮饮食已被证明能显著延长患有癌症、癫痫以及其他疾病的小鼠的寿命。

（7）一生被饲喂生酮食物的小鼠体内脂肪少，能量水平较高，成纤维细胞生长因子 21 等物质的表达更高，这对脂肪氧化非常重要，并且已经被证明可以延长小鼠寿命。此外，生酮饮食可以防止氨基酸被分解，这对维持身体成分和防止与年龄相关的肌肉损失非常重要。

酮体和长寿

到目前为止，我们希望大家明白，酮体不只是简单的替代能源。事实上，酮体还有许多其他的作用，如被用作信号分子。β 羟丁酸就有一个特性是与长寿相关的：β 羟丁酸是组蛋白脱乙酰酶的抑制剂。

组蛋白是一种蛋白质，在 DNA 的复制和传递信息过程中起着重要作用。DNA 缠绕在组蛋白周围，组蛋白中的任何修饰都可以控制 DNA 的表达。组蛋白脱乙酰酶与组蛋白表面间相互作用，高水平的组蛋白脱乙酰酶（如我们在癌细胞中看到的）可以抑制基因表达（图 5.55）。DNA 将变为紧紧地包裹在组蛋白周围（类似于大蟒蛇将自己缠绕在某物上并使劲挤压），不可被读取。在人体内，这可能会影响多种信号通路、线粒体功能以及各种对健康和寿命很重要的标志物。

即使在 1.0~2.0 mmol/L 的中等剂量下，β 羟丁酸也能抑制组蛋白脱乙酰酶发挥功能，维持 DNA 的表达。酮体作为释放剂，会阻止组蛋白脱乙酰酶抑制 DNA 活性。因此，酮体可能会调节细胞生理并最终改变基因表达。

β 羟丁酸对组蛋白脱乙酰酶的抑制可能是生酮饮食的许多作用的背后原因。例如，组蛋白脱乙酰酶抑制已被证明能改善代谢性疾病，降低空腹血糖水平和胰岛素水平，防止体重增加，增加线粒体的数量，提高基础代谢率。很明显，防止组蛋白脱乙酰酶的过度表达，应该会对人的代谢功能有好处，可以帮助人体应对各种疾病甚至衰老。

β 羟丁酸的另一个独特功能在于保持细胞内烟酰胺腺嘌呤二核苷酸的平衡。（这是在所有参与代谢的活细胞中都能发现的一种辅酶，英文缩写为 NAD，氧化和还原形式分别被缩写为 NAD+ 和 NADH。）NAD/NADH 值是反映代谢活动和细胞健康的标准（当 NAD 高于 NADH 时，细胞更健康）。NAD/NADH 值正迅速成为老龄化和疾病研究的热点之一。烟酰胺腺嘌呤二核苷酸在能量代谢中起着关键作用，随着年龄的增长，烟酰胺腺嘌呤二核苷酸水平显著降低。这会导致沉默信息调节因子（一种与代谢健康相关的重要蛋白质信号）活性下降，同时也会导致线粒体和代谢功能下降。白藜芦醇（发现于葡萄酒中）是沉默信息调节因子的激活剂，这也是饮用葡萄酒可延长寿命这一概念背后的理论依据。知道这一信息，你就可以理解为什么科学家对通过饮用葡萄酒来抗衰老和抗疾病这么感兴趣了。让我们举起一杯低糖葡萄酒来为胜利干杯！与葡萄糖相比，β 羟丁酸代谢产生能量过程中消耗的烟酰胺腺嘌呤二核苷酸较

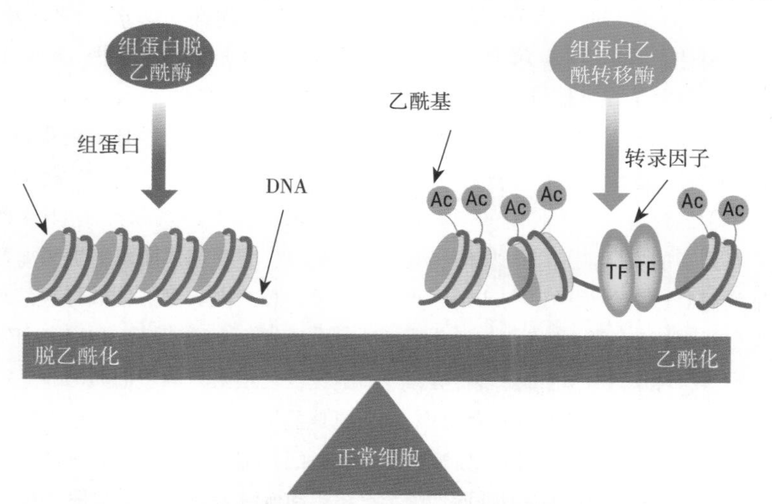

图 5.55 组蛋白脱乙酰化和组蛋白乙酰化对基因表达的影响

随着时间的推移，高水平的组蛋白脱乙酰酶会导致基因沉默，而酮体作为组蛋白脱乙酰酶的抑制剂能够阻止基因沉默的发生

少，因此可能增加体内的烟酰胺腺嘌呤二核苷酸。如果使用或燃烧较少的烟酰胺腺嘌呤二核苷酸，体内就会有更多的烟酰胺腺嘌呤二核苷酸。细胞内的烟酰胺腺嘌呤二核苷酸越多，被激活的沉默信息调节因子就越多，从而促进新线粒体的形成以及对现有线粒体的清洁和维护，这将有助于线粒体在人体内的顺利运行。因此，我们认为通过改善能量代谢来避免烟酰胺腺嘌呤二核苷酸的分解可能对延缓衰老有重要意义。

检验这些理论的时候到了。最近的一项研究发现，补充D-β羟丁酸可使蠕虫的平均寿命延长26%。此外，这些研究人员发现，补充β羟丁酸可以延缓阿尔茨海默病患者变性神经元中淀粉样斑块的形成，并减少与帕金森病相关的某些蛋白质的数量。

最后，让我们了解一下在衰老过程中与认知功能相关的一个关键因子——脑源性神经营养因子。脑源性神经营养因子有助于保护神经元免受感染或损伤。随着年龄的增长，脑源性神经营养因子水平开始下降，这不仅会对大脑海马体的大小有负面影响，也会对记忆产生负面影响。最近的一项研究发现，β羟丁酸实际上可能加强脑源性神经营养因子的基因表达。鉴于脑源性神经营养因子在突触可塑性和神经元的应激耐受性方面起着重要作用，酮体可能会对衰老导致的认知问题产生积极影响。

请注意，以上结论是在一个特定的样本研究中得出的，对人类的实际应用效果如何仍有待确定。不过我们对这一领域的研究特别感兴趣，所以我们也个人资助了一项研究，观察酮补剂（D-β羟丁酸）在动物一生中对多种健康标记物和寿命的影响。这项研究仍在进行之中，但我们已比较了3种不同的情况：执行生酮饮食法、执行低脂饮食法，以及在添加外源性酮补剂的情况下执行低脂饮食法。到目前为止，摄入酮补剂的低脂饮食组的存活率比单纯低脂饮食组高出30%。诚然，这些只是初步的结果，但有趣的是，这项研究证实了酮补剂和寿命间的关联。从所有的这些研究中可以明显看出，抑制组蛋白脱乙酰酶和调节线粒体功能的能力是影响健康和人类寿命的关键。

关于生酮饮食和长寿的关系的最新研究

生酮饮食对人类寿命的影响在过去的几年里引起了我们的兴趣，这其中的原因有很多。首先，我们希望我们的家人和朋友能活得更久。其次，研究发现，一种饮食或一种独特的代谢状态可能会使人长寿。面对这一发现，人们深感震惊，特别是这种饮食与大多数营养学家所建议的相悖。因此，为了进行更深入的研究，我们与世界上一批最杰出的科学家合作，试图探索生酮饮食对人类寿命产生影响的方式。

我们最初的一项研究观察了生酮饮食对非运动动物和运动动物的脂肪含量及其他健康标志物水平的影响。所有动物摄入的能量均相同，它们饮食的唯一区别是脂肪和碳水化合物的比例。我们将这些动物分为3组：普通饮食组每天摄入43%的碳水化合物、42%的脂肪和15%的蛋白质；标准饮食组每天摄入24%的蛋白质、58%的碳水化合物和18%的脂肪；生酮饮食组每天摄入70%的脂肪、20%的蛋白质和10%的碳水化合物。6周后，生酮饮食组的体重、体脂率、肝甘油三酯水平、胰岛素水平、血糖水平和总胆固醇水平最低。这是最早的一批与蛋白质水平和能量摄入相关的研究。事实上，生酮饮食组摄入的蛋白质略少于标准饮食组，但其益处更大，因为这可能会引发一种独特、健康的代谢状态，在这种状态下，肝脏、脂肪组织和血液参数都会受到积极的影响。

接下来，我们开始研究生酮饮食与普通饮食对线粒体的不同影响。研究人员让2组小鼠摄入相同的能量，但一组执行的是生酮饮食法，另一组执行的是普通饮食法。6周后，我们观察了小鼠骨骼肌中线粒体的情况。结果表明，与普通饮食组相比，生酮饮食组的线粒体功能和呼吸功能都得到了改善。

通过这两个实验，我们知道生酮饮食可以显著改善一些生物标志物，并能增强线粒体的适应能力。然而，我们最终要回答的问题是，生酮饮食对人类寿命有什么影响。我们知道，这个研究项目需要数年的时间来设计和完成，于是，我们和奥本大学的朋友及同事们一起着手进行调查。截至本文撰写之时，这一项目仍在进行之中，但初步的研究结果已经为我们带来了曙光。目前，生酮饮食组的动物比普通饮食组的动物的存活率高一倍。这一项目是首次持续跟踪观察执行生酮饮食法的动物的一生，我们在整个项目中收集到的数据都是有开创性意义的。

我们要指出的最后一点是，这方面的研究取得了令人难以置信的进展。像人类长寿科技公司（Human Longevity Inc）这样的公司每天都在以指数级的速度向前发展，他们利用最新的科学技术帮助人类延长寿命、提高生活质量。无论是单独使用生酮饮食、摄入酮补剂、使用干细胞疗法和基因重新编码的方法，还是将它们中的几种进行组合使用，我们相信，人类很快就能更长寿、更健康。同时，我们也相信，饮食和锻炼将是人类寿命得以延长的核心要素。

“坏人为着他们能吃喝而活着，
而好人则是为了他们能活着而吃喝。”
——苏格拉底

本节小结

在这一章中，我们探索了许多新兴的研究领域，从自身免疫疾病到脑部疾病，再到衰老和长寿。贯穿始终的一个主题就是线粒体功能受损和大脑糖代谢受损。现在你已经了解到，酮体不仅仅是一种能源，它还有许多其他功能。请记住，在这些新兴的研究领域中，每天都有新的成果问世。生酮饮食、酮补剂或二者的结合都为未来的研究带来了一线曙光。

第 6 章 实用生酮饮食入门指南

在这本书中，我们已经深入讨论了生酮饮食的历史、对健康的影响、潜在的治疗用途以及酮补剂的作用机制。我们希望你能有所收获，获得一些关键信息，以帮助自己和他人正确执行生酮饮食法！为了做到这一点，我们想再为你提供一些简单方便的实用工具和技巧，方便你将其应用到生活中。

本章的目标是为你提供执行生酮饮食法的指南及调整、优化和坚持生酮饮食的必要技能。

为自己量身定制生酮饮食方案

现在，你应该发现自己想要赶快进行实际应用。那就太棒了！我们建议你深入到这一领域中，而非浅尝辄止，但关键是你要有合理的规划。因此，量身定制生酮饮食方案是很重要的。生酮的英文缩写是 KETO，可以很好地表达如何有效执行生酮饮食法。

第一步（K）：时刻注意控制能量摄入（Keep Calories in Mind）。

第二步（E）：优化宏量营养素摄入比例（Evolve Your Macronutrients）。

第三步（T）：每顿饭都遵循生酮饮食原则（Take It Meal by Meal）。

第四步（O）：敞开心扉去改变（Open Yourself to Change）。

第一步：时刻注意控制能量的摄入

合理的规划始于确定你的能量需求。最准确的方法是使用代谢车等设备进行测量，但是代谢车属于实验室器械，一般人接触不到。不过，还有其他一些方法可以计算能量需求，如在线能量需求计算器就可以根据人的年龄、体型和活动水平相对准确地计算出人的每日能量需求。

我们推荐以下两种方法。

（1）找一个在线能量计算器，输入个人信息（年龄、身高、体重、活动水平、锻炼方案等）后，该计算器就会算出你需要的能量。然后，你可以根据你的目标是增重还是减肥来调整（增加或减少）能量摄入量。

例如，一个体重 68 kg、身高 1.62 米的 40 岁女性，日常比较活跃，想要减肥，可能会得到这样的结果（表 6.1）。

表 6.1　1 名 40 岁女性的能量摄入量和宏量营养素摄入量

基础能量消耗 =2070 kcal	
能量摄入量	1570 kcal
脂肪摄入量	122 g
蛋白质摄入量	98 g
碳水化合物摄入量	20 g

（2）请使用一些应用程序跟踪记录你的饮食情况，并监测你的体重是不变、增加还是减轻。如果你还没有开始跟踪记录你的饮食，那就在应用程序中输入你最近 3 天的正常饮食。如果你的体重已经连续几周都保持着稳

定，那么你就有了一个很好的起点，你可以根据需要对此进行调整。一个相对安全稳妥的方法是从增加或减少 250 kcal 能量开始。假设你的基础能量消耗是 2250 kcal，如果你想增加体重，那就每天摄入 2500 kcal 能量；如果你想减肥，那就每天摄入 2000 kcal 能量。

开始的时候，你需要注意控制能量的摄入量以防暴饮暴食，还要确保身体获得所需营养。不过，随着时间的推移，你会越来越习惯，然后就能够做到一有满足感和饱腹感就停下不吃的程度了。执行生酮饮食法时，人们不像执行低脂高糖饮食法时那样饿，所以往往会减少能量的摄入。不过，不要执着于数字，把它们当作一个指导工具就好。

第二步：优化宏量营养素摄入比例

了解自己的能量需求后，我们就可以制订更为具体的饮食方案了，而且还要做好随时根据你的目标和活动水平调整方案的准备，在大多数情况下饮食方案不应一成不变。例如，有些人坚持要你摄入 80% 的脂肪，15% 的蛋白质和 5% 的碳水化合物，但我们认为这是没必要的，也是不可持续的。一般来说，我们建议饮食中包含 60%~80% 的脂肪，15%~30% 的蛋白质和 5%~10% 的碳水化合物。不过，你可以根据自身的目标和情况做出调整。例如，使用生酮饮食治疗疾病（如癫痫、阿尔茨海默病、帕金森病或癌症）的人可能想要摄入更高比例的脂肪以及较低比例的蛋白质和碳水化合物，以进一步提高血酮水平。而那些对增肌有兴趣的人则可能发现，提高蛋白质摄入比例（25%~30%）以及减少脂肪摄入比例（60%~70%）会更有利于增肌。此外，运动量比较大的人（比如举重或做交叉健身的人）可能比那些经常久坐的人更能够适应较高的蛋白质摄入量。

确定了宏量营养素的比例后，你就需要计算出每天要摄入的各种营养素的具体克数。首先，你要用你的每日能量摄入量乘以各个宏量营养素的比例，来算出不同的营养素提供的能量值。

让我们从碳水化合物开始算起。碳水化合物摄入比例为 5%~10%。如果你每日能量摄入的目标是 2000 kcal, 那么 5% 是 100 kcal, 10% 是 200 kcal。100~200 kcal 就是适合你的碳水化合物提供的能量范围。确定碳水化合物的克数时，需要用能量数除以 4（4 是 1g 碳水化合物所提供的能量数），这就得出了你每天需要摄入的碳水化合物的量是 25~50 g。

接下来，计算蛋白质（比例为 20%~30%）。我们仍然以每天摄入 2000 kcal 能量为例，20% 是 400 kcal，30% 是 600 kcal。400~600 kcal 就是适合你的蛋白质提供的能量范围。确定克数时，用能量数除以 4。这就得出了你每天需要摄入的蛋白质的量是 100~150 g。

最后就是脂肪了，我们想说，既然你已经计算出了每天所需的碳水化合物和蛋白质的量，那么你就可以用脂肪来填补空缺，直到吃饱为止。假设你是一个运动员，目标是每天摄入 10% 的碳水化合物和 25% 的蛋白质。如果你每天摄入 2000 kcal 能量的话，这就意味着你每天需要摄入 50 g 碳水化合物（200 kcal）和 125 g 蛋白质（500 kcal）。如果你想保持体重，那么你就需要摄入 1300 kcal 的脂肪。由于每克脂肪含有 9 kcal 能量，所以用 1300 除以 9，你就得出了每天需要摄入 144 g 脂肪。

但这并不意味着你必须在早餐的咖啡中加黄油和鲜奶油或者在晚上大量摄入脂肪来达到这个标准，你只需吃到有饱腹感即可。如果你一天的脂肪摄入量是 100 g，那也无妨，睡前不必再专门去补充中链甘油三酯或黄油来完成预设目标。记住，每个人的身体都是不一样的，你需要为自己量身定制生酮饮食方案。在饮食方面，你才是自己的主人。

第三步：每顿饭都遵循生酮饮食原则

如果你刚开始跟踪记录宏量营养素摄入量，那么每天坚持计算这些数字肯定很头疼。因此，我们建议你每顿饭都遵循生酮饮食原则。以下是在大多数人身上都很成功的方法。

首先，确定一天的进餐次数。例如，如果你计划不吃早餐，那么每天吃两顿饭也不错。如果你想在咖啡里加黄油或鲜奶油来开始新的一天，那也没关系。实事求是地尊重自己的生活方式就好。很多人喜欢早上只喝咖啡，午饭前甚至晚饭前都不吃东西。不要因为电视或网络上有人说你应该吃早餐就强迫自己吃早餐。我们确实建议你多食少餐，而不要少食多餐。

确定了每天的进餐次数后，你需要用每种宏量营养素的总克数除以每日进餐次数。这样，你就能对每顿饭要摄入多少脂肪、蛋白质和碳水化合物有一个大致的了解。假设你一天吃3顿饭，并且各种营养素的摄入量都与上述例子中的相同——25~50 g碳水化合物、100~150 g蛋白质和144 g脂肪，那么在每顿饭中，你就需要摄入8~17 g碳水化合物，33~50 g蛋白质和48 g脂肪。

当然，每个人每顿饭吃的食物量可能不一样。你可以早餐吃得简单点、午餐吃得适中一些、晚餐吃得丰盛些。这完全没问题。不过，我们建议你早一点吃你一天中最丰盛的那一餐，不要等到深夜再吃。研究发现，饭后运动有助于改善消化系统功能和胰岛素敏感性，这对减肥有很大帮助。

或许，你还想吃一些零食（比如脆猪皮这种非常脆的零食），也没关系。知道每顿饭能吃多少后，慢慢地，你就能够掌握饮食的诀窍了。

切记，每顿饭都要遵循生酮饮食原则，而且都要摄入蛋白质。你可以在早餐时食用鸡蛋和培根，午餐时食用一些富含脂肪的肉，如牛排等（试着坚持吃脂肪含量高的肉类，而非瘦肉）。使用能量跟踪应用程序，以确定需要食用多少含蛋白质食物才能满足蛋白质需求。接下来，检查你的蛋白质来源含有多少脂肪。之后，你可以通过食用酱料、黄油、油、种子和坚果等来调整你每餐的脂肪摄入量，以接近你的目标。最后，你可以通过食用非淀粉类蔬菜来满足你对碳水化合物的需求。我们之所以推荐这种方法，是因为我们的一些客户总是倾向于按食物的营养成分表来摄入宏量营养素。例如，有人以在咖啡中加黄油和中链甘油三酯油的方式摄入144 g脂肪，以喝纯蛋白奶昔的方式摄入100~150 g蛋白质，然后以吃一包M&M巧克力豆的方式摄入25~50 g碳水化合物。这种饮食方案无法最大限度地让人进入酮症状态，也不可能让人长期坚持下去。

下面是我们自己的一天典型的饮食情况（表6.2~6.3）。

表6.2 雅各布的饮食计划

雅各布：1800 kcal的能量，70%的脂肪，20%的蛋白质，10%的碳水化合物	
早餐	N/A
午餐	4个水煮蛋、黄油、菠菜沙拉配坚果碎和油质酱料
零食	脆猪皮、坚果
晚餐	轻食沙拉、120~180 g肥肉、蔬菜
甜点	生酮芝士蛋糕或生酮曲奇
每日共摄入 140 g脂肪，90 g蛋白质，45 g碳水化合物	

6.3 莱恩的饮食计划

莱恩：2300 kcal 的能量，65% 的脂肪，25% 的蛋白质，10% 的碳水化合物	
早餐	烤鸡蛋和培根或生酮薄饼
午餐	考伯沙拉配培根，鸡蛋和蓝纹奶酪
零食	N/A
晚餐	轻食沙拉，120~180 g 肥肉，蔬菜
甜点	生酮曲奇或生酮奶昔
每日共摄入 166 g 脂肪，144 g 蛋白质，58 g 碳水化合物	

这些例子说明了解生酮饮食不应该只是了解 75% 的脂肪、20% 的蛋白质和 5% 的碳水化合物，或任何其他被推荐的百分比组合。在上述例子中，雅各布摄入的 70% 的能量是脂肪提供的，而莱恩只有 65% 的能量来自脂肪，但是莱恩摄入的脂肪总量仍然比雅各布多。可见，能量摄入和目标都需要根据个人情况进行针对性调整。笼统的百分比建议只是一个起点。

第四步：敞开心扉去改变

执行生酮饮食法时，对改变持理解和开放的态度是很重要的。之前被认为是“不好”的食物（培根、油等）现在变成了你饮食中的主要食物。你喜欢的其他一些食物，如布朗尼和曲奇等，也是有可能被纳入你的菜单的，只不过我们需要对其进行改造，使它们变成生酮食物。另外，对你朋友有用的食物对你来说可能不会是最好的。无论你一天吃 2 顿饭还是 4 顿饭，都无所谓，我们要将饮食看作一种生活方式。从长期来看，我们不能频繁回归普通饮食，因为它常常会导致我们脱离酮症状态。不要觉得你的食物选择受到了限制，相反，发挥你的创造力，你可以为你觉得无法食用的食物找一些替代的选项。我们希望你能长期执行生酮饮食法，而不是尝试几周就放弃。只要你掌握了诀窍，可能就不用跟踪监测每顿饭的能量了，只要坚持吃你所知道的生酮食物就好。

简单回顾一下具体的方法。

第一步：时刻注意控制能量的摄入，寻找一个适合自己的起点。

第二步：优化宏量营养素摄入比例，制订适应你的生酮饮食方案。

第三步：每顿饭都遵循生酮饮食原则（图 6.1）。（不要把一天中所有的碳水化合物都留到晚上以 M&M 巧克力豆的形式摄入）。

第四步：敞开心扉去改变，享受生酮饮食。想方法让你最喜欢的食物变得适合生酮饮食。

生酮饮食入门：要做的和不要做的

低糖饮食绝不是一种新兴的减肥方法和维持健康的方法。多年来，许多与限制碳水化合物相关的饮食潮流来了又走，其中一些如今还有一定的热度。无论是阿特金斯饮食还是原始饮食，世界上许多人都认可限制碳水化合物的摄入能够实现某些健康目标的观点。然而，大众对高脂低糖饮食（如生酮饮食）可能有益于维持长期健康的观点还有些抵触。因此，人们对生酮饮食的研究与它的实际应用之间似乎存在着差距。为了让人们更好地执行生酮饮食问题，我们列出了执行这一饮食法时要做的和不要做的事情。

> “看世界的方式有两种。一些人喜欢看那些他们想看的东西，另一些人喜欢看的是阻止他们得到想要的东西的障碍。”
>
> ——西蒙·斯涅克

规划你的每顿饭

例子

总计划	你每天想吃几顿饭?	根据用餐次数分解总计划	
蛋白质 100 g	4	蛋白质 100 ÷ 4	25 g
碳水化合物 26 g		碳水化合物 26 ÷ 4	6 g
脂肪 160 g		脂肪 160 ÷ 4	40 g

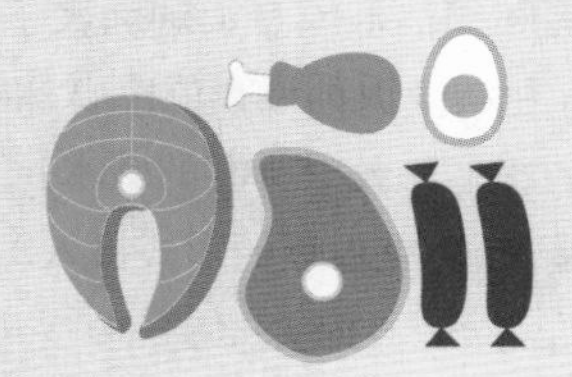

蛋白质

选择一种蛋白质来源

牛排、三文鱼、比目鱼、鸡肉、猪肉、肠、鸡蛋

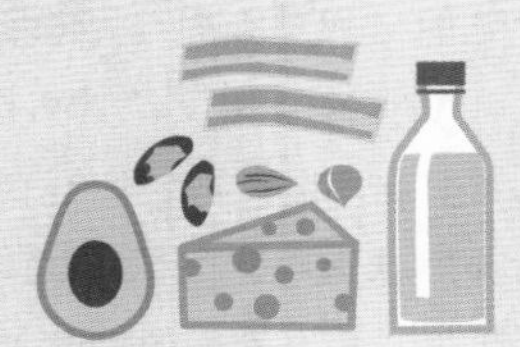

脂肪

通过吃酱料、坚果等达到预定目标

杏仁、牛油果、牧场沙拉酱、巴西果、夏威夷果、希腊调料、培根、椰子油、奶酪

蔬菜

通过食用蔬菜来满足碳水化合物的需求

羽衣甘蓝、菠菜、罗马生菜、西蓝花、菜花

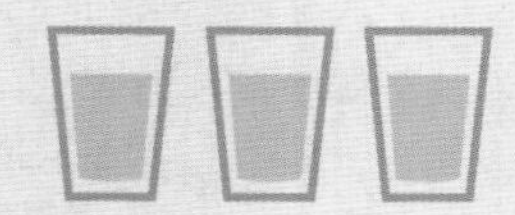

水

要多喝水!

餐盘范例

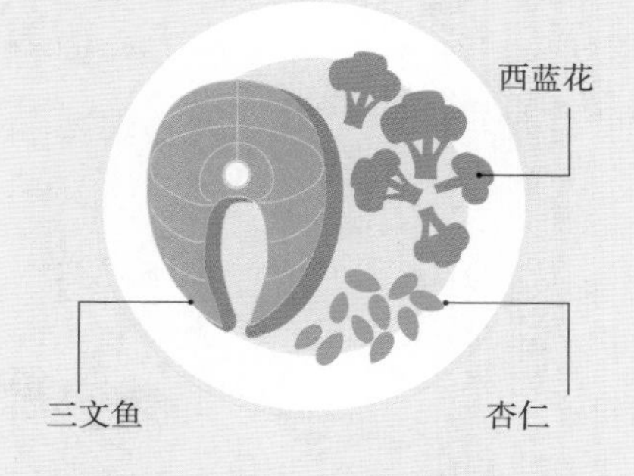

图 6.1 规划每一餐来完成既定计划

要做的

根据目标规划饮食

在开始执行生酮饮食法之前制订好计划可能是成功与否的关键。在踏上生酮饮食之旅前，你需要根据目标做好准备。你想减肥吗？你希望通过饮食来缓解衰老导致的轻度认知障碍吗？你的具体目标将最终决定你预计摄入的能量以及吃的具体食物。要坚持自己的目标，不要受任何事情影响。

把家里的诱惑赶走

处于酮症状态的一个重要特征是饥饿感的减轻和对食物的渴望的减弱。然而，这种情况不会立即发生，你的身体可能需要时间来转变。有几项研究着眼于所谓的意志力损耗——每个人都有一定的意志力，在无数的诱惑之下，意志力会被耗尽，最终让我们认输。你一定不想每天盯着苏打水、薯条、甜甜圈、饼干和糖果来挑战自己的意志力。在执行生酮饮食法的最初阶段，糖的巨大诱惑会让你想作弊。为了避免面对诱惑，请把家中对生酮不友好食品全部拿走。更好的做法是，让你的家人或室友也加入进来，一起去研制生酮食物。

用生酮食物来代替你最喜欢的食物

在执行生酮饮食法的初期，每个人的想法都是“我是不是必须放弃饼干、芝士蛋糕和我最喜欢的煎饼？”事实上，我们的回答是不需要。你喜欢的所有含碳水化合物的食物几乎都有生酮替代品（图 6.2），而且一样好吃，有的甚至更好吃。你是不是最喜欢吃意大利面和肉丸？别担心，有了合适的设备，你就可以做生酮意大利面和奶油低糖意大利面酱了。想吃比萨吗？菜花比萨或肉皮比萨可以满足你。此外，像是脂肪炸弹、生酮芝士蛋糕和生酮饼干等生酮甜点也越来越受欢迎。

混合起来

一个常见的错误观点是生酮食谱中只有难吃的食物。可事实恰恰相反，其实很多食材都可以纳入你的生酮食谱。把它们混合起来使用，享受它们的美好味道吧！每天吃同样的东西不仅会让人感到单调（不管你的饮食习惯如何），还会导致营养素摄入不均衡。你可以尝试购买各种肉类、蔬菜以及一些其他的食材来做好吃的菜肴和甜点。

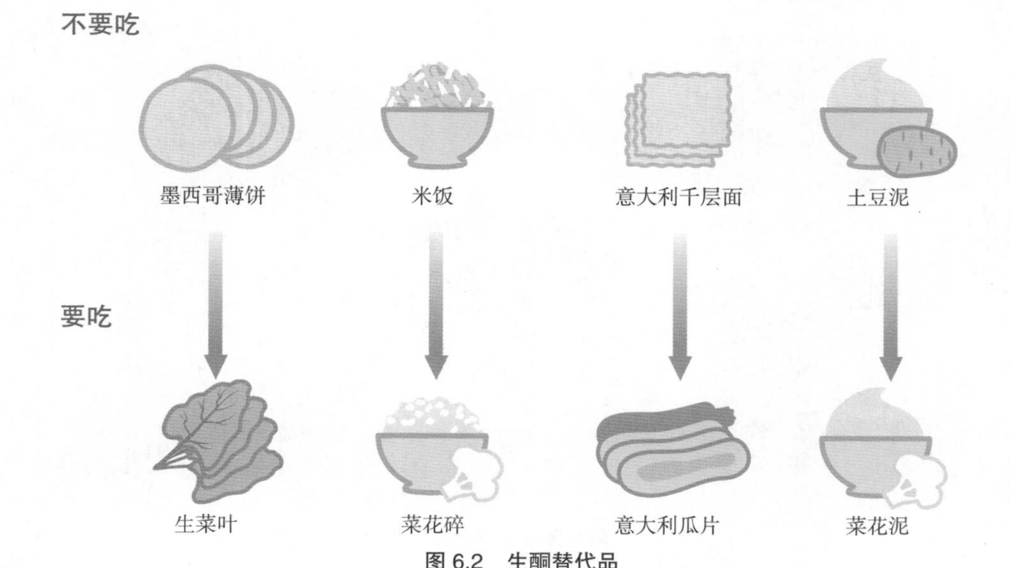

图 6.2　生酮替代品

注意补充水分

人在执行生酮饮食法时，胰岛素水平往往较低。当体内胰岛素水平较低时，肾脏会排出更多的水和钠，这可能会导致尿频和脱水。因此，你需要关注自己的耗水量并注意补充水分。正常的尿液应该是浅黄色的，就像柠檬水一样。尿液颜色变深就可能表示身体脱水了。

补充电解质

我们想说，补充电解质与补充足够的水同等重要。水的排出量增加会导致某些电解质的缺乏，从而对大脑、运动表现和人的整体健康等产生相当大的影响。这些电解质包括（但不限于）钙、钾、镁和钠（图 6.3）。某些电解质可以通过饮食进行补充，而有些则需要通过服用补剂来补充。

钠和钾是人体最容易缺乏的电解质，因此，我们需要密切关注它们的水平，特别是在生酮适应期。需要补充钠时，我们建议你在日常饮食中加些盐或喝些骨头汤。需要补充钾时，你可以吃一些高钾食物，如牛油果和菠菜等绿叶蔬菜（图 6.4）。你还可以服用电解质补剂。注意：酮补剂中有许多都含有足够的电解质。

尝试间歇性断食

断食是生酮饮食者经常尝试的一种方法，

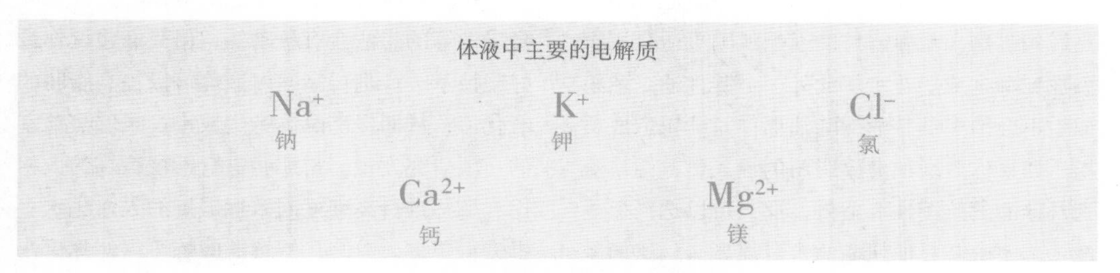

图 6.3 我们身体中的主要电解质

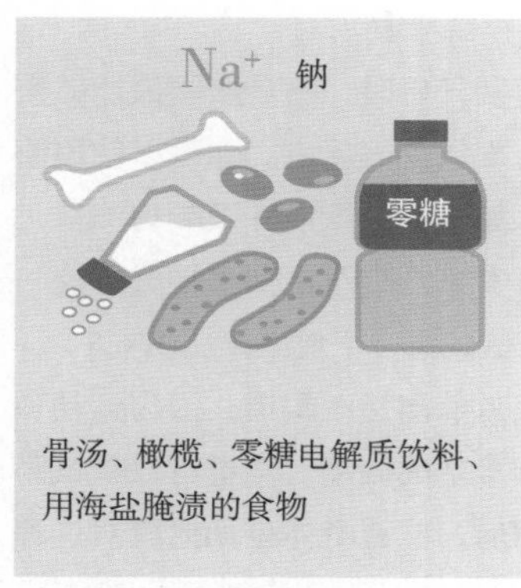

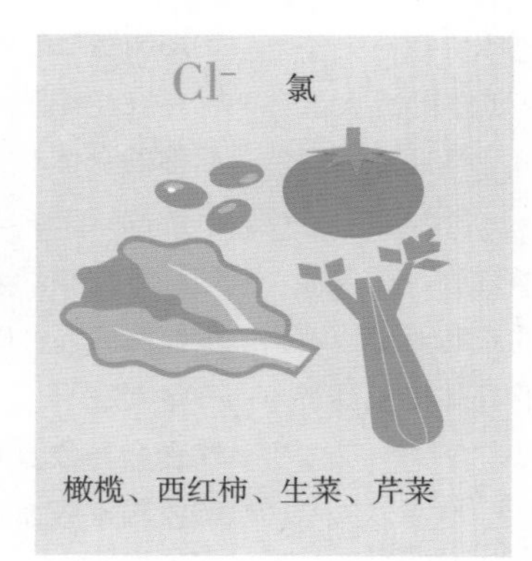

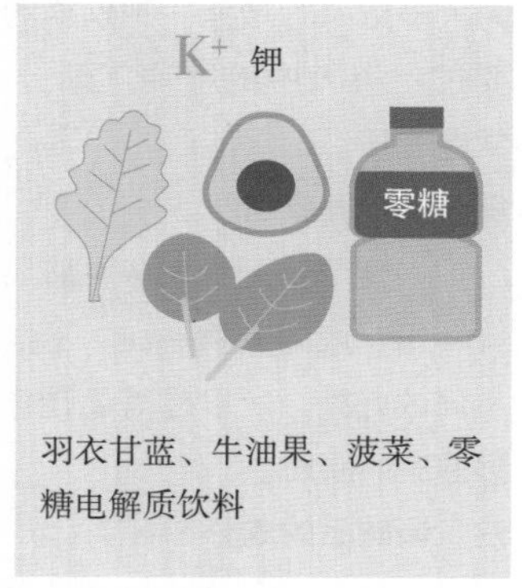

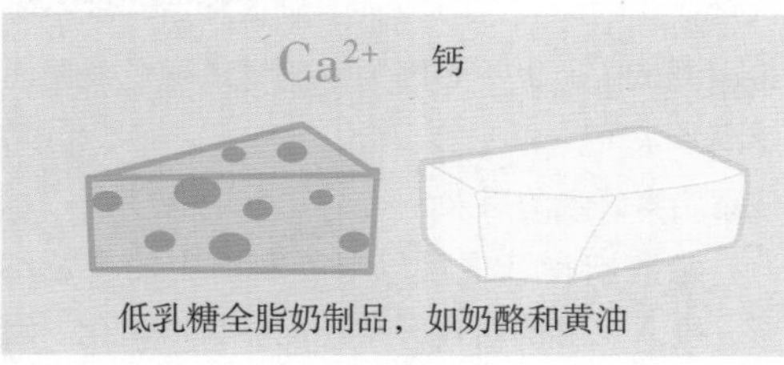

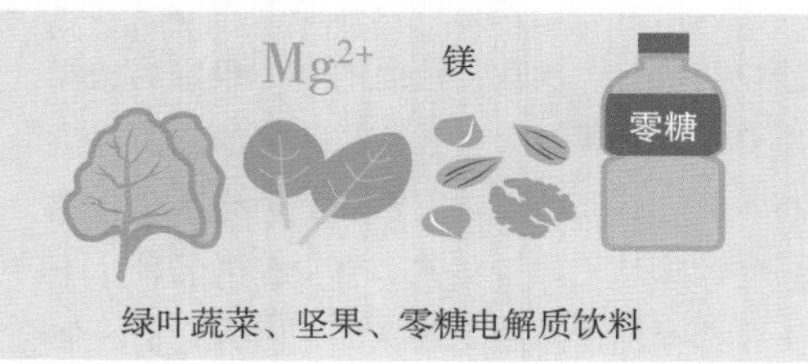

图 6.4 含电解质的日常饮食

它对维持身体健康和身体成分有很多好处。即使是短暂的间歇性断食也会促使人体内的酮体产量提高。

选择很简单，如不吃早餐，在午餐时间吃当日的第一顿饭，然后断食18小时，或者使用隔日断食法。如果你想尝试断食的话，我们建议你从比较温和的断食方法开始，然后过渡到更为严格的间歇性断食法。

尝试摄入中链甘油三酯和椰子油

中链甘油三酯是一种脂肪，可以在人体内迅速转化为能量。中链甘油三酯存在于多种食物之中，如椰子、椰子油和鲜奶油，也可以以补剂的形式存在（如中链甘油三酯油和中链甘油三酯粉）。中链甘油三酯粉似乎更适合用于烹饪和烘焙，而中链甘油三酯油则更适合用于添加到咖啡或奶昔中。此外，中链甘油三酯粉似乎不会像中链甘油三酯油那样对肠胃造成负担。如果你想增加健康脂肪的摄入量，并享受到月桂酸的抗菌性等益处，那么可以选择椰子油（其中中链甘油三酯的含量很高）。我们爱吃的一些饭菜可以使用椰子油烹调，椰子油能为大多数菜肴增添一种别样的风味。注意，不要过度摄入中链甘油三酯，否则你可能会经常跑厕所。

摄入多种健康脂肪

一定要搭配食用各种脂肪类食物，就像混合食用一般的食物一样。不同的脂肪对健康有不同的好处，所以你需要让你的身体接触到各种健康的脂肪。

注意调味品的成分

人们常会忽视一些调味品的营养成分表。沙拉是执行生酮饮食法时的一个很好的选择，但要注意，尽管大多数沙拉调料的脂肪含量很高，但它们同时也含有糖和其他碳水化合物。一些调味品（如番茄酱）有少糖的品种。千万不要选择标榜零脂的调味品，因为它们一般会添加糖。

小心乳制品

很多脂肪含量较高的乳制品看起来像是很好的生酮食物，然而其中许多乳制品的乳糖含量很高。食用前一定要检查它们的营养成分表。

测试酮补剂

酮补剂是人工合成酮体。在你的身体从单纯依靠葡萄糖供能过渡到以酮体为主要燃料的过程中，使用酮补剂对你的身体特别有帮助。酮补剂可能能够帮助我们加速度过生酮适应期，在这期间使用酮补剂至少可以为你的身体提供更多的能量。酮盐不仅能提升血酮水平，还能为人体提供额外的钠、镁和钙。

进行高强度锻炼

虽然在刚开始进入生酮适应期时，你去健身房锻炼的想法会有所动摇，但我们建议你最好坚持下去。进行高强度锻炼可以提高脂肪的氧化率，从而提高酮体的生成率。我们实验室的一项研究发现，与那些进行常规锻炼的人相比，那些进行高强度间歇性锻炼的人血酮水平提升得更多。总之，持续地锻炼可以使你更快地进入酮症状态。

定期测量血酮值和血糖值

在生酮适应期开始时，测量血酮值能够监测你的身体对生酮饮食的反应。你可以使用简单的测试工具，如尿酮试纸或呼吸酮检测仪，这种方法很经济实惠。想对血酮水平进行进一步监测的人可以试试买一个血酮仪（图6.5）。一定要在早上或睡前测量血酮值，因为运动和饮食会导致血酮水平的波动。你也可以试试跟踪监测空腹血糖值，看看身体是如何应对这种饮食变化的。当你习惯了生酮饮食后，就不必再做测试了，也不必因为尿酮试纸颜色变紫而感到紧张了。

注意膳食纤维的摄入

某些膳食纤维可以喂养肠道中的有益细菌，摄入足够的膳食纤维还能够帮助消化。因此，我们建议碳水化合物的主要来源应该是膳

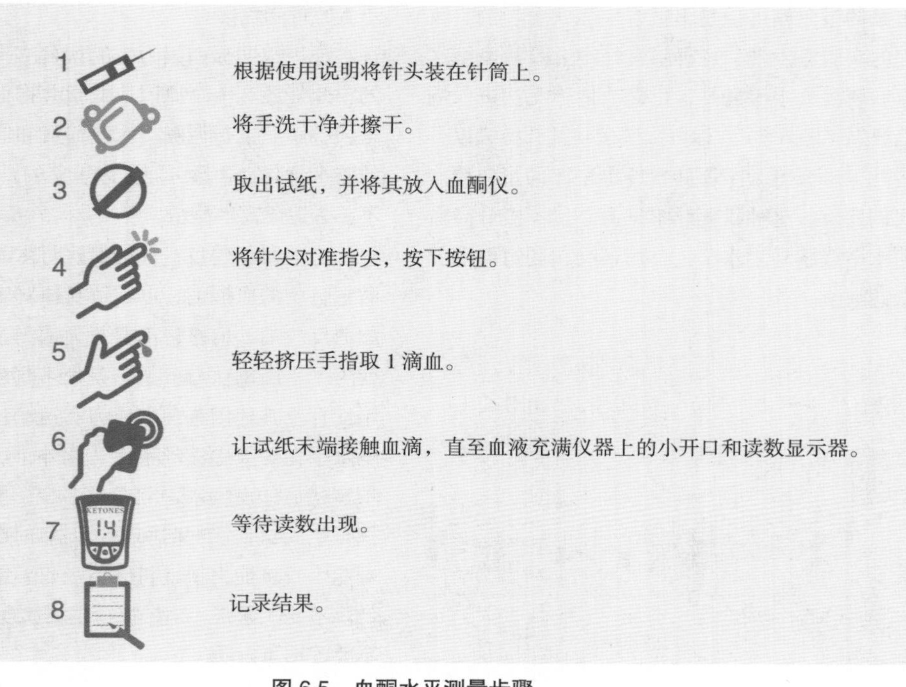

图 6.5　血酮水平测量步骤

食纤维含量较高的绿叶蔬菜。要小心高膳食纤维蛋白棒，它可能会导致血糖水平升高。

不要做的

不要让碳水化合物摄入量过高

导致执行生酮饮食法失败的一个最大原因是碳水化合物摄入量过高。像坚果和坚果酱这样的零食就是罪魁祸首。虽然坚果可以作为生酮食物，但过量食用会导致碳水化合物摄入超标，从而使人无法进入酮症状态。而坚果酱的问题可能更大，因为它们一般比坚果含糖量更高，同时膳食纤维含量更低。

在生酮饮食初期，你可能会想吃点甜食。当食欲袭来时，花生酱就开始诱惑你了，把勺子放起来可要比你想象的困难得多。如果你不想挑战自己的意志力的话，那就选择一些高脂低糖的零食替代品，如夏威夷果或脆猪皮。

不要食用过量的人造甜味剂和糖醇

使用天然甜味剂和糖醇可以让生酮食物变得好吃一点儿，但要注意别多吃或吃错。过量摄入某些糖醇会导致胃部不适等消化问题，看电影时吃几块无糖小熊软糖可能会让你在电影全程频繁地去厕所。还有，注意与麦芽糖糊精结合使用的人工甜味剂，它们非常不利于你进入酮症状态。偶尔吃一点点不会有什么问题，但若是你想用它们来烘焙或在其他情况下大量使用它们，你最好选用三氯蔗糖或阿斯巴甜粉。我们更希望你使用对酮体友好的天然甜味剂，如赤藓糖醇、甜菊糖、菊糖、罗汉果糖，甚至新型的稀少糖。

不要迷恋高膳食纤维蛋白棒

许多食品公司正在推出低糖高膳食纤维的蛋白棒。这些蛋白棒可以很好地满足你对于甜食的欲望，但你要知道，并不是所有低糖蛋白棒都是低碳水的。以低聚异麦芽糖为膳食纤维来源的蛋白棒可能是不适合生酮饮食者的。我们的实验室发现，这种膳食纤维会导致血糖水平和胰岛素水平升高，可能会使你无法进入酮症状态（图 6.6）。你可以试试将其替换成以可溶性玉米纤维为主要膳食纤维来源的蛋白棒。我们发现，这种膳食纤维来源不仅不会升高血糖水平或胰岛素水平，反而还会在肠道内喂养有益细菌。

可溶性玉米纤维在不同个体体内导致的血糖变化

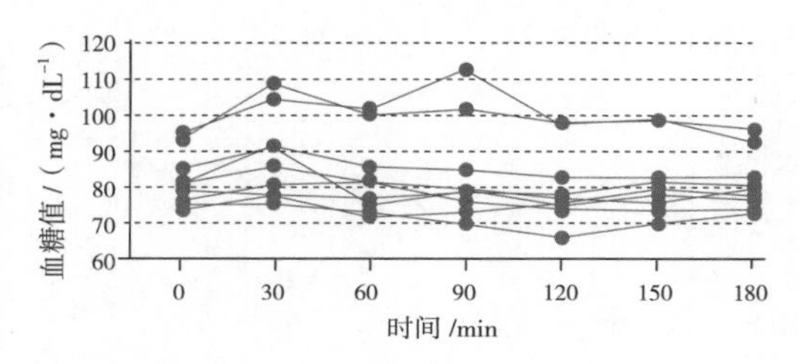

低聚异麦芽糖在不同个体体内导致的血糖变化

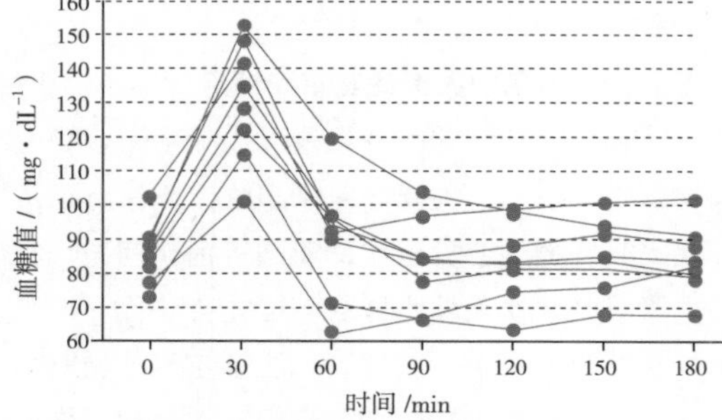

图 6.6　可溶性玉米纤维与低聚异麦芽糖在不同个体体内导致的血糖变化

不要吃快餐

偶尔在快餐店门口停下来，进去买 1 个用生菜包的汉堡或 1 份沙拉是绝对可以的。不过，也不要让这类食物成为你的主要食物。因为很多快餐店食物中的肉品质不好，有时那些看似健康的沙拉里还会隐藏大量的碳水化合物。吃少量的优质食品比吃大量的劣质食品要好得多。

不要吃低脂食物

原因很明显，因为生酮饮食本身就是高脂的，此外还有一个原因：低脂食物很可能用糖来代替脂肪进行调味。低脂酱料和低脂奶酪中的碳水化合物含量可能比你想象的要高。

不要去追逐高血酮值

之前我们建议，在开始执行生酮饮食法时测量自己的血酮值，以了解身体对生酮饮食是如何反应的。但是，不要每天都测量许多次，就为了不断确认自己是不是处于酮症状态。由于饮食及其他因素，如压力和运动，人体的血酮水平在一天中波动很大。此外，目前我们还不清楚最佳血酮水平究竟是多少。事实上，你执行生酮饮食法的时间越长，你的血酮水平越可能因身体能更快地将酮体吸收到细胞中而变低。不要太紧张，坚持执行生酮饮食法就好。

不要害怕蛋白质

很多时候，人们害怕在执行生酮饮食法的过程中摄入过多的蛋白质。这种恐惧感对那些需要坚持食用低蛋白饮食法来让自己始终处于酮症状态的人（如癫痫等疾病患者）的确有一些好处，但其他人可能不需要执行得如此严格。例如，那些坚持锻炼的人很可能就不必在乎蛋白质摄入量的上限。记住，维持酮症状态最重要的方法是尽量减少碳水化合物的摄入。如果你这样做了，那在你最喜欢的餐馆里享用涂黄油的牛排时就不必担心了。

不要过量摄入中链甘油三酯

中链甘油三酯油可能对胃过于刺激，会导致胃部不适，如果摄入过量，甚至会让人频繁地去厕所。因此，我们建议你慢慢增加中链甘油三酯的摄入量，倾听自己身体的声音。

不要过量食用水果和蔬菜

吃水果和蔬菜是获取膳食纤维的好方法。然而，有些蔬菜和水果中碳水化合物含量很高。正如我们的一位同事曾经说过的：“每天一苹果，酮症远离我。”我们需要关注水果和蔬菜的含糖量，并尽量坚持吃绿叶蔬菜。

不要认为所有的沙拉酱都是对生酮友好的

在蔬菜上淋上沙拉酱可以确保你在外出就餐时获得足够的脂肪，但一定要小心。某些醋油酱含有大量糖，会使你的身体脱离酮症状态。低脂沙拉酱通常会用糖来代替脂肪调味，因此要避免使用这类沙拉酱。要坚持食用牧场沙拉酱、恺撒沙拉酱和蓝纹奶酪沙拉酱等，并且要注意用量。安全起见，在外面吃饭时，你可以让服务员再检查一下沙拉酱里是不是加了糖或其他碳水化合物。

不要喝太多酒

我们理解人们喜欢偶尔想喝杯酒的想法，但是要特别小心调味酒和传统啤酒，它们的含糖量可能很高（图 6.7）。干红葡萄酒是一个不错的选择，低糖啤酒和烈酒也是，只要适量饮用就没问题。千万不要喝草莓得其利鸡尾酒或是巴哈马妈妈鸡尾酒！

不要在没有准备的情况下外出就餐

执行生酮饮食法时外出就餐可能听起来困难重重，但实际情况没这么糟。很多餐馆都会在网上展示自己的菜单，有些甚至还会提供营养资料供客人查阅。你可以问问服务员菜品是怎么烹调的，或者用了什么酱汁。老实说，我们觉得在外面吃生酮餐比吃低脂餐容易得多。你只需要点沙拉作配菜，再吃一些肥肉或鱼就好。千万要当心酱汁，有疑问时，就把它放一边不吃。

不要停止锻炼

哪怕只是进行低强度锻炼，也要坚持锻炼。你可以去散步、跑步或者去健身房锻炼。相信我们，这样做，你的身体会感谢你的。

不要放弃

最重要的是，不要放弃！当你开始感到有点累的时候，你可能想放弃生酮饮食，你可能想要吃块比萨或饼干。但要坚持！我们经常听到人们说：“是的，我试过生酮饮食。”但当我们问他们试了多久时，通常会听到“也许 2 周吧”这样的回答。这么短的时间是不够身体完全适应这种饮食的。坚持下去，很快你就会感觉很舒服的，还会享受到酮症带来的好处。

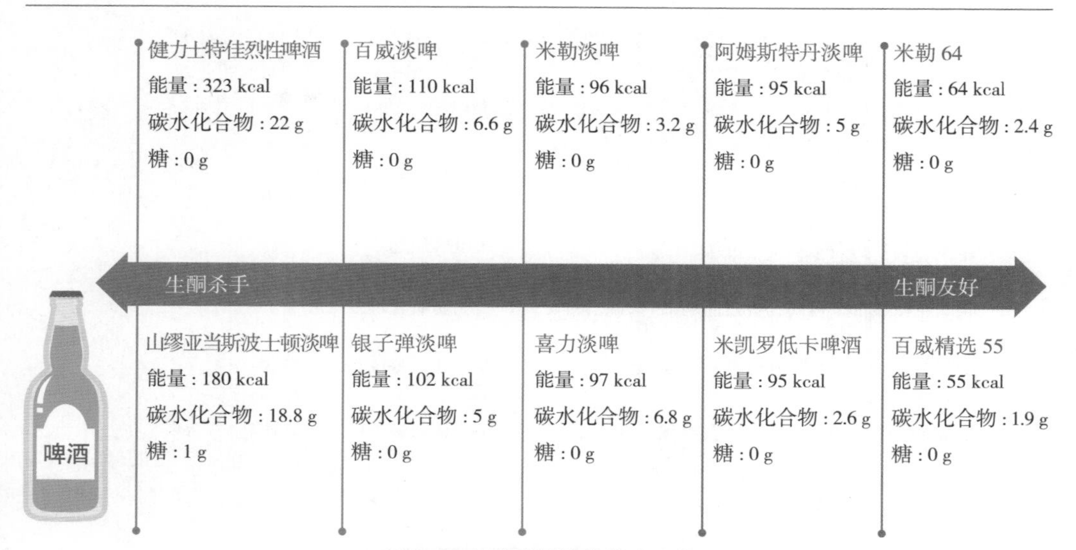

图 6.7 部分啤酒的营养成分表

啤酒可能含有大量碳水化合物，请谨慎选择

适应生酮饮食

适应生酮饮食以及让身体从最初以碳水化合物为能源转变为以脂肪和酮体为能源需要一段时间，适应期的长短因人而异。我们发现，一个人执行生酮饮食法的时间越长，身体就越能适应。大多数人在短短2周内就开始适应了，4~6周内会完全适应（图6.8）。在生酮适应期里，大多数人都会出现“酮流感”的症状，这是身体从燃烧葡萄糖变到燃烧脂肪引发的系列症状（图6.9）。

以下是一些有助于缓解症状或加快度过生酮适应期的方法和建议。

· 进行间歇性断食，这有助于产生酮体并降低血糖水平。

· 进行脂肪断食（喝高脂咖啡、高脂奶昔等），为身体提供制造酮体的物质。

· 坚持运动，以增强脂肪氧化和增加酮体的产量。

· 补充电解质（钠、钙、镁和钾），以防身体出现与电解质流失相关的症状。

· 多喝水，因为开始执行生酮饮食法时，胰岛素水平会下降，从而导致肾脏排出更多的水。当你的身体正在进行调整时，喝大量的水可以补充水分，防止脱水，（脱水会引发“酮流感”的部分症状）。

· 尝试使用酮补剂来为身体提供能量，并提高血酮水平。酮补剂在短期内能够提高血酮水平，为身体提供更多的燃料。额外的燃料也可能代表着在过渡期有更多的能量。

外出就餐时如何执行生酮饮食法？

执行生酮饮食法期间出去吃饭并不像你想象的那么难。说实话，这比在外面吃低脂食物容易多了。不管怎样，大多数蔬菜都是用植物油和黄油烹调的，而且你还可以点1份脂肪含量高的

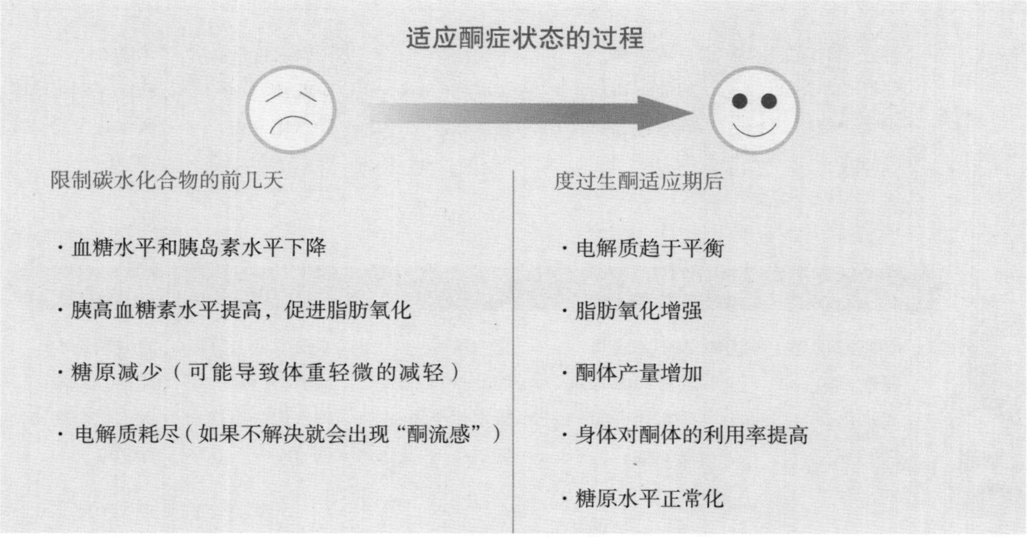

适应酮症状态的过程

限制碳水化合物的前几天	度过生酮适应期后
· 血糖水平和胰岛素水平下降	· 电解质趋于平衡
· 胰高血糖素水平提高，促进脂肪氧化	· 脂肪氧化增强
· 糖原减少（可能导致体重轻微的减轻）	· 酮体产量增加
· 电解质耗尽（如果不解决就会出现“酮流感”）	· 身体对酮体的利用率提高
	· 糖原水平正常化

图6.8　人体适应酮症状态前后的变化

进入酮症后，我们的身体会恢复平衡，各项生理功能恢复正常

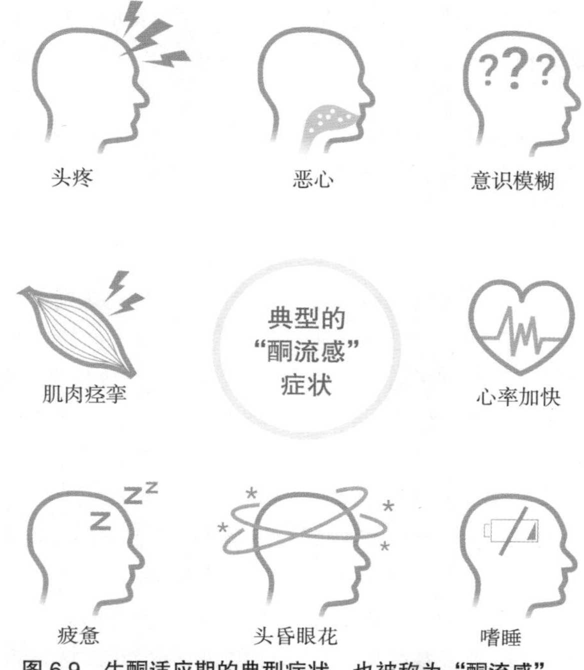

图 6.9　生酮适应期的典型症状，也被称为“酮流感”

肉或一份简单的蔬菜沙拉。记得向服务员问清楚关于菜品成分的问题。尽情享受你的美食吧！

做好准备

许多餐馆都在自己的网站上提供了菜单甚至每道菜的营养成分，供大家查阅。准备出去用餐时，你可以提前查一下你想去的餐馆中哪些菜品有助于生酮。不确定时，请想象一下“生酮餐盘”（图 6.10），它能让你大致了解外出就餐时你的餐盘中应该有哪些食物。例如，你可以选 1 份沙拉或绿叶蔬菜配牛排和黄油。

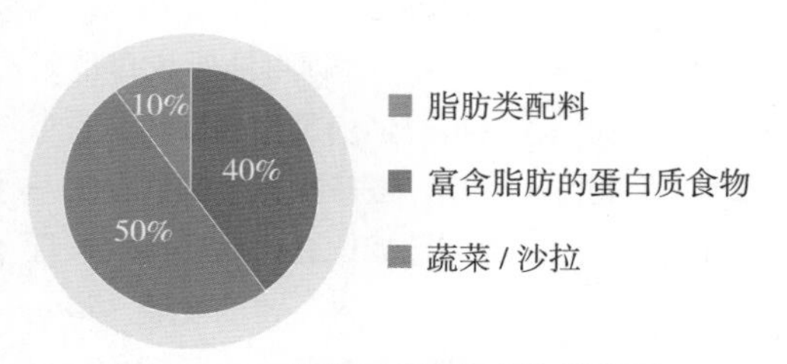

图 6.10　你的“生酮餐盘”的样子

问问题

有些食物看起来似乎有助于生酮，但其实一些餐馆喜欢通过添加酱汁将碳水化合物偷偷地带到菜品中。你可以问问服务员食物是如何烹调的，以及使用了什么酱汁。

避开面包

最好的方法就是一开始就不要把面包摆在桌子上。如果你和喜欢吃面包的朋友或家人一起在外面吃饭，你会发现自己也会很想吃面包。我们建议你点一份低糖开胃菜或沙拉（不要吃里面的面包丁）。

换掉那些碳水化合物含量极高的配菜

土豆是西餐中最常见的配菜。你可以问问服务员能不能把它们换成蔬菜沙拉。好消息是，一些餐馆已经开始供应菜花仿米饭了。

点脂肪含量高一些的食物

不确定吃什么时，就点肥肉或鱼。加了油脂和牛油果的大份沙拉也不错。有了这些，再加上一点脂肪含量较高的酱汁或黄油，这顿饭就很符合生酮饮食的要求了。

避免喝啤酒和调制酒

有些人喜欢在晚餐时喝点酒，但要注意种类的选择。尽量避免喝含糖量高的。建议选择含糖量较低的优质红酒或低糖啤酒。

多喝水

信不信由你，我们的胃有一个饱腹感应器。喝一大杯水能让你在吃低糖开胃菜或沙拉之前就有饱腹感。相信我们：喝一大杯水的唯一坏处可能就是你上厕所的次数会多一些。

放弃甜点

除了放弃面包以外，不吃甜点可能是外出就餐最大的难题。当你的同伴都在享受晚餐后的甜点时，你可能发现自己也准备好要向甜点低头了。坚强点！你可以点 1 杯加了鲜奶油的咖啡，甚至点 1 碗加了鲜奶油的无糖果冻。不要吃馅饼或饼干，因为你刚才吃沙拉和黄油牛排已经吃到饱了。

进入瓶颈期时该如何做

一旦开始执行生酮饮食法，人们可能就会经历迅速的变化，如体重变化等。然而，在执行生酮饮食法一段时间后，体重就不再下降了，许多人往往会因此而感到沮丧。记住，单纯的血酮水平不够高并不意味着生酮停滞。下面是应对这种状态的一些小技巧。

（1）跟踪记录碳水化合物摄入量。人们在停止追踪记录后，碳水化合物的摄入量往往会慢慢增加。因为在实现目标的过程中，你会遇到很多诱惑。若想避免失控局面的出现，比较简单的办法就是不吃零食，把它们换成一些不含碳水化合物的食物。

（2）增加蛋白质摄入量。通常，人们会害怕增加蛋白质的摄入量。其实，你不必担心饮食中蛋白质的含量，除非你对蛋白质摄入有一定的限制，或是因为治疗疾病的原因必须严格限制蛋白质的摄入。当然，你也不必像健美运动员一样通过喝蛋白奶昔大量摄入蛋白质。每天补充15~30 g蛋白质就可以达到摄入标准。稍微提高蛋白质的摄入量甚至脂肪的摄入量有利于身体健康，虽然这听起来有悖常理。注意，是稍微增加，过满则溢。

（3）改变你的锻炼方式。饮食和运动是影响你的身体成分的最重要的因素。如果你已经处于瓶颈期，而且每周坚持锻炼 3 次，每次 1 小时，那就试着加大运动量。试试每周锻炼 5 天，每次 30~45 分钟。你肯定会惊讶于改变锻炼频率、锻炼时间和锻炼强度对身体成分产生的巨大影响。

（4）配合断食。如果你没有尝试过间歇性断食，那可以先尝试不同类型的断食。例如，试着不吃早餐只吃午餐，或者只吃早餐和晚餐。然后再尝试不同的断食时长，比如断食 18 小时、24 小时，甚至更长，看看你的身体会如何反应。

（5）在锻炼中有技巧地添加碳水化合物。我们发现，对高水平运动员和坚持锻炼的人来说，在锻炼过程中适量补充碳水化合物对身体肯定是有益的。我们说的不是吃糖，而是在你进行最难的锻炼前的 15~30 分钟摄入少量（10~25 g）的碳水化合物。人在进行锻炼时，肾上腺素反应会使胰岛素反应减弱。如果你担心这会使你脱离酮症状态，你可以在锻炼日使用含糖漱口水来漱口。研究表明，即使只是咀嚼含糖食品（然后再把它们吐出来），也会对运动表现产生好的影响。

（6）进行生酮循环。你可能听说过能量循环，而我们在这里提倡的是生酮循环。安东尼奥・保利博士发现，坚持执行生酮饮食法一段时间，然后过渡到低糖饮食，然后再次执行生酮饮食法后，情况会有进一步的发展。请注意，我们并不是建议你完全停止执行生酮饮食法，并在第二天吃寿司自助餐，而是要你在长时间执行生酮饮食法之后，转换到中低糖高蛋白饮食几天，然后再次开始执行生酮饮食法，这会使身体处于一个更佳的状态。在执行中低糖高蛋白饮食期间选择血糖指数较低的碳水化合物是关键。下面是一个范例，先执行12周的生酮饮食法，然后执行1~2周的低糖、高蛋白、中脂的饮食法，然后再执行生酮饮食法，重复这一循环。

你可以评估以上建议，看看对哪几条感兴趣，然后去优化自己的生酮饮食。要注意，减少能量摄入是最后才用的方法。除非你已无计可施，否则不要轻易使用，因为它会使你的新陈代谢减缓，我相信这绝对不是你想要的。我们的目标是让人们可以尽可能多地享受食物，同时还能实现目标，无论是减肥、增肌还是两者兼顾。

我们都是生酮循环的粉丝。我们采用的是一种稍微改进的方法，一般是执行生酮饮食法8~12周，然后执行低糖高蛋白饮食法1~2周，然后再开始执行生酮饮食法。要记住，每个人身体的反应能力和适应能力都是不同的，要努力找到最适合自己的方案。

生酮饮食者的锻炼

体育运动是所有人生活的重要组成部分。我们强烈建议生酮饮食者进行体育锻炼，无论是晚上散步还是做深蹲。你正在开始执行一个与原有饮食法完全不同的饮食方法，我们建议你在午餐后散步10分钟或在工作前后锻炼一会儿，不需要时间太长。运动可以增强脂肪代谢，这能够增加酮体的产量并提高其利用率。我们实验室的研究已经证明，与进行低强度锻炼或完全不锻炼相比，高强度锻炼可以更快地提高血酮水平。

我们在下页列出了初级和高级锻炼方案。请注意，这些只是建议而已，你可以对其进行任意修改，最后制订出最适合自己的锻炼方案。如果你能在家做俯卧撑、仰卧起坐和波比运动，那就太完美了。如果你不想做这些，那也没关系，你可以试着每天至少走10000步（你可以用智能手表甚至手机上的应用程序来记录步数），并通过其他方式来保持身体的活跃。

快速入门指南

关于执行生酮饮食法的技巧和策略在前面都已经详细地讲解了，但如果你想快速掌握执行生酮饮食法的诀窍，可以看看以下内容。

了解生酮饮食

生酮饮食与传统的低糖饮食或原始饮食法不完全一样，但分别包含这两种饮食法的一部分内容。生酮饮食的目标是成为一个依靠脂肪供能（而不是依靠葡萄糖供能）的人。

确定你的能量摄入目标

确定你的每日能量摄入量，然后算出每天摄入多少脂肪、蛋白质和碳水化合物。你每天摄入的能量中应该有5%~10%来自碳水化合物，20%~30%来自蛋白质，其余来自脂肪。在开始的时候，你可以使用一些应用程序来记录你的饮食，并确保你的能量摄入量接近预期值。不过，我们的目标是帮助你逐步学会凭直觉吃饭。很快你就能明确一些食物的营养成分并制作自己的“生酮餐盘”了。

排除诱惑，准备生酮食物

不要在家里放饼干或纸杯蛋糕来测试自己的意志力。相反，你应该准备一些美味的低糖食物，如奶酪条、脆猪皮、熟鸡蛋、牛肉干和

6.4　初级运动方案

周一	哑铃仰卧推举 3×10　绳索飞鸟 3×10　哑铃推肩 3×10 哑铃平举 3×10　绳索三头肌下拉 3×10
周二	走 10000 步
周三	杠铃或史密斯机深蹲 3×10　机械深蹲 3×10　自重弓步走 3×10 器械腿伸展 3×10　器械蹬腿 3×10
周四	走 10000 步
周五	哑铃单臂划船 3×10　滑轮下拉 3×10　坐姿划船 3×10 绳索面拉 3×10　曲柄杠铃弯举 3×10
周六	高强度间歇性训练（5×10 秒，间隔 50 秒），或在跑步机上跑 1 小时
周日	走 10000 步

6.5　高级运动方案

周一	杠铃仰卧推举 4×12　杠铃划船 4×12　哑铃飞鸟 4×12 直臂下拉 4×12　上斜哑铃卧推 4×12　哑铃单臂划船 4×12 负重俯卧撑 4×12　负重引体向上（4 个为一组，组数越多越好）
周二	高强度间歇性训练 5 ×10 秒　悬吊左右抬腿 5×25
周三	杠铃深蹲 4×12　杠铃硬拉 4×12　杠铃弓箭步下蹲 4×12 保加利亚式箭步蹲 4×12　杠铃硬拉 4×12　坐姿腿屈伸 4×12 坐姿腿弯举 4×12　坐姿腿举 4×12
周四	高强度间歇性训练 5 ×15 秒
周五	杠铃推肩 4×12　哑铃侧平举 4×12　拉力器后飞鸟 4×12 阿诺德哑铃推举 4×12　拉力器前平举 4×12　曲杆屈伸 4×12 曲杆弯举 4×12　绳索过顶屈伸 4×12　拉力器锤式弯举 4×12
周六	登山 5×30 秒　波比运动 5×30 秒　仰卧起坐接抛实心球 5×30 秒 俯卧撑 5×30 秒
周日	走 10000 步

坚果等。就算你的家人和朋友不执行生酮饮食法，他们也是会喜欢这些美食的。享受生酮美食带来的乐趣吧！

动起来！

如果你已经是一个健身爱好者，那就继续坚持。如果你不常去健身房，那么现在就开始锻炼吧。运动有助于使身体更快进入酮症状态，并能减轻“酮流感”的症状。

挺过“酮流感”

适应酮症状态可能需要 1~3 周，在这段时间内，你可能会经历“酮流感”。坚持到底，不要放弃！记住，毕竟你的身体长久以来一直都在依靠葡萄糖供能！现在只用几周的时间就完成供能方式的转变，这算不错的了。

克服障碍

前进路上总会有障碍，不管是到了瓶颈期还是你坚持不住而吃了非生酮的食物时。记得提醒自己不要忘记执行生酮饮食法的初心。实施得当的话，生酮的生活方式会为你带来很多好处。记住，你正走在一条需要长期奋斗的路上，不要让挑战妨碍到你。

享受生酮饮食，从中获得乐趣，让它成为一种生活方式！

第 7 章
常见问题

一般问题

酮体是如何生产出来的？

酮体是在肝脏分解脂肪的过程中产生的。当碳水化合物摄入量较低时，人体会分解脂肪，将脂肪作为主要能源。

大脑能利用酮体吗？

与大多数脂肪酸不同，酮体可以作为大脑的能源。事实上，大脑可能更喜欢酮体而非葡萄糖。研究表明，随着血酮水平的升高，大脑摄取的酮体的量也会增加。也有许多研究表明，生酮饮食可以起到保护大脑的作用，这可能是由于神经元通过酮体获得了更多的能量，减少了氧化应激反应和炎症的出现。即使大脑摄取葡萄糖的功能受损，比如患上阿尔茨海默病、帕金森病和创伤性脑损伤，酮体也可以为大脑提供能量。

哪些身体组织可以使用酮体？

酮体几乎可以被身体所有的细胞和组织利用，除了肝脏。有些细胞，如红细胞和大脑某些区域的细胞只能以葡萄糖为能源，但在碳水化合物摄入量较低的情况下人体可以通过糖异生作用产生大量葡萄糖，为这些细胞提供能源。

生酮饮食安全吗？

是的，精心规划的生酮饮食对大部分人来说都是安全的。但是，如果你属于图 9.1 中所列的情况，那你可能不适合执行生酮饮食法，建议你去咨询一下医生。

人在患哪些疾病或处于哪种情况下不适合执行生酮饮食法？

- 肉碱缺乏症
- 肉碱棕榈酰转移酶 -1 缺乏症、肉碱棕榈酰转移酶 -2 缺乏症
- β 氧化缺陷
- 线粒体 3- 羟基 3- 甲基戊二酰辅酶 A 合成酶缺乏症
- 中链酰基脱氢酶缺乏症
- 长链酰基脱氢酶缺乏症
- 胃肠动力受损
- 妊娠
- 肾衰竭
- 丙酮酸羧化酶缺乏症
- 卟啉症
- 胰腺炎
- 胆囊疾病
- 肝功能受损
- 脂肪消化功能受损
- 做过胃旁路手术
- 有腹部肿瘤

图 7.1　不适合执行生酮饮食法，或者需在专业人士的监控下执行生酮饮食法的情况

低糖饮食和生酮饮食有什么区别?

一些研究指出，低糖饮食是指碳水化合物提供的能量占每日能量摄入量的30%以下的饮食。生酮饮食通常会进一步限制碳水化合物的摄入量，使其仅占每日能量摄入量的5%。所以，虽然生酮饮食肯定是低糖饮食，但并非所有低糖饮食都是生酮饮食。生酮饮食对碳水化合物的限制更严格，更有利于酮体的产生。

阿特金斯饮食和生酮饮食有什么区别?

虽然阿特金斯饮食和生酮饮食有相似之处，但它们在碳水化合物、蛋白质和脂肪的摄入量上有所不同。与生酮饮食的标准相比，阿特金斯饮食建议的碳水化合物和蛋白质的摄入量更多。生酮饮食则要求适中的蛋白质摄入量和极低的碳水化合物摄入量，尤其是在开始的阶段。随着时间的推移，你逐渐了解了自己的身体，你就能轻微调整蛋白质摄入量和碳水化合物摄入量了。

营养性酮症和酮症酸中毒有什么区别?

营养性酮症的特征是血酮水平有控制地上升，同时血糖水平降低和血液pH值正常。但酮症酸中毒的特征是，血糖水平升高以及血酮水平不受控地上升（高于15 mmol/L），并导致血液pH值迅速降低，1型糖尿病患者尤其要小心这种症状。生酮饮食和酮补剂通常不会使血酮水平升高到7 mmol/L以上。

我会饿吗?

如果你使用的是精心规划的生酮饮食方案，那么不会感到饿，因为较高的脂肪量会让你有饱腹感，而且酮体似乎也有助于减轻饥饿感。虽然生酮饮食者想吃多少就吃多少，但与非生酮饮食者相比，生酮饮食者仍然摄入了更少的能量，并减掉了更多的体重。这可能是因为脂肪提供的能量更多。不过，也有研究表明，处于酮症状态可以减轻饥饿感。另一项研究发现，脂肪的摄入降低了负责传递食欲信号的激素的水平。因此，你应该不会长时间地感到饥饿。

我需要计算能量吗?

刚开始执行生酮饮食法时，我们建议你跟踪监测宏量营养素和能量的摄入量，这样能够确保你每种营养素的摄入量都是合适的。一定要注意别摄入太多的碳水化合物。不过，适应酮症状态后不久，你就可以做到在随意吃到饱的情况下还能控制好碳水化合物的摄入量了。适应了酮症的人往往会因为很快就感觉饱了而无意中减少了能量的摄入。如果可能的话，在掌握了生酮饮食的窍门后每次吃到饱就好，你的食欲应该会确保你摄入足够的能量而没有暴饮暴食。通过生酮饮食来治疗某种疾病的人应该配合一定程度的能量限制，以便达到最佳效果。

我应该跟踪记录净碳水化合物摄入量还是总碳水化合物摄入量?

这是我们最常听到的问题之一。一般我们的建议是在开始执行生酮饮食法时跟踪记录总碳水化合物摄入量，然后再过渡到追踪记录净碳水化合物摄入量，这有助于确保你获得足够的膳食纤维。记住，做你自己的科学家!

设定宏量营养素比例时必须遵循特定原则吗（如75%的脂肪、20%的蛋白质和5%的碳水化合物）?

确定宏量营养素的比例可能是一个很好的开始，但请记住，对你有效的宏量营养素比例可能并不适合他人。最重要的是要保持较低的碳水化合物摄取量、适中的蛋白质摄取量和较高的脂肪摄取量。你可以调整饮食，直到找到最适合自己的宏量营养素比例。在根据个人需要对生酮饮食方案进行个性化调整并坚持执行该方案一段时间后，你将更了解应该吃什么和不应该吃什么了。到那时，你可能都不需要严格计算宏量营养素的比例了。

执行生酮饮食法时，我是否需要通过运动来减肥和改善健康状况?

大量研究表明，执行生酮饮食法但不运动时，身体成分和血脂情况也会有所改善。但是，运动是健康生活的一部分，可以显著增强生酮饮食的效果。因此，我们强烈建议你进行一些体育运动，哪怕只是每天步行 10000 步（约 8 千米）。我们的同事史蒂芬·库南博士发现，即使是适度的步行也会提高大脑对酮体的吸收率。所以，多到户外走走吧！

我必须每天坚持执行生酮饮食法吗?

此前，我们谈到了传统的循环式生酮饮食，人们可以在工作日执行生酮饮食法，然后在周末正常摄入碳水化合物。但我们认为这不是最好的方法，我们倾向于每周有 6 天执行生酮饮食法，然后有 1 天吃低糖、高蛋白、中脂的食物。我们希望这不是“补碳”的一天，而是“补蛋白质”的一天，在这一天我们会摄入更多的蛋白质和吃一些低糖食物。这种方法可能有助于那些正在进行训练或处于瓶颈期的人。不要大量摄入碳水化合物，改成补充摄入蛋白质，这样有助于你继续朝着自己的目标前进。

营养素和补剂

我需要通过摄入碳水化合物来补充糖原吗?

研究表明，人体不需要通过摄入碳水化合物来补充糖原。针对进入酮症状态的运动员的研究发现，他们身体储备肌糖原的速度与执行普通饮食法的运动员相似。在执行生酮饮食法后，你的身体会开始适应靠脂肪供能，你的糖原储存会受到限制。但是，在你完全适应酮症状态后，你身体的糖原储存量就会恢复。

我应该增加钠的摄入量吗?

执行生酮饮食法时，钠水平确实会下降，所以说增加钠的摄入量是个好主意。你可以考虑一下喜马拉雅海盐，它含有许多矿物质，如钠、钙、钾、碘和镁且钠含量与食盐相似（但其中的钠晶体较大），喜马拉雅海盐风味更佳。

还有其他电解质需要补充吗?

执行生酮饮食法时，人体会缺乏钾、镁和钙。有关电解质和补剂的更多信息，请参阅第 41 页。

我应该担心膳食纤维的摄入量吗?

当你执行生酮饮食法时，膳食纤维的摄入量下降是很正常的，因为膳食纤维在碳水化合物含量高的食物中最为丰富，特别是蔬菜和谷物中。膳食纤维是一种重要的营养物质，对身体健康至关重要。虽然它是碳水化合物，但它不会提高血糖水平或胰岛素水平，因此我们强烈建议你尽量摄入足够的膳食纤维。不过，要注意低聚异麦芽糖这种常见于高纤维蛋白棒中的膳食纤维，它能提高血糖水平和胰岛素水平。有些品牌的高纤维蛋白棒含有的是可溶性玉米纤维，这种膳食纤维不会提高血糖水平或胰岛素水平。所以，要仔细检查食品的营养成分表。

摄入太多蛋白质会影响我进入酮症状态吗?

虽然一些氨基酸（如亮氨酸和赖氨酸）可

以被转化为酮体，但其他氨基酸会被转化为葡萄糖。如果蛋白质摄入过量，可能会提高血糖水平和胰岛素水平。因此，我们建议蛋白质提供的能量不超过每日能量摄入量的20%~35%。记住，最佳摄入量因人而异。例如，治疗癫痫的情况下的蛋白质摄入量比增肌时所需的要少一些。做你自己的科学家！

碳水化合物会让我发胖吗？

我们不打算把碳水化合物妖魔化为肥胖的唯一罪魁祸首。相反，我们希望帮助人们改变饮食的模式，将碳水化合物视为一种有用的工具，而非一种必需的营养素。尽管长时间摄入大量碳水化合物确实会导致血糖水平慢性升高和胰岛素水平升高，最终导致胰岛素抵抗等代谢问题，增加肥胖的可能性，但许多人还是可以在摄入碳水化合物的情况下保持健康的。

我应该避免摄入某些脂肪吗？

虽然我们喜欢脂肪，但要注意，并非所有的脂肪都是一样的。Ω-6脂肪酸会导致炎症，而炎症与许多慢性疾病有关。一定要平衡Ω-3脂肪酸和Ω-6脂肪酸的摄入量，以确保获得最好的结果。还有，反式脂肪酸也对健康有害，应该对其摄入量加以限制。最后，如果你在执行生酮饮食法期间遇到了障碍，那么你应该在增加不饱和脂肪酸摄入量的同时稍微减少饱和脂肪的摄入量，这可能会对你有帮助。

可以摄入大量脂肪吗？

进入酮症状态后，你就可以更有效地依靠脂肪供能了。一些研究表明，稍微增加脂肪摄入量可能不会使体重显著增加。不过要注意，脂肪提供的能量较多，每克含9 kcal。摄入过多的脂肪会增加能量的摄入，这可能会阻止你的身体分解自身储备的脂肪。记住，要将你饮食中的脂肪含量控制在一定的范围内，不要大量摄入脂肪。

我摄入的脂肪应该全部来自饱和脂肪吗？

如前所述，饱和脂肪不应被妖魔化，特别是在生酮饮食中。我们发现，当饱和脂肪占脂肪摄入总量的50%，而剩下的50%的脂肪来自椰子油和牛油果等单不饱和脂肪时，我们的身体最适应。这就解释了为什么关于人执行生酮饮食法后胆固醇水平和甘油三酯水平的变化这一问题现有的这些生酮饮食研究会有不同的结论。请你在执行生酮饮食法的过程中，尽量确保均衡地摄入饱和脂肪和单不饱和脂肪。

什么是酮补剂？

酮补剂是以粉末状或液态存在的酮体。粉末状的酮体通常是与钙、钠和镁等无机盐结合的，而液态的酮体主要是由酮酯组成的。

酮补剂能帮我减肥吗？

酮补剂可能不会直接消耗脂肪。注意，它们是一种能源，本身含有能量。然而，研究证明，高水平的血酮可以减轻饥饿感，增加新的线粒体的生成。这可能有助于燃烧更多的脂肪，间接地使体重减轻。

中链甘油三酯和酮补剂的效果是一样的吗？

不一样。中链甘油三酯在肝脏中被分解后才可以转化为酮体。一些研究表明，大量的中链甘油三酯（超过20 g）才能达到仅仅几克的酮体就能达到的效果。

中链甘油三酯补剂安全吗？

是的！研究发现，一组连续30天每天服用30 g中链甘油三酯（明显高于一般剂量）的受试者未出现不良反应。此外，按照每千克体重摄入 1 g 的标准来摄入中链甘油三酯已被证明是安全的。不过，摄入中链甘油三酯可能导致胃肠道不适，如恶心和腹泻。所以，我们强烈建议你慢慢开始加量，逐渐建立对中链甘油三酯的耐受性。

酮补剂安全吗？

目前，我们尚未发现酮酯对人类和动物有不良影响的情况。此外，酮盐已通过了一般安全认证。有几项研究在动物和人类身上同时使用了酮盐和酮酯，但并未发现其副作用。我们的建议是，购买经过第三方检测公司检测过的酮补剂，以确保其质量并确保其经过了临床研究。

生酮适应期

多久才能进入酮症状态？

人们一般认为,血酮水平上升到 0.3~0.5 mmol/L 时，人体就进入酮症状态了。连续 2 天限制碳水化合物摄入量足以使人进入这种状态。然而，这并不意味着你已完全适应酮症状态了，也就是说身体完全靠脂肪供能可能需要更长的时间，具体时长因人而异。

什么症状意味着度过生酮适应期了？

度过生酮适应期意味着身体已经从主要以葡萄糖为能源转变为主要以脂肪和酮体为能源。一旦度过生酮适应期，你就会开始感到饱腹感、饥饿感甚至认知功能和专注力的变化。

我怎么知道我是不是进入了酮症状态？

我们可以用尿酮试纸、血酮仪和呼吸酮检测仪来检测酮体水平。血酮仪可以检测 β 羟丁酸水平，用血酮仪测量的结果被认为是最准确的。呼吸酮检测仪已被证明可以有效检测丙酮水平。尿酮试纸可以测量乙酰乙酸水平。该方法可以在执行生酮饮食法初期为人们有效提供信息反馈，但是在你度过生酮适应期并且身体可以更有效地利用酮体后，尿液中的酮体就会减少，因此我们不能将其作为检验身体是否处于酮症状态的可靠标准。

如果我服用了酮补剂，是否就能度过生酮适应期？

在不降低碳水化合物摄入量的情况下服用酮补剂不太可能使你完全度过生酮适应期。目前，我们尚不清楚长期服用这些补剂是否会导致某些通常伴随酮症而发生的变化（如通过增加酮转运蛋白的数量，使酮体被用作燃料的能力增强）。要完全度过生酮适应期，进行一定程度的碳水化合物限制是必要的。

最佳血酮水平是多少？

这很难说，这取决于引发酮症的原因。只要血酮水平高于 0.3 mmol/L，你就会处于酮症状态。许多人认为，血酮水平高一些会更好，但这还未得到证实。有些长期处于酮症状态的人的身体对酮体的利用率更高，因此血液中的酮体并不多。对癫痫和其他神经性疾病的患者来说，较高的血酮水平可能是有益的。酮补剂或大剂量的中链甘油三酯可能能够帮助人体达到这种较高的血酮水平。

什么是“酮流感”？

“酮流感”是人们开始执行生酮饮食法后出现的一系列症状，包括恶心、头痛和便秘。精心配比的生酮饮食会考虑到电解质含量、膳食纤维含量和饮水量的影响，可以帮助生酮饮食者缓解“酮流感”的症状。

我刚开始执行生酮饮食法，但觉得不舒服。我能做些什么？

人们执行生酮饮食法的头几天可能出现的不适感通常被称为“酮流感”。幸运的是，这种感觉是暂时的，采取一些预防措施可以缓解全部或部分症状。首先，你需要考虑电解质的摄入情况，因为钠、钾或钙的缺乏会使你感到恶心。其次，你需要考虑饮水量。刚开始执行生酮饮食法时很容易脱水。再次，你需要考虑膳食纤维的摄入量。如果没有摄入足够的膳食纤维，你可能会便秘。总之，你要补充电解质、多喝水、确保摄入足够的膳食纤维。

我能缩短适应阶段，迅速度过生酮适应期吗？

我们的研究发现这是有可能的。运动（特别是高强度运动）往往会使生酮适应期缩短，因为它有助于迅速消耗糖原，迫使身体更快地依赖脂肪供能。此外，从断食或间歇性断食开始开启生酮饮食之旅可以迅速增加酮体的产量。

可以和不可以吃的食物

我可以在执行生酮饮食法期间喝酒吗？

在执行生酮饮食法期间，可以适量饮用红酒、威士忌和伏特加。一些研究发现，饮用红酒似乎不会影响酮症。事实上，一些酿酒商为了使他们的红酒更有利于生酮，甚至会完全去除糖。在执行生酮饮食法时要小心黑啤酒（如拉格啤酒、世涛啤酒、波特啤酒和艾尔啤酒）和混合了酒精的饮料，它们的碳水化合物含量较高。

我可以喝咖啡吗？

我们在执行生酮饮食法时是可以喝咖啡的，只要控制好碳水化合物的摄入量就好。一些研究发现，咖啡因是有利于生酮的，可以促进酮体的生成。因此，有些人会以加了鲜奶油和中链甘油三酯油的咖啡作为一天的开始。

我可以吃水果吗？

大多数水果都含有天然糖，所以在执行生酮饮食法时，要认真考虑水果的摄入量。我们可以适量吃一些浆果等低糖水果。虽然水果含有维生素等营养素，但在精心配比的生酮饮食方案中，我们可以很容易地从其他食物中获取这些营养素。

我可以吃乳制品吗？

我们可以在执行生酮饮食法的过程中适量食用乳糖含量低的乳制品，如鲜奶油、黄油和奶酪。乳糖含量高的乳制品（如牛奶和酸奶）应该有所限制，对某些人来说，甚至应该完全避开。我们经常发现，那些通过节食减肥的人往往因为摄入了过多的乳制品而减肥失败。因此，要适量食用乳制品。

对执行生酮饮食法来说，哪种甜味剂最好？

我们建议你尽可能地使用天然甜味剂。甜菊糖、赤藓糖醇、罗汉果和稀少糖是首选。菊粉也很常见，但很多人对它不耐受，食用后会出现胃肠道症状。在人工甜味剂中，最好的选择是纯三氯蔗糖和阿斯巴甜。除此之外，人工甜味剂还有麦芽糖糊精和葡萄糖等，但它们会影响血糖水平。因此，纯三氯蔗糖和阿斯巴甜是最好的。

运动表现

生酮饮食如何影响运动表现？

在执行生酮饮食法初期，运动表现可能变

差。然而，研究发现，随着时间的推移，这一情况会消失。一些研究甚至发现，执行生酮饮食法配合抗阻力训练的人可以与对照组有同样的运动表现。

我会因为执行生酮饮食法而失去肌肉吗？

研究表明，保持蛋白质摄入量为每千克体重摄入 1.2~1.6g 可以使人保持肌肉或增肌。研究还发现，在执行生酮饮食法期间，即使是限制了能量的摄入，人们减掉的也有 95% 是脂肪，而执行维持能量摄入的生酮饮食法的人的肌肉量则会增加。

我是否应该执行目标型生酮饮食法以提高运动表现？

目标型生酮饮食法是在锻炼前后以及锻炼期间增加碳水化合物的摄入量。在锻炼过程中，肾上腺素的分泌会减轻因摄入碳水化合物而出现的胰岛素反应，但可能会提升认知灵敏度。

目前尚未有研究直接关注目标型生酮饮食，但是那些坚持锻炼的人指出这种方法有很大的益处。记住，你的目标（减脂、增肌、提高运动表现等）将决定什么是最适合你的。

无论如何，我们都不建议你在完全适应酮症状态之前就尝试目标型生酮饮食。在尝试目标型生酮饮食时，你可以先尝试少量摄取碳水化合物（摄入量少于 30 g）来看看效果。

在执行生酮饮食法期间，什么类型的运动是最好的？

做任何运动都比不运动好！不过，我们的研究发现，高强度锻炼可以使酮体的产量增加。因此，努力多动，尝试将抗阻力训练与一些有氧运动结合起来，哪怕每天在饭后散散步都可以。

断食

我可以在执行生酮饮食法期间断食吗？

答案是可以，而且断食可能有利于促进酮体的生成。不过研究发现，断食不是酮体生成的必要条件，不断食体内也可以生成酮体。我们建议你在执行生酮饮食法的过程中，试试看断食是否适合你。

断食安全吗？

我们每天都会经历一段时间的断食，比如睡觉的时候。我们以狩猎为生的祖先们一生都在不时地经历断食。虽然在一些情况下，长时间断食没有好处，例如在皮质醇水平不受控制期间或在怀孕期间。但研究发现，在一般情况下断食是安全的。

我可以采用何种断食方案？

我们有 3 种主要的断食方案。

间歇断食：在一天中的一部分时间里断食。

隔天断食：某天完全断食，然后第 2 天正常进食。

完全断食：连续几天甚至几周完全断食。

我必须吃早餐吗？

这与你所知的恰恰相反，早餐未必是一天中最重要的一餐。断食时，你当然可以不吃早餐，或者在早餐时只喝 1 杯加了中链甘油三酯油的咖啡，然后在下午才吃你一天中的第一顿饭。

什么是脂肪断食？

脂肪断食就是在断食期间只吃脂肪。研究表明，只摄入脂肪不会使胰岛素水平升高，但可以提高胰岛素敏感性并模拟正常断食期间身体的反应。因此，喝咖啡时加一些中链甘油三酯油或鲜奶油可能达到类似断食的效果。

健康问题

生酮饮食能帮助我解决特定的健康问题吗?

当然。肥胖和胰岛素抵抗是许多疾病的根源，如 2 型糖尿病和心脏病。事实证明，这两者都可以通过生酮饮食来改善。此外，有强有力的证据表明，生酮饮食有助于治疗癫痫和葡萄糖转运蛋白 1 缺乏症等疾病。

在第 5 章中，我们讨论了生酮饮食在治疗 2 型糖尿病、阿尔茨海默病、帕金森病、肌萎缩侧索硬化、多发性硬化症、抑郁症、创伤后应激障碍和癌症等疾病方面的作用。

什么是胰岛素抵抗？我怎么知道是否自己身上出现了这种情况?

胰岛素抵抗是指身体不能有效利用胰岛素的情况，胰岛素是一种促使葡萄糖从血液中转移到细胞中的激素。胰岛素抵抗意味着胰岛素不能与细胞正常沟通，这会导致许多代谢疾病，特别是 2 型糖尿病。如果你经常感到困倦，很容易因摄入碳水化合物而体重增加，那就很有可能有某种程度的胰岛素抵抗。你可以找医生来检测你的空腹血糖水平和胰岛素水平，或者如果可能的话，进行口服葡萄糖耐量测试。

在家中进行口服葡萄糖耐量测试。

（1）夜晚断食 12 小时。早晨醒来后，测量空腹血糖值，这是你的基线——理想情况下是 4.44~6.67 mmol/L（80~120 mg/dL）。

（2）喝 75ml 含糖饮料，如橙汁或运动饮料。

（3）在 120 分钟内多次测量血糖值（分别在第 0 分钟、第 30 分钟、第 60 分钟、第 90 分钟和第 120 分钟测量）。

（4）记录测量结果，将其与基线值作对比。

执行生酮饮食法后，我的胆固醇水平升高了，该怎么办?

总胆固醇水平不是一个很好的评价指标，因为它没有考虑到胆固醇的组成。生酮饮食已被证明会提高高密度脂蛋白胆固醇水平，这会导致总胆固醇水平升高，但总的来说，这是对身体有益的。一定要找医生来检查你的血脂情况，留意极低密度脂蛋白胆固醇粒子大小、低密度脂蛋白胆固醇粒子大小、低密度脂蛋白胆固醇与高密度脂蛋白胆固醇的比值、甘油三酯水平甚至高敏 C 反应蛋白水平（不是胆固醇检测的一部分）。

我担心我的甘油三酯水平会升高。高脂饮食会使甘油三酯水平升高吗?

不会！人们都觉得摄入太多脂肪会导致甘油三酯水平升高，但是研究发现，当高脂饮食与低糖饮食相结合时，甘油三酯水平反而会下降。

我的医生说生酮饮食不好，我该怎么办?

尽管所有的研究都显示出了酮体的益处，但我们还是总能听到反对意见。你能做的最好的事情就是自己去了解更多相关知识。

每日注意事项

我可以在外出就餐时坚持生酮饮食吗?

当然了。事实上，我们发现外出就餐时食用生酮餐要比食用低脂餐容易得多。你可以点一份美味的考伯沙拉或是肥肉搭配用黄油烹制的蔬菜，这绝对没什么问题。但一定要注意酱汁中隐藏的碳水化合物。在点餐前，可以多问问服务员。

如果你旅行时想带点零食，可以带一些坚

果、脆猪皮或帕马森奶酪脆片。

如果我到了减肥的瓶颈期，该怎么办？

与执行任何饮食法一样，执行生酮饮食法也有可能会遇到瓶颈期。如果碰到了这种情况，那就是时候重新评估你的饮食了。你可以问自己以下几个问题。

我摄入的碳水化合物足够少吗？

我有没有尝试过增加或减少蛋白质摄入量？

我每日摄入的总能量是多少？

我试过不吃乳制品吗？

我是否摄入了太多人工甜味剂？

我是否试过跟踪记录自己的营养素摄入量以及每日摄入食物的能量值？

记住，体重秤上的数字并不能告诉你你的身体内部到底发生了什么变化。如果你减掉了1 kg的脂肪，增加了1 kg的肌肉，那么体重秤可能显示你的体重没有减轻，但事实上，你正在减脂增肌，这正是你所想要的。

如果我在周末摄入较多碳水化合物了怎么办？

每个周末都摄入较多碳水化合物当然不好，但若只是偶尔这样，则不必担心。如果你不小心脱离酮症状态了，你可能会感到头昏眼花或在短时间内难以集中注意力，但你很快就能回到正轨。你处于酮症状态的时间越长，“作弊日”后重新进入酮症状态的速度就越快。记住，生酮饮食是一种生活方式，而不是某个问题的临时解决方案。这是一场相当漫长的比赛。

如果我想帮助家庭成员或朋友尝试生酮饮食，那我该怎样做呢？

从为他们介绍生酮饮食相关知识开始，你可以给他们提供资料，比如这本书，或者为他们提供一些网络资源。另外，你可以给他们讲讲你自己执行生酮饮食法的经历，因为听别人的经历往往有助于自己敞开心扉去接受新事物。

参考文献

第1章

Adam-Perrot, A., P. Clifton, and F. Brouns. "Low-carbohydrate diets: nutritional and physiological aspects." Obesity Reviews 7, no. 1 (2006): 49–58. doi: 10.1111/j.1467-789X.2006.00222.x

Ballard, K. D., E. E. Quann, B. R. Kupchak, B. M. Volk, D. M. Kawiecki, M. L. Fernandez, ... and J. S. Volek. "Dietary carbohydrate restriction improves insulin sensitivity, blood pressure, microvascular function, and cellular adhesion markers in individuals taking statins." Nutrition Research 33, no. 11 (2013): 905–12. doi: 10.1016/j.nutres.2013.07.022

Bliss, M. The Discovery of Insulin. Chicago: University of Chicago Press: 1982.

Brehm B. J., R. J. Seeley, S. R. Daniels, and D. A. D'Alessio. "A randomized trial comparing a very low carbohydrate diet and a calorie restricted low fat diet on body weight and cardiovascular risk factors in healthy women." Journal of Clinical Endocrinology & Metabolism 88 (2003): 1617–23. doi: 10.1210/jc.2002-021480

Cahill Jr., G. F. "Fuel metabolism in starvation." Annual Review of Nutrition 26 (2006): 1–22. doi: 10.1146/annurev.nutr.26.061505.111258

Cahill Jr., G. F., M. G. Herrera, A. Morgan, J. S. Soeldner, J. Steinke, P. L. Levy, ... and D. M. Kipnis. "Hormone-fuel interrelationships during fasting." Journal of Clinical Investigation 45, no. 11 (1966): 1751. doi: 10.1172/JCI105481

Cartwright, M. M., W. Hajja, S. Al-Khatib, M. Hazeghazam, D. Sreedhar, R. N. Li, ... and R. W. Carlson. "Toxigenic and metabolic causes of ketosis and ketoacidotic syndromes." Critical Care Clinics 28, no. 4 (2012): 601–31. doi: 10.1016/j.ccc.2012.07.001

Coggan A. R., C. A. Raguso, A. Gastaldelli, L. S. Sidossis, and C. W. Yeckel. "Fat metabolism during high-intensity exercise in endurance-trained and untrained men." Metabolism 49, no. 1 (2000): 122–28.

Feinman, R. D., and E. J. Fine. "Thermodynamics and metabolic advantage of weight loss diets." Metabolic Syndrome and Related Disorders 1, no. 3 (2003): 209–19. doi: 10.1089/154041903322716688

Gregory, R. M., H. Hamdan, D. M. Torisky, and J. D. Akers. "A low-carbohydrate ketogenic diet combined with 6-weeks of CrossFit training improves body composition and performance." International Journal of Sports and Exercise Medicine 3, no. 2 (2017). In press. doi: 10.23937/2469-5718/1510054

Hatori, M., C. Vollmers, A. Zarrinpar, L. DiTacchio, E. A. Bushong, S. Gill, ... and M. H. Ellisman. "Time-restricted feeding without reducing caloric intake prevents metabolic diseases in mice fed a high-fat diet." Cell Metabolism 15, no. 6 (2012): 848–60. doi: 10.1016/j.cmet.2012.04.019

Klein, S., and R. R. Wolfe. "Carbohydrate restriction regulates the adaptive response to fasting." American Journal of Physiology-Endocrinology and Metabolism 262, no. 5 (1992): E631–36.

Lin, S., T. C. Thomas, L. H. Storlien, and X. F. Huang. "Development of high fat diet-induced obesity and leptin resistance in C57Bl/6J mice." International Journal of Obesity 24, no. 5 (2000): 639–46.

Martinez L. R., and E. M. Haymes. "Substrate utilization during treadmill running in prepubertal girls and women." Medicine and Science in Sports and Exercise 24 (1992): 975–83.

Owen, O. E. "Ketone bodies as a fuel for the brain during starvation." Biochemistry and Molecular Biology Education 33, no. 4 (2005): 246–51.

Paoli, A., A. Rubini, J. S. Volek, and K. A. Grimaldi. "Beyond weight loss: a review of the therapeutic uses of very-low-carbohydrate (ketogenic) diets." European Journal of Clinical Nutrition 67, no. 8 (2013): 789–96. doi: 10.1038/ejcn.2013.116

Phinney, S. D., E. S. Horton, E. A. H. Sims, J. S. Hanson, and E. Danforth, Jr. "Capacity for moderate exercise in obese subjects after adaptation to a hypocaloric, ketogenic diet." Journal of Clinical Investigation 66 (1980): 1152–61. doi: 10.1172/JCI109945

Platt, M. W., and S. Deshpande. "Metabolic adaptation at birth." Seminars in Fetal and Neonatal Medicine 10, no. 4 (2005): 341–50. doi: 10.1016/j.siny.2005.04.001

Samaha, F. F., N. Iqbal, P. Seshadri, K. L. Chicano, D. A. Daily, J. McGrory, T. Williams, M. Williams, E. J. Gracely, and L. Stern. "A low-carbohydrate as compared with a low-fat diet in severe obesity." New England Journal of Medicine 348 (2003): 2074–81. doi: 10.1056/NEJMoa022637

Sharman, M. J., W. J. Kraemer, D. M. Love, N. G. Avery, A. L. Gómez, T. P. Scheett, and J. S. Volek. "A ketogenic diet favorably affects serum biomarkers for cardiovascular disease in normal-weight men." Journal of Nutrition 132, no. 7 (2002): 1879–85.

Veech, R. L. "The therapeutic implications of ketone bodies: the effects of ketone bodies in pathological conditions: ketosis, ketogenic diet, redox states, insulin resistance, and mitochondrial metabolism." Prostaglandins, Leukotrienes and Essential Fatty Acids 70, no. 3 (2004): 309–19. doi: 10.1016/j.plefa.2003.09.007

Volek, J. S., T. Noakes, and S. D. Phinney. "Rethinking fat as a fuel for endurance exercise." European Journal of Sport Science 15, no. 1 (2015): 13–20. doi: 10.1080/17461391.2014.959564

Young, C. M., S. S. Scanlan, H. S. Im, and L. Lutwak. "Effect on body composition and other parameters in obese young men of carbohydrate level of reduction diet." American Journal of Clinical Nutrition 24, no. 3 (1971): 290–96.

第2章

Amiel, S. A., H. R. Archibald, G. Chusney, A. J. Williams, and E. A. Gale. "Ketone infusion lowers hormonal responses to hypoglycaemia: evidence for acute cerebral utilization of a non-glucose fuel." Clinical Science 81, no. 2 (1991): 189–94.

Arase, K., J. S. Fisler, N. S. Shargill, D. A. York, and G. A. Bray. "Intracerebroventricular infusions of 3-OHB and insulin in a rat model of dietary obesity." American Journal of Physiology-Regulatory, Integrative and Comparative Physiology 255, no. 6 (1988): R974–81.

Atkins, R. C. Dr. Atkins' Diet Revolution: The High Calorie Way to Stay Thin Forever. D. McKay Co., 1972.

Bailey, C. H. "Atheroma and other lesions produced in rabbits by cholesterol feeding." Journal of Experimental Medicine 23, no. 1 (1916): 69–84.

Banting, W. Letter on Corpulence, addressed to the public...with addenda. (1869). Harrison.

Bennett, J. Muscles, Sex, Money, & Fame. Lulu.com, 2013.

Brillat-Savarin, J. A. (MFK Fisher, trans.). "The physiology of taste: Or, meditations on transcendental gastronomy." Washington, D.C.: Counterpoint, 1999. (Original work published 1825.)

Conklin, H. W. "Cause and treatment of epilepsy." Journal of the American Osteopathic Association 22, no. 1 (1922): 11–14.

D'Agostino, D. P., R. Pilla, H. E. Held, C. S. Landon, M. Puchowicz, H. Brunengraber, ... and J. B. Dean. "Therapeutic ketosis with ketone ester delays central nervous system oxygen toxicity seizures in rats." American Journal of Physiology-Regulatory, Integrative and Comparative Physiology 304, no. 10 (2013): R829–36.

Drenick, E. J., L. C. Alvarez, G. C. Tamasi, and A. S. Brickman. "Resistance to symptomatic insulin reactions after fasting." Journal of Clinical Investigation 51, no. 10 (1972): 2757.

Freeman, J. M. Seizures and Epilepsy in Childhood: A Guide for Parents. Baltimore: Johns Hopkins University Press, 1997.

Geyelin, H. R. "Fasting as a method for treating epilepsy." Med Rec 99 (1921): 1037–9.

Geyelin, H. R. "The relation of chemical influences, including diet and endocrine disturbances, to epilepsy." Annals of Internal Medicine 1929 (2): 678–81.

Hendricks, M. "High fat and seizure free." Johns Hopkins Magazine, April 1995: 14–20.

Hunt, W. R. Body Love: The Amazing Career of Bernarr Macfadden. Chicago: Popular Press, 1989.

Kashiwaya, Y., T. Takeshima, N. Mori, K. Nakashima, K. Clarke, and R. L. Veech. "d-β-Hydroxybutyrate protects neurons in models of Alzheimer's and Parkinson's disease." Proceedings of the National Academy of Sciences 97, no. 10 (2000): 5440–4.

Kashiwaya, Y., M. T. King, and R. L. Veech. "Substrate signaling by insulin: a ketone bodies ratio mimics insulin action in heart." American Journal of Cardiology 80, no. 3A (1997): 50A–64A.

Kearns, C. E., L. A. Schmidt, and S. A. Glantz. "Sugar industry and coronary heart disease research: a historical analysis of internal industry documents." JAMA Internal Medicine 176, no. 11 (2016): 1680–5. doi: 10.1001/jamainternmed.2016.5394.

Keys, A. "Atherosclerosis: A Problem in Newer Public Health." Atherosclerosis 1 (1953): 19.

Keys, A. "Epidemiological studies related to coronary heart disease: characteristics of men aged 40–59 in seven countries." Acta Medica Scandinavica 180, no. 460 (1966): 4–5.

Keys, A. "Seven countries. A multivariate analysis of death and coronary heart disease." Cambridge, MA: Harvard University Press, 1980.

Keys, A., O. Mickelsen, E. V. O. Miller, and C. B. Chapman. "The relation in man between cholesterol levels in the diet and in the blood." American Association for the Advancement of Science. Science 112 (1950): 79–81.

Lardy, H. A., and P. H. Phillips. "Studies of fat and carbohydrate oxidation in mammalian spermatozoa." Archives of Biochemistry 6, no. 1 (1945): 53–61.

Lennox, W. G., and S. Cobb. "Studies in epilepsy. VIII: The clinical effect of fasting." Archives of Neurology & Psychiatry 20 (1928): 771–9.

Lozano, R., C. J. Murray, A. D. Lopez, and T. Satoh. "Miscoding and misclassification of ischaemic heart disease mortality." Global Program on Evidence for Health Policy Discussion Paper (2001): 12.

Mackarness, R. Eat Fat and Grow Slim. London: Harvill Press, 1958.

McGandy, R. B., D. M. Hegsted, and F. J. Stare. "Dietary fats, carbohydrates and atherosclerotic vascular disease." New England Journal of Medicine 277, no. 4 (1967): 186–92.

McGovern, G. "Dietary goals for the United States." Report of the Select Committee on Nutrition and Human Needs of the United States Senate. Washington, D.C.: U.S. Government Printing Office, 1977.

Milton, K. "Hunter-gatherer diets—a different perspective." American Journal of Clinical Nutrition 71, no. 3 (2000): 665–7.

Noakes, T., J. Proudfoot, and S. A. Creed. The Real Meal Revolution: The Radical, Sustainable Approach to Healthy Eating. London: Hachette UK, 2015.

Pennington, A. W. "A reorientation on obesity." New England Journal of Medicine 248, no. 23 (1953): 959–64.

Peterman, M. G. "The ketogenic diet in epilepsy." Journal of the American Medical Association 84, no. 26 (1925): 1979–83.

Swink T. D., E. P. G. Vining, and J. M. Freeman. "The ketogenic diet: 1997." Advances in Pediatrics 44 (1997): 297–329.

Taller, H. Calories Don't Count. New York: Simon & Schuster, 1961.

Teicholz, N. The Big Fat Surprise: Why Butter, Meat and Cheese Belong in a Healthy Diet. New York: Simon & Schuster, 2014.

Temkin, O. The Falling Sickness: A History of Epilepsy from the Greeks to the Beginnings of Modern Neurology. Baltimore: Johns Hopkins University Press, 1994.

Wartella, E. A., A. H. Lichtenstein, and C. S. Boon, eds. "History of Nutrition Labeling." In Institute of Medicine Committee on Examination of Front-of-Package Nutrition Rating Systems and Symbols. Washington, D.C.: National Academies Press, 2010.

Welch, H. W., F. J. Goodnow, S. Flexner, et al. "Memorial meeting for Dr. John Howland." Bull. 000 Johns Hopkins Hospital 41 (1927): 311–21.

Westman, E. C., J. S. Volek, and S. D. Phinney. New Atkins for a New You: The Ultimate Diet for Shedding Weight and Feeling Great. New York: Fireside, 2010.

Wheless, J. W. "History and origin of the ketogenic diet." In Epilepsy and the Ketogenic Diet (31–50). Humana Press, 2004.

Yerushalmy, J., and H. E. Hilleboe. "Fat in the diet and mortality from heart disease; a methodologic note." New York State Journal of Medicine 57, no. 14 (1957): 2343–54.

Yudkin, J. "Patterns and trends in carbohydrate consumption and their relation to disease." Proceedings of the Nutrition Society 23 (1964): 149–62.

Yudkin, J. Pure, White, and Deadly: The New Facts About the Sugar You Eat as a Cause of Heart Disease, Diabetes, and Other Killers. London: Davis-Poynter Limited, 1972.

第3章

Alderman M. H., H. Cohen, and S. Madhavan. "Dietary sodium intake and mortality: the National Health and Nutrition Examination Survey (NHANES I)." The Lancet 351, no. 9105 (1998): 781–5.

Cohen, I. A. "A model for determining total ketogenic ratio (TKR) for evaluating the ketogenic property of a weight-reduction diet." Medical Hypotheses 73, no. 3 (2009): 377–81.

DeFronzo, R. A. "The effect of insulin on renal sodium metabolism." Diabetologia 21, no. 3 (1981): 165–71.

Duncan, S. H., et al. "Reduced dietary intake of carbohydrates by obese subjects results in decreased concentrations of butyrate and butyrate-producing bacteria in feces." Applied and Environmental Microbiology 73.4 (2007): 1073–8.

Forsythe, C. E., S. D. Phinney, R. D. Feinman, B. M. Volk, D. Freidenreich, E. Quann, ... and D. M. Bibus. "Limited effect of dietary saturated fat on plasma saturated fat in the context of a low carbohydrate diet." Lipids 45, no. 10 (2010): 947–62.

Fuehrlein, B. S., M. S. Rutenberg, J. N. Silver, M. W. Warren, D. W. Theriaque, G. E. Duncan, ... and M. L. Brantly. "Differential metabolic effects of saturated versus polyunsaturated fats in ketogenic diets." Journal of Clinical Endocrinology & Metabolism 89, no. 4 (2004): 1641–5.

Guerrera, M. P., S. L. Volpe, and J. J. Mao. "Therapeutic uses of magnesium." American Family Physician 80, no. 2 (2009): 157–62.

Hatori, M., C. Vollmers, A. Zarrinpar, L. DiTacchio, E. A. Bushong, S. Gill, ... and M. H. Ellisman. "Time-restricted feeding without reducing caloric intake prevents metabolic diseases in mice fed a high-fat diet." Cell Metabolism 15, no. 6 (2012): 848–60.

Heilbronn, L. K., S. R. Smith, C. K. Martin, S. D. Anton, and E. Ravussin. "Alternate-day fasting in nonobese subjects: effects on body weight, body composition, and energy metabolism." American Journal of Clinical Nutrition 81, no. 1 (2005): 69–73.

Hennebelle, M., A. Courchesne-Loyer, V. St-Pierre, C. Vandenberghe, C. A. Castellano, M. Fortier, ... and S. C. Cunnane. "Preliminary evaluation of a differential effect of an α-linolenate-rich supplement on ketogenesis and plasma ω-3 fatty acids in young and older adults." Nutrition 32, nos. 11–12 (2016): 1211–6.

Johnson, J. B., W. Summer, R. G. Cutler, B. Martin, D. H. Hyun, V. D. Dixit, ... and O. Carlson. "Alternate day calorie restriction improves clinical findings and reduces markers of oxidative stress and inflammation in overweight adults with moderate asthma." Free Radical Biology and Medicine 42, no. 5 (2007): 665–74.

Kossoff, E. H., H. Rowley, S. R. Sinha, and E. P. Vining. "A prospective study of the modified Atkins diet for intractable epilepsy in adults." Epilepsia 49, no. 2 (2008): 316–9.

La Bounty, P. M., B. I. Campbell, J. Wilson, E. Galvan, J. Berardi, S. M. Kleiner, ... and A. Smith. "International Society of Sports Nutrition position stand: meal frequency." Journal of the International Society of Sports Nutrition 8, no. 1 (2011): 1.

Mensink, R. P., P. L. Zock, A. D. Kester, and M. B. Katan. "Effects of dietary fatty acids and carbohydrates on the ratio of serum total to HDL cholesterol and on serum lipids and apolipoproteins: a meta-analysis of 60 controlled trials." American Journal of Clinical Nutrition 77, no. 5 (2003): 1146–55.

Mutungi, G., J. Ratliff, M. Puglisi, M. Torres-Gonzalez, U. Vaishnav, J. O. Leite, ... and M. L. Fernandez. "Dietary cholesterol from eggs increases plasma HDL cholesterol in overweight men consuming a carbohydrate-restricted diet." Journal of Nutrition 138, no. 2 (2008): 272–6.

Napoli, N., J. Thompson, R. Civitelli, and R. C. Armamento-Villareal. "Effects of dietary calcium compared with calcium supplements on estrogen metabolism and bone mineral density." American Journal of Clinical Nutrition 85, no. 5 (2007): 1428–33.

Pfeifer, H. H., and E. A. Thiele. "Low-glycemic-index treatment: a liberalized ketogenic diet for treatment of intractable epilepsy." Neurology 65, no. 11 (2005): 1810–2.

Pfeifer, H. H., D. A. Lyczkowski, and E. A. Thiele. "Low glycemic index treatment: implementation and new insights into efficacy." Epilepsia 49, suppl 8 (2008): 42–45.

Phinney, S. D. "Ketogenic diets and physical performance." Nutrition & Metabolism 1, no. 1 (2004): 1.

Phinney, S. D., B. R. Bistrian, W. J. Evans, E. Gervino, and G. L. Blackburn. "The human metabolic response to chronic ketosis without caloric restriction: preservation of submaximal exercise capability with reduced carbohydrate oxidation." Metabolism 32, no. 8 (1983): 769–76.

Rabast, U., K. H. Vornberger, and M. Ehl. "Loss of weight, sodium and water in obese persons consuming a high-or low-carbohydrate diet." Annals of Nutrition and Metabolism 25, no. 6 (1981): 341–9.

Reddy, S. T., C. Y. Wang, K. Sakhaee, L. Brinkley, and C. Y. Pak. "Effect of low-carbohydrate high-protein diets on acid-base balance, stone-forming propensity, and calcium metabolism." American Journal of Kidney Diseases 40, no. 2 (2002): 265–74.

Schoenfeld, B. J., A. A. Aragon, and J. W. Krieger. "Effects of meal frequency on weight loss and body composition: a meta-analysis." Nutrition Reviews 73, no. 2 (2015): 69–82.

St-Onge, M. P., et al. "Medium-versus long-chain triglycerides for 27 days increases fat oxidation and energy expenditure without resulting in changes in body composition in overweight women." International Journal of Obesity 27, no. 1 (2003): 95–102.

Swanson, D., R. Block, and S. A. Mousa. "Omega-3 fatty acids EPA and DHA: health benefits throughout life." Advances in Nutrition: An International Review Journal 3, no. 1 (2012): 1–7.

Tsuji, H., et al. "Dietary medium-chain triacylglycerols suppress accumulation of body fat in a double-blind, controlled trial in healthy men and women." Journal of Nutrition 131.11 (2001): 2853–9.

Van Wymelbeke, V., A. Himaya, J. Louis-Sylvestre, and M. Fantino. "Influence of medium-chain and long-chain triacylglycerols on the control of food intake in men." American Journal of Clinical Nutrition 68, no. 2 (1998): 226–34.

Varady, K. A., S. Bhutani, M. C. Klempel, C. M. Kroeger, J. F. Trepanowski, J. M. Haus, ... and Y. Calvo. "Alternate day fasting for weight loss in normal weight and overweight subjects: a randomized controlled trial." Nutrition Journal 12, no. 1 (2013): 1.

Volek, J. S., A. L. Gómez, and W. J. Kraemer. "Fasting lipoprotein and postprandial triacylglycerol responses to a low-carbohydrate diet supplemented with n-3 fatty acids." Journal of the American College of Nutrition 19, no. 3 (2000): 383–91.

Westman, E. C., W. S. Yancy, J. S. Edman, K. F. Tomlin, and C. E. Perkins. "Effect of 6-month adherence to a very low carbohydrate diet program." American Journal of Medicine 113, no. 1 (2002): 30–36.

Willi, S. M., M. J. Oexmann, N. M. Wright, N. A. Collop, and L. L. Key. "The effects of a high-protein, low-fat, ketogenic diet on adolescents with morbid obesity: body composition, blood chemistries, and sleep abnormalities." Pediatrics 101, no. 1 (1998): 61–67.

第4章

Abou-Hamdan, M., E. Cornille, M. Khrestchatisky, M. de Reggi, and B. Gharib. "The energy crisis in Parkinson's disease: a therapeutic target." In Etiology and Pathophysiology of Parkinson's Disease, A. Q. Rana, ed. (2011). INTECH Open Access Publisher. doi: 10.5772/17369.

Abraham, R. "Ketones: controversial new energy drink could be next big thing in cycling." Cycling Weekly, last modified January 9, 2015. www.cyclingweekly.co.uk/news/latest-news/ketones-controversial-new-energy-drink-next-big-thing-cycling-151877

Alzheimer's Association. "2015 Alzheimer's disease facts and figures." Alzheimer's & Dementia: Journal of the Alzheimer's Association 11, no. 3 (2015): 332–84.

Amiel, S. A., H. R. Archibald, G. Chusney, A. J. Williams, and E. A. Gale. "Ketone infusion lowers hormonal responses to hypoglycaemia: evidence for acute cerebral utilization of a non-glucose fuel." Clinical Science 81, no. 2 (1991): 189–94.

Arase, K., J. S. Fisler, N. S. Shargill, D. A. York, and G. A. Bray. "Intracerebroventricular infusions of 3-OHB and insulin in a rat model of dietary obesity." American Journal of Physiology-Regulatory, Integrative and Comparative Physiology 255, no. 6 (1988): R974–81.

Belanger, H. G., R. D. Vanderploeg, and T. McAllister. "Subconcussive blows to the head: a formative review of short-term clinical outcomes." Journal of Head Trauma Rehabilitation 31, no. 3 (2016): 159–66.

Bergen, S. S., S. A. Hashim, and T. B. Van Itallie. "Hyperketonemia induced in man by medium-chain triglyceride." Diabetes 15, no. 10 (1966): 723–5.

Bergsneider, M., D. A. Hovda, E. Shalmon, D. F. Kelly, P. M. Vespa, N. A. Martin, ... and D. P. Becker. "Cerebral hyperglycolysis following severe traumatic brain injury in humans: a positron emission tomography study." Journal of Neurosurgery 86, no. 2 (1997): 241–51.

Biden, T. J., and K. W. Taylor. "Effects of ketone bodies on insulin release and islet-cell metabolism in the rat." Biochemical Journal 212, no. 2 (1983): 371–7.

Biros, M. H., and R. Nordness. "Effects of chemical pretreatment on posttraumatic cortical edema in the rat." American Journal of Emergency Medicine 14, no. 1 (1996): 27–32.

Bonuccelli, G., A. Tsirigos, D. Whitaker-Menezes, S. Pavlides, R. G. Pestell, B. Chiavarina, ... and F. Sotgia. "Ketones and lactate 'fuel' tumor growth and metastasis: evidence that epithelial cancer cells use oxidative mitochondrial metabolism." Cell Cycle 9, no. 17 (2010): 3506–14.

Boumezbeur, F., G. F. Mason, R. A. de Graaf, K. L. Behar, G. W. Cline, G. I. Shulman, ... and K. F. Petersen. "Altered brain mitochondrial metabolism in healthy aging as assessed by in vivo magnetic resonance spectroscopy." Journal of Cerebral Blood Flow & Metabolism 30, no. 1 (2010): 211–21.

Cahill Jr., G. F. "Starvation in man." New England Journal of Medicine 282, no. 12 (1970): 668–75.

Chavko, M., J. C. Braisted, and A. L. Harabin. "Attenuation of brain hyperbaric oxygen toxicity by fasting is not related to ketosis." Undersea & Hyperbaric Medicine 26, no. 2 (1999): 99.

Chini, C. C., M. G. Tarragó, and E. N. Chini. "NAD and the aging process: role in life, death and everything in between." Molecular and Cellular Endocrinology (2016). doi: 10.1016/j.mce.2016.11.003.

Ciarlone, S. L., J. C. Grieco, D. P. D'Agostino, and E. J. Weeber. "Ketone ester supplementation attenuates seizure activity, and improves behavior and hippocampal synaptic plasticity in an Angelman syndrome mouse model." Neurobiology of Disease 96 (2016): 38–46.

Clarke, K., K. Tchabanenko, R. Pawlosky, E. Carter, M. T. King, K. Musa-Veloso, ... and R. L. Veech. "Kinetics, safety and tolerability of (R)-3-hydroxybutyl (R)-3-hydroxybutyrate in healthy adult subjects." Regulatory Toxicology and Pharmacology 63, no. 3 (2012): 401–8.

Clarke, K., and P. Cox. (2013). U.S. Patent Application No. 14/390,495.

Costantini, L. C., L. J. Barr, J. L. Vogel, and S. T. Henderson. "Hypometabolism as a therapeutic target in Alzheimer's disease." BMC Neuroscience 9, no. 2 (2008): 1.

Courchesne-Loyer, A., M. Fortier, J. Tremblay-Mercier, R. Chouinard-Watkins, M. Roy, S. Nugent, ... and S. C. Cunnane. "Stimulation of mild, sustained ketonemia by medium-chain triacylglycerols in healthy humans: estimated potential contribution to brain energy metabolism." Nutrition 29, no. 4 (2013): 635–40.

Courchesne-Loyer, A., E. Croteau, C. A. Castellano, V. St-Pierre, M. Hennebelle, and S. C. Cunnane. "Inverse relationship between brain glucose and ketone metabolism in adults during short-term moderate dietary ketosis: A dual tracer quantitative positron emission tomography study." Journal of Cerebral Blood Flow & Metabolism (2016). doi: 10.1177/0271678X16669366.

Cox, P. J., T. Kirk, T. Ashmore, K. Willerton, R. Evans, A. Smith, ... and M. T. King. "Nutritional ketosis alters fuel preference and thereby endurance performance in athletes." Cell Metabolism 24, no. 2 (2016): 256–68.

Cunnane, S., S. Nugent, M. Roy, A. Courchesne-Loyer, E. Croteau, S. Tremblay, ... and H. Begdouri. "Brain fuel metabolism, aging, and Alzheimer's disease." Nutrition 27, no. 1 (2011): 3–20.

Cunnane, S. C., A. Courchesne-Loyer, C. Vandenberghe, V. St-Pierre, M. Fortier, M. Hennebelle, ... and C. A. Castellano. "Can ketones help rescue brain fuel supply in later life? Implications for cognitive health during aging and the treatment of Alzheimer's disease." Frontiers in Molecular Neuroscience 9 (2016): 53.

D'Agostino, D. P., R. Pilla, H. E. Held, C. S. Landon, M. Puchowicz, H. Brunengraber, ... and J. B. Dean. "Therapeutic ketosis with ketone ester delays central nervous system oxygen toxicity seizures in rats." American Journal of Physiology-Regulatory, Integrative and Comparative Physiology 304, no. 10 (2013): R829–36.

Dahlhamer, J. M. "Prevalence of inflammatory bowel disease among adults aged ≥ 18 years—United States, 2015." Morbidity and Mortality Weekly Report 65 (2016).

Desrochers, S., F. David, M. Garneau, M. Jetté, and H. Brunengraber. "Metabolism of R-and S-1, 3-butanediol in perfused livers from meal-fed and starved rats." Biochemical Journal 285, no. 2 (1992): 647–53.

Desrochers, S., P. Dubreuil, J. Brunet, M. Jette, F. David, B. R. Landau, and H. Brunengraber. "Metabolism of (R, S)-1, 3-butanediol acetoacetate esters, potential parenteral and enteral nutrients in conscious pigs." American Journal of Physiology-Endocrinology and Metabolism 268, no. 4 (1995): E660–7.

Egan, B., and D. P. D'Agostino. "Fueling performance: ketones enter the mix." Cell Metabolism 24, no. 3 (2016): 373–5.

Felts, P. W., O. B. Crofford, and C. R. Park. "Effect of infused ketone bodies on glucose utilization in the dog." Journal of Clinical Investigation 43, no. 4 (1964): 638.

Fine, E. J., C. J. Segal-Isaacson, R. D. Feinman, S. Herszkopf, M. C. Romano, N. Tomuta, ... and J. A. Sparano. "Targeting insulin inhibition as a metabolic therapy in advanced cancer: a pilot safety and feasibility dietary trial in 10 patients." Nutrition 28, no. 10 (2012): 1028–35.

Freund, G., and R. L. Weinsier. "Standardized ketosis in man following medium chain triglyceride ingestion." Metabolism 15, no. 11 (1966): 980–91.

Frey, S., G. Geffroy, V. Desquiret-Dumas, N. Gueguen, C. Bris, S. Belal, ... and G. Lenaers. "The addition of ketone bodies alleviates mitochondrial dysfunction by restoring complex I assembly in a MELAS cellular model." Biochimica et Biophysica Acta 1863, no. 1 (2017): 284–91.

Gasior, M., A. French, M. T. Joy, R. S. Tang, A. L. Hartman, and M. A. Rogawski. "The anticonvulsant activity of acetone, the major ketone body in the ketogenic diet, is not dependent on its metabolites acetol, 1, 2-propanediol, methylglyoxal, or pyruvic acid." Epilepsia 48, no. 4 (2007): 793–800.

Goldstein, J. L., and B. Cryer. "Gastrointestinal injury associated with NSAID use: a case study and review of risk factors and preventative strategies." Drug, Healthcare and Patient Safety 7 (2015): 31.

Gueldry, S., and J. Bralet. "Effect of D- and L-1, 3-butanediol isomers on glycolytic and citric acid cycle intermediates in the rat brain." Metabolic Brain Disease 10, no. 4 (1995): 293–301.

Hashim, S. A., and T. B. VanItallie. "Ketone body therapy: from the ketogenic diet to the oral administration of ketone ester." Journal of Lipid Research 55, no. 9 (2014): 1818–26.

Hoge, C. W., D. McGurk, J. L. Thomas, A. L. Cox, C. C. Engel, and C. A. Castro. "Mild traumatic brain injury in US soldiers returning from Iraq." New England Journal of Medicine 358, no. 5 (2008): 453–63.

Hootman, J. M., R. Dick, and J. Agel. "Epidemiology of collegiate injuries for 15 sports: summary and recommendations for injury prevention initiatives." Journal of Athletic Training 42, no. 2 (2007): 311.

Hu, Z. G., H. D. Wang, W. Jin, and H. X. Yin. "Ketogenic diet reduces cytochrome c release and cellular apoptosis following traumatic brain injury in juvenile rats." Annals of Clinical & Laboratory Science 39, no. 1 (2009): 76–83.

Izumi, Y., K. Ishii, H. Katsuki, A. M. Benz, and C. F. Zorumski. "Beta-hydroxybutyrate fuels synaptic function during development. Histological and physiological evidence in rat hippocampal slices." Journal of Clinical Investigation 101, no. 5 (1998): 1121.

Johnson, R. E., F. Sargent, and R. Passmore. "Normal variations in total ketone bodies in serum and urine of healthy young men." Quarterly Journal of Experimental Physiology and Cognate Medical Sciences 43, no. 4 (1958): 339–44.

Kashiwaya, Y., C. Bergman, J. H. Lee, R. Wan, M. T. King, M. R. Mughal, ... and R. L. Veech. "A ketone ester diet exhibits anxiolytic and cognition-sparing properties, and lessens amyloid and tau pathologies in a mouse model of Alzheimer's disease." Neurobiology of Aging 34, no. 6 (2013): 1530–9.

Kashiwaya, Y., K. Sato, N. Tsuchiya, S. Thomas, D. A. Fell, R. L. Veech, and J. V. Passonneau. "Control of glucose utilization in working perfused rat heart." Journal of Biological Chemistry 269, no. 41 (1994): 25502–14.

Kashiwaya, Y., T. Takeshima, N. Mori, K. Nakashima, K. Clarke, and R. L. Veech. "d-β-hydroxybutyrate protects neurons in models of Alzheimer's and Parkinson's disease." Proceedings of the National Academy of Sciences 97, no. 10 (2000): 5440–4.

Kashiwaya, Y., R. Pawlosky, W. Markis, M. T. King, C. Bergman, S. Srivastava, ... and R. L. Veech. "A ketone ester diet increases brain malonyl-CoA and uncoupling proteins 4 and 5 while decreasing food intake in the normal Wistar rat." Journal of Biological Chemistry 285, no. 34 (2010): 25950–6.

Katayama, Y., D. P. Becker, T. Tamura, and D. A. Hovda. "Massive increases in extracellular potassium and the indiscriminate release of glutamate following concussive brain injury." Journal of Neurosurgery 73, no. 6 (1990): 889–900.

Keith, H. M. "Factors influencing experimentally produced convulsions." Archives of Neurology & Psychiatry 29, no. 1 (1933): 148–54.

Keith, H. M., G. W. Stavraky, C. H. Rogerson, D. H. Hardcastle, and K. Duguid. "Experimental convulsions induced by administration of thujone." Journal of Nervous and Mental Disease 84, no. 1 (1936): 84.

Kemper, M. F., A. Miller, R. J. Pawlosky, and R. L. Veech. "Administration of a novel β-hydroxybutyrate ester after radiation exposure suppresses in vitro lethality and chromosome damage, attenuates bone marrow suppression in vivo." FASEB Journal 30, suppl 1 (2016): 627.3.

Kephart, W., M. Holland, P. Mumford, B. Mobley, R. Lowery, M. Roberts, and J. Wilson. "The effects of intermittent ketogenic dieting as well as ketone salt supplementation on body composition and circulating health biomarkers in exercising rodents." FASEB Journal 30, suppl 1 (2016): lb383.

Kesl, S. L., A. M. Poff, N. P. Ward, T. N. Fiorelli, C. Ari, A. J. Van Putten, ... and D. P. D'Agostino. "Effects of exogenous ketone supplementation on blood ketone, glucose, triglyceride, and lipoprotein levels in Sprague–Dawley rats." Nutrition & Metabolism 13 (2016): 9.

Kesl, S. L., M. Wu, L. J. Gould, and D. P. D'Agostino. "Potential mechanisms of action for exogenous ketone enhancement of ischemic wound healing in young and aged Fischer rats." FASEB Journal 30, suppl 1 (2016): 1036.9.

Laffel, L. "Ketone bodies: a review of physiology, pathophysiology and application of monitoring to diabetes." Diabetes/Metabolism Research and Reviews 15, no. 6 (1999): 412–26.

Lardy, H. A., and P. H. Phillips. "Studies of fat and carbohydrate oxidation in mammalian spermatozoa." Archives of Biochemistry 6, no. 1 (1945): 53–61.

Lee, Y. S., W. S. Kim, K. H. Kim, M. J. Yoon, H. J. Cho, Y. Shen, ... and C. Hohnen-Behrens. "Berberine, a natural plant product, activates AMP-activated protein kinase with beneficial metabolic effects in diabetic and insulin-resistant states." Diabetes 55, no. 8 (2006): 2256–64.

Likhodii, S. S., I. Serbanescu, M. A. Cortez, P. Murphy, O. C. Snead, and W. M. Burnham. "Anticonvulsant properties of acetone, a brain ketone elevated by the ketogenic diet." Annals of Neurology 54, no. 2 (2003): 219–26.

Liu, Y., F. Liu, K. Iqbal, I. Grundke-Iqbal, and C. X. Gong. "Decreased glucose transporters correlate to abnormal hyperphosphorylation of tau in Alzheimer disease." FEBS Letters 582, no. 2 (2008): 359–64.

Loridan, L., and B. Senior. "Effects of infusion of ketones in children with ketotic hypoglycemia." Journal of Pediatrics 76, no. 1 (1970): 69–74.

Maalouf, M., P. G. Sullivan, L. Davis, D. Y. Kim, and J. M. Rho. "Ketones inhibit mitochondrial production of reactive oxygen species production following glutamate excitotoxicity by increasing NADH oxidation." Neuroscience 145, no. 1 (2007): 256–64.

Madison, L. L., D. Mebane, R. H. Unger, and A. Lochner. "The hypoglycemic action of ketones. II. Evidence for a stimulatory feedback of ketones on the pancreatic beta cells." Journal of Clinical Investigation 43, no. 3 (1964): 408–15.

Magee, B. A., N. Potezny, A. M. Rofe, and R. A. Conyers. "The inhibition of malignant cell growth by ketone bodies." Australian Journal of Experimental Biology and Medical Science 57, no. 5 (1979): 529–39.

McKenzie, A. "CXL.—The resolution of β-hydroxybutyric acid into its optically active components." Journal of the Chemical Society, Transactions 81 (1902): 1402–12.

McNally, M. A., and A. L. Hartman. "Ketone bodies in epilepsy." Journal of Neurochemistry 121, no. 1 (2012): 28–35.

Meenakshi, C., K. Latha Kumari, and C. S. Shyamala Devi. "Biochemical studies on the effects of S-1, 3-butanediol of diabetes induced rats." Indian Journal of Physiology and Pharmacology 39 (1995): 145–8.

Mejía-Toiber, J., T. Montiel, and L. Massieu. "D-β-hydroxybutyrate prevents glutamate-mediated lipoperoxidation and neuronal damage elicited during glycolysis inhibition in vivo." Neurochemical Research 31, no. 12 (2006): 1399–408.

Misell, L. M., N. D. Lagomarcino, V. Schuster, and M. Kern. "Chronic medium-chain triacylglycerol consumption and endurance performance in trained runners." Journal of Sports Medicine and Physical Fitness 41, no. 2 (2001): 210.

Murray, A. J., N. S. Knight, M. A. Cole, L. E. Cochlin, E. Carter, K. Tchabanenko, ... and R. M. Deacon. "Novel ketone diet enhances physical and cognitive performance." FASEB Journal fj-201600773R (2016).

Nair, K. S., S. L. Welle, D. Halliday, and R. G. Campbell. "Effect of beta-hydroxybutyrate on whole-body leucine kinetics and fractional mixed skeletal muscle protein synthesis in humans." Journal of Clinical Investigation 82, no. 1 (1988): 198.

Nath, M. C., and H. D. Brahmachari. "Experimental hyperglycaemia by injection of intermediary fat metabolism products in rabbits." Nature 154 (1944): 487.

Neptune, E. M. "Changes in blood glucose during metabolism of β-hydroxybutyrate." American Journal of Physiology—Legacy Content 187, no. 3 (1956): 451–3.

Newman, J. C., and E. Verdin. "β-hydroxybutyrate: much more than a metabolite." Diabetes Research and Clinical Practice 106, no. 2 (2014): 173–81.

Newport, M. T. "Alzheimer's disease: what if there was a cure?" ReadHowYouWant (2013).

Newport, M. T., T. B. VanItallie, Y. Kashiwaya, M. T. King, and R. L. Veech. "A new way to produce hyperketonemia: use of ketone ester in a case of Alzheimer's disease." Alzheimer's & Dementia 11, no. 1 (2015): 99–103.

Nonaka, Y., T. Takagi, M. Inai, S. Nishimura, S. Urashima, K. Honda, ... and S. Terada. "Lauric acid stimulates ketone body production in the KT-5 astrocyte cell line." Journal of Oleo Science 65, no. 8 (2016): 693–9.

Paoli, A., G. Bosco, E. M. Camporesi, and D. Mangar. "Ketosis, ketogenic diet and food intake control: a complex relationship." Frontiers in Psychology 6 (2015): 27.

Papandreou, D., E. Pavlou, E. Kalimeri, and I. Mavromichalis. "The ketogenic diet in children with epilepsy." British Journal of Nutrition 95, no. 01 (2006): 5–13.

Plecko, B., S. Stoeckler-Ipsiroglu, E. Schober, G. Harrer, V. Mlynarik, S. Gruber, ... and O. Ipsiroglu. "Oral β-hydroxybutyrate supplementation in two patients with hyperinsulinemic hypoglycemia: monitoring of β-hydroxybutyrate levels in blood and cerebrospinal fluid, and in the brain by in vivo magnetic resonance spectroscopy." Pediatric Research 52, no. 2 (2002): 301–6.

Poff, A. M., C. Ari, P. Arnold, T. N. Seyfried, and D. P. D'Agostino. "Ketone supplementation decreases tumor cell viability and prolongs survival of mice with metastatic cancer." International Journal of Cancer 135, no. 7 (2014): 1711–20.

Poff, A., N. Ward, T. Seyfried, and D. D'Agostino. "Combination ketogenic diet, ketone supplementation, and hyperbaric oxygen therapy inhibits metastatic spread, slows tumor growth, and increases survival time in mice with metastatic cancer (123.7)." FASEB Journal 28, suppl 1 (2014): 123.7.

Poff, A., S. Kesl, N. Ward, and D. D'Agostino. "Metabolic effects of exogenous ketone supplementation–an alternative or adjuvant to the ketogenic diet as a cancer therapy?" FASEB Journal 30, suppl 1 (2016): 1167.2.

Prins, M. L., and C. C. Giza. "Induction of monocarboxylate transporter 2 expression and ketone transport following traumatic brain injury in juvenile and adult rats." Developmental Neuroscience 28, nos. 4–5 (2006): 447–56.

Prins, M. L., S. M. Lee, L. S. Fujima, and D. A. Hovda. "Increased cerebral uptake and oxidation of exogenous βHB improves ATP following traumatic brain injury in adult rats." Journal of Neurochemistry 90, no. 3 (2004): 666–72.

Prins, M. L., L. S. Fujima, and D. A. Hovda. "Age-dependent reduction of cortical contusion volume by ketones after traumatic brain injury." Journal of Neuroscience Research 82, no. 3 (2005): 413–20.

Reger, M. A., S. T. Henderson, C. Hale, B. Cholerton, L. D. Baker, G. S. Watson, ... and S. Craft. "Effects of β-hydroxybutyrate on cognition in memory-impaired adults." Neurobiology of Aging 25, no. 3 (2004): 311–4.

Rho, J. M., G. D. Anderson, S. D. Donevan, and H. S. White. "Acetoacetate, acetone, and dibenzylamine (a contaminant in l-(+)-β-hydroxybutyrate) exhibit direct anticonvulsant actions in vivo." Epilepsia 43, no. 4 (2002): 358–61.

Ritter, A. M., C. S. Robertson, J. C. Goodman, C. F. Contant, and R. G. Grossman. "Evaluation of a carbohydrate-free diet for patients with severe head injury." Journal of Neurotrauma 13, no. 8 (1996): 473–85.

Robinson, A. M., and D. H. Williamson. "Physiological roles of ketone bodies as substrates and signals in mammalian tissues." Physiological Reviews 60, no. 1 (1980): 143–87.

Rodger, S. "Oral ketone supplementation: effect on cognitive function, physiology and exercise performance." Master's Thesis (2015).

Rossi, R., S. D. Örig, E. Del Prete, and E. Scharrer. "Suppression of feed intake after parenteral administration of D-β-hydroxybutyrate in pygmy goats." Journal of Veterinary Medicine Series A 47, no. 1 (2000): 9–16.

Rothwell, N. J., and M. J. Stock. "A role for brown adipose tissue in diet-induced thermogenesis." Nature 281, no. 5726 (1979): 31.

Sato, K., Y. Kashiwaya, C. A. Keon, N. Tsuchiya, M. T. King, G. K. Radda, ... and R. L. Veech. "Insulin, ketone bodies, and mitochondrial energy transduction." FASEB Journal 9, no. 8 (1995): 651–8.

Schultz, L. H., V. R. Smith, and H. A. Lardy. "The effect of the administration of various fatty acids on the blood ketone levels of ruminants." Journal of Dairy Science 32, no. 9 (1949): 817–22.

Seale, P., and M. A. Lazar. "Brown fat in humans: turning up the heat on obesity." Diabetes 58, no. 7 (2009): 1482–4.

Senior, B., and L. Loridan. "Direct regulatory effect of ketones on lipolysis and on glucose concentrations in man." Nature 219, no. 5149 (1968): 83–4.

Sherwin, R. S., R. G. Hendler, and P. Felig. "Effect of ketone infusions on amino acid and nitrogen metabolism in man." Journal of Clinical Investigation 55, no. 6 (1975): 1382.

Simpson, I. A., K. R. Chundu, T. Davies-Hill, W. G. Honer, and P. Davies. "Decreased concentrations of GLUT1 and GLUT3 glucose transporters in the brains of patients with Alzheimer's disease." Annals of Neurology 35, no. 5 (1994): 546–51.

Skinner, R., A. Trujillo, X. Ma, and E. A. Beierle. "Ketone bodies inhibit the viability of human neuroblastoma cells." Journal of Pediatric Surgery 44, no. 1 (2009): 212–6.

Smith, S. L., D. J. Heal, and K. F. Martin. "KTX 0101: a potential metabolic approach to cytoprotection in major surgery and neurological disorders." CNS Drug Reviews 11, no. 2 (2005): 113–40.

Srivastava, S., Y. Kashiwaya, M. T. King, U. Baxa, J. Tam, G. Niu, ... and R. L. Veech. "Mitochondrial biogenesis and increased uncoupling protein 1 in brown adipose tissue of mice fed a ketone ester diet." FASEB Journal 26, no. 6 (2012): 2351–62.

Suzuki, M., M. Suzuki, Y. Kitamura, S. Mori, K. Sato, S. Dohi, ... and A. Hiraide. "Beta-hydroxybutyrate, a cerebral function improving agent, protects rat brain against ischemic damage caused by permanent and transient focal cerebral ischemia." Japanese Journal of Pharmacology 89, no. 1 (2002): 36–43.

Thio, L. L., M. Wong, and K. A. Yamada. "Ketone bodies do not directly alter excitatory or inhibitory hippocampal synaptic transmission." Neurology 54, no. 2 (2000): 325–31.

Thomas, G. N. W. "Sugar and migraine." British Medical Journal 2, no. 3326 (1924): 598.

Tidwell, H. C., and H. E. Axelrod. "Blood sugar after injection of acetoacetate." Journal of Biological Chemistry 172, no. 1 (1948): 179–84.

Tieu, K., C. Perier, C. Caspersen, P. Teismann, D. C. Wu, S. D. Yan, ... and S. Przedborski. "D-β-hydroxybutyrate rescues mitochondrial respiration and mitigates features of Parkinson disease." Journal of Clinical Investigation 112, no. 6 (2003): 892–901.

Tsai, Y. C., Y. C. Chou, A. B. Wu, C. M. Hu, C. Y. Chen, F. A. Chen, and J. A. Lee. "Stereoselective effects of 3-hydroxybutyrate on glucose utilization of rat cardiomyocytes." Life Sciences 78, no. 12 (2006): 1385–91.

Valayannopoulos, V., F. Bajolle, J. B. Arnoux, S. Dubois, N. Sannier, C. Baussan, ... and A. Vassault. "Successful treatment of severe cardiomyopathy in glycogen storage disease type III With D, L-3-hydroxybutyrate, ketogenic and high-protein diet." Pediatric Research 70, no. 6 (2011): 638–41.

Van Hove, J. L., S. Grünewald, J. Jaeken, P. Demaerel, P. E. Declercq, P. Bourdoux, ... and J. V. Leonard. "D, L-3-hydroxybutyrate treatment of multiple acyl-CoA dehydrogenase deficiency (MADD)." The Lancet 361, no. 9367 (2003): 1433–5.

VanItallie, T. B., and T. H. Nufert. "Ketones: metabolism's ugly duckling." Nutrition Reviews 61, no. 10 (2003): 327–41.

Van Wymelbeke, V., A. Himaya, J. Louis-Sylvestre, and M. Fantino. "Influence of medium-chain and long-chain triacylglycerols on the control of food intake in men." American Journal of Clinical Nutrition 68, no. 2 (1998): 226–34.

Veech, R. L., B. Chance, Y. Kashiwaya, H. A. Lardy, and G. F. Cahill. "Ketone bodies, potential therapeutic uses." IUBMB Life 51, no. 4 (2001): 241–7.

Veech, R. L. "The therapeutic implications of ketone bodies: the effects of ketone bodies in pathological conditions: ketosis, ketogenic diet, redox states, insulin resistance, and mitochondrial metabolism." Prostaglandins, Leukotrienes and Essential Fatty Acids 70, no. 3 (2004): 309–19.

Wang, D., A. Pannerec, J. Feige, N. Christinat, M. Masoodi, and E. Mitchell. "Cognition and synaptic-plasticity related changes in aged rats supplemented with 8-and 10 carbon medium chain triglycerides." FASEB Journal 29, suppl 1 (2015): LB291.

Wang, Y., N. Liu, W. Zhu, K. Zhang, J. Si, M. Bi, ... and J. Wang. "Protective effect of β-hydroxybutyrate on glutamate induced cell death in HT22 cells." International Journal of Clinical Experimental Medicine 9, no. 12 (2016): 23433–9.

West, A. C., and R. W. Johnstone. "New and emerging HDAC inhibitors for cancer treatment." Journal of Clinical Investigation 124, no. 1 (2014): 30–39.

White, H., and B. Venkatesh. "Clinical review: ketones and brain injury." Critical Care 15, no. 2 (2011): 1.

Williams, S., C. Basualdo-Hammond, R. Curtis, and R. Schuller. "Growth retardation in children with epilepsy on the ketogenic diet: a retrospective chart review." Journal of the Academy of Nutrition and Dietetics 102, no. 3 (2002): 405.

Yin, J. X., M. Maalouf, P. Han, M. Zhao, M. Gao, T. Dharshaun, ... and E. M. Reiman. "Ketones block amyloid entry and improve cognition in an Alzheimer's model." Neurobiology of Aging 39 (2016): 25–37.

Youm, Y. H., K. Y. Nguyen, R. W. Grant, E. L. Goldberg, M. Bodogai, D. Kim ... and S. Kang. "The ketone metabolite [beta]-hydroxybutyrate blocks NLRP3 inflammasome-mediated inflammatory disease." Nature Medicine 21, no. 3 (2015): 263–269.

Young, C. M., S. S. Scanlan, H. S. Im, and L. Lutwak. "Effect on body composition and other parameters in obese young men of carbohydrate level of reduction diet." American Journal of Clinical Nutrition 24, no. 3 (1971): 290–6.

Zhang, Y., K. Guo, R. E. LeBlanc, D. Loh, G. J. Schwartz, and Y. H. Yu. "Increasing dietary leucine intake reduces diet-induced obesity and improves glucose and cholesterol metabolism in mice via multimechanisms." Diabetes 56, no. 6 (2007): 1647–54.

Zhao, W., M. Varghese, P. Vempati, A. Dzhun, A. Cheng, J. Wang, ... and G. M. Pasinetti. "Caprylic triglyceride as a novel therapeutic approach to effectively improve the performance and attenuate the symptoms due to the motor neuron loss in ALS disease." PLOS ONE 7, no. 11 (2012): e49191.

Zilberter, M., A. Ivanov, S. Ziyatdinova, M. Mukhtarov, A. Malkov, A. Alpár, ... and A. Pitkänen. "Dietary energy substrates reverse early neuronal hyperactivity in a mouse model of Alzheimer's disease." Journal of Neurochemistry 125, no. 1 (2013): 157–71.

"GRAS Exemption Claim for (R)-3-hydroxybutyl (R)-3-hydroxybutyrate."www.fda.gov/downloads/Food/IngredientsPackagingLabeling/GRAS/NoticeInventory/UCM403846

"Sports Concussion Statistics." Head Case. 2016. www.headcasecompany.com/concussion_info/stats_on_concussions_sports

第 5 章——第 1 部分

Amiel, S. A., et al. "Ketone infusion lowers hormonal responses to hypoglycaemia: evidence for acute cerebral utilization of a non-glucose fuel." Clinical Science 81, no. 18 (1991): 189–94.

Arase, K., J. S. Fisler, N. S. Shargill, D. A. York, and G. A. Bray. "Intracerebroventricular infusions of 3-OHB and insulin in a rat model of dietary obesity." American Journal of Physiology-Regulatory, Integrative and Comparative Physiology 255, no. 6 (1988): R974–81.

Ard, J. D., G. Miller, and S. Kahan. "Nutrition Interventions for Obesity." Medical Clinics of North America 100, no. 6 (2016): 1341–56.

Boden, G., K. Sargrad, C. Homko, M. Mozzoli, and T. P. Stein. "Effect of a low-carbohydrate diet on appetite, blood glucose levels, and insulin resistance in obese patients with type 2 diabetes." Annals of Internal Medicine 142, no. 6 (2005): 403–11.

Brehm, B. J., R. J. Seeley, S. R. Daniels, and D. A. D'Alessio. "A randomized trial comparing a very low carbohydrate diet and a calorie-restricted low fat diet on body weight and cardiovascular risk factors in healthy women." Journal of Clinical Endocrinology & Metabolism 88, no. 4 (2003): 1617–23.

Cecil, J. E., R. Tavendale, P. Watt, M. M. Hetherington, and C. N. Palmer. "An obesity-associated FTO gene variant and increased energy intake in children." New England Journal of Medicine 359, no. 24 (2008): 2558–66.

Corpeleijn, E., W. H. Saris, and E. E. Blaak. "Metabolic flexibility in the development of insulin resistance and type 2 diabetes: effects of lifestyle." Obesity Reviews 10, no. 2 (2009): 178–93.

Doucet, E., P. Imbeault, S. St-Pierre, N. Almeras, P. Mauriege, D. Richard, and A. Tremblay. "Appetite after weight loss by energy restriction and a low-fat diet-exercise follow-up." International Journal of Obesity 24, no. 7 (2000): 906–14.

Evans, E., A. L. Stock, and J. Yudkin. "The absence of undesirable changes during consumption of the low carbohydrate diet." Annals of Nutrition and Metabolism 17, no. 6 (1974): 360–7.

Fothergill, E., J. Guo, L. Howard, J. C. Kerns, N. D. Knuth, R. Brychta, ... and K. D. Hall. "Persistent metabolic adaptation 6 years after 'The Biggest Loser' competition." Obesity 24, no. 8 (2016): 1612–9.

Gibson, A. A., R. V. Seimon, C. M. Y. Lee, J. Ayre, J. Franklin, T. P. Markovic, ... and A. Sainsbury. "Do ketogenic diets really suppress appetite? A systematic review and meta-analysis." Obesity Reviews 16, no. 1 (2015): 64–76.

Hall, K. D., K. Y. Chen, J. Guo, Y. Y. Lam, R. L. Leibel, L. E. Mayer, ... and E. Ravussin. "Energy expenditure and body composition changes after an isocaloric ketogenic diet in overweight and obese men." American Journal of Clinical Nutrition 104, no. 2 (2016): 324–33.

Hession, M., C. Rolland, U. Kulkarni, A. Wise, and J. Broom. "Systematic review of randomized controlled trials of low-carbohydrate vs. low-fat/low-calorie diets in the management of obesity and its comorbidities." Obesity Reviews 10, no. 1 (2009): 36–50.

Holland, A. M., W. C. Kephart, P. W. Mumford, C. B. Mobley, R. P. Lowery, J. J. Shake, ... and K. W. Huggins. "Effects of a ketogenic diet on adipose tissue, liver and serum biomarkers in sedentary rats and rats that exercised via resisted voluntary wheel running." American Journal of Physiology-Regulatory, Integrative and Comparative Physiology 311, no. 2 (2016): R337–51.

Hyatt, H. W., W. C. Kephart, A. M. Holland, P. W. Mumford, C. B. Mobley, R. P. Lowery, ... and A. N. Kavazis. "A ketogenic diet in rodents elicits improved mitochondrial adaptations in response to resistance exercise training compared to an isocaloric western diet." Frontiers in Physiology 7 (2016): 533.

Imes, C. C., and L. E. Burke. "The obesity epidemic: the USA as a cautionary tale for the rest of the world." Current Epidemiology Reports 1, no. 2 (2014): 82–8.

Johnston, Carol S., et al. "Ketogenic low-carbohydrate diets have no metabolic advantage over nonketogenic low-carbohydrate diets." American Journal of Clinical Nutrition 83, no. 5 (2006): 1055–61.

Johnstone, A. M., G. W. Horgan, S. D. Murison, D. M. Bremner, and G. E. Lobley. "Effects of a high-protein ketogenic diet on hunger, appetite, and weight loss in obese men feeding ad libitum." American Journal of Clinical Nutrition 87, no. 1 (2008): 44–55.

Kashiwaya, Y., R. Pawlosky, W. Markis, M. T. King, C. Bergman, S. Srivastava, ... and R. L. Veech. "A ketone ester diet increases brain malonyl-CoA and uncoupling proteins 4 and 5 while decreasing food intake in the normal Wistar rat." Journal of Biological Chemistry 285, no. 34 (2010): 25950–6.

Kasper, H., H. Thiel, and M. Ehl. "Response of body weight to a low carbohydrate, high fat diet in normal and obese subjects." American Journal of Clinical Nutrition 26, no. 2 (1973): 197–204.

Kekwick, A., and G. L. S. Pawan. "Calorie intake in relation to body-weight changes in the obese." The Lancet 268, no. 6935 (1956): 155–61.

Kennedy, A. R., et al. "A high-fat, ketogenic diet induces a unique metabolic state in mice." American Journal of Physiology-Endocrinology and Metabolism 292, no. 6 (2007): E1724–39.

Kephart, W., M. Holland, P. Mumford, B. Mobley, R. Lowery, M. Roberts, and J. Wilson. "The effects of intermittent ketogenic dieting as well as ketone salt supplementation on body composition and circulating health biomarkers in exercising rodents." FASEB Journal 30, suppl 1 (2016): lb383.

Krotkiewski, M. "Value of VLCD supplementation with medium chain triglycerides." International Journal of Obesity Related Metabolic Disorders 25, no. 9 (2001): 1393–400.

Liu, Y., W. Yang, and Y. Chiang. "How to reduce 500 kcal intake per day–My Plate." Obesity Reviews 15, no. 7 (2014): e10.

Llewellyn, C. H., M. Trzaskowski, C. H. van Jaarsveld, R. Plomin, and J. Wardle. "Satiety mechanisms in genetic risk of obesity." JAMA Pediatrics 168, no. 4 (2014): 338–44.

MacLean, P. S., A. Bergouignan, M. A. Cornier, and M. R. Jackman. "Biology's response to dieting: the impetus for weight regain." American Journal of Physiology-Regulatory, Integrative and Comparative Physiology 301, no. 3 (2011): R581–600.

Malik, V. S., W. C. Willett, and F. B. Hu. "Global obesity: trends, risk factors and policy implications." Nature Reviews Endocrinology 9, no. 1 (2013): 13–27.

Martin, C. K., D. E. Bellanger, K. K. Rau, S. Coulon, and F. L. Greenway. "Safety of the Ullorex® oral intragastric balloon for the treatment of obesity." Journal of Diabetes Science and Technology 1, no. 4 (2007): 574–81.

Martin, C. K., D. Rosenbaum, H. Han, P. J. Geiselman, H. R. Wyatt, J. O. Hill, ... and S. Klein. "Change in food cravings, food preferences, and appetite during a low-carbohydrate and low-fat diet." Obesity 19, no. 10 (2011): 1963–70.

McClain, A. D., J. J. Otten, E. B. Hekler, and C. D. Gardner. "Adherence to a low-fat vs. low-carbohydrate diet differs by insulin resistance status." Diabetes, Obesity, and Metabolism 15, no. 1 (2013): 87–90.

McClernon, F. J., W. S. Yancy, J. A. Eberstein, R. C. Atkins, and E. C. Westman. "The effects of a low-carbohydrate ketogenic diet and a low-fat diet on mood, hunger, and other self-reported symptoms." Obesity 15, no. 1 (2007): 182–7.

McDonald, L. The Ketogenic Diet: A Complete Guide for the Dieter and Practitioner. Austin, Texas: Morris Publishing, 1998.

Nickols-Richardson, S. M., M. D. Coleman, J. J. Volpe, and K. W. Hosig. "Perceived hunger is lower and weight loss is greater in overweight premenopausal women consuming a low-carbohydrate/high-protein vs high-carbohydrate/low-fat diet." Journal of the American Dietetic Association 105, no. 9 (2005): 1433–7.

Nielsen, J. V., and E. A. Joensson. "Low-carbohydrate diet in type 2 diabetes: stable improvement of bodyweight and glycemic control during 44 months follow-up." Nutrition & Metabolism (London) 5 (2008): 14.

Obici, S., Z. Feng, K. Morgan, D. Stein, G. Karkanias, and L. Rossetti. "Central administration of oleic acid inhibits glucose production and food intake." Diabetes 51, no. 2 (2002): 271–5.

Paoli, A., G. Bosco, E. M. Camporesi, and D. Mangar. "Ketosis, ketogenic diet and food intake control: a complex relationship." Frontiers in Psychology 6 (2015): 27.

Paoli, A., et al. "Long term successful weight loss with a combination biphasic ketogenic Mediterranean diet and Mediterranean diet maintenance protocol." Nutrients 5, no. 12 (2013): 5205–17.

Phinney, S. D., B. R. Bistrian, W. J. Evans, E. Gervino, and G. L. Blackburn. "The human metabolic response to chronic ketosis without caloric restriction: preservation of submaximal exercise capability with reduced carbohydrate oxidation." Metabolism 32, no. 8 (1983): 769–76.

Phinney, S. D. "Ketogenic diets and physical performance." Nutrition & Metabolism 1, no. 1 (2004): 2.

Roberts, M. D., A. M. Holland, W. C. Kephart, C. B. Mobley, P. W. Mumford, R. P. Lowery, ... and R. K. Patel. "A putative low-carbohydrate ketogenic diet elicits mild nutritional ketosis but does not impair the acute or chronic hypertrophic responses to resistance exercise in rodents." Journal of Applied Physiology 120, no. 10 (2016): 1173–85.

Rosen J. C., J. Gross, D. Loew, and E. A. Sims. "Mood and appetite during minimal-carbohydrate and carbohydrate-supplemented hypocaloric diets." American Journal of Clinical Nutrition 42, no. 3 (1985): 371–9.

Rossi, R., S. D. Örig, E. Del Prete, and E. Scharrer. "Suppression of feed intake after parenteral administration of d-ββ-hydroxybutyrate in pygmy goats." Journal of Veterinary Medicine Series A, 47, no. 1 (2000): 9–16.

Seale, P., and M. A. Lazar. "Brown fat in humans: turning up the heat on obesity." Diabetes 58, no. 7 (2009): 1482–4.

Sharp, M. H., R. P. Lowery, K. A. Shields, D. W. Hayes, J. R. Lane, J. T. Rauch, J. M. Partl, C. A. Hollmer, J. R. Minevich, J. Gray, E. O. DeSouza, and J. M. Wilson. "The effects of weekly carbohydrate reintroduction vs strict very low carbohydrate dieting on body composition." National Strength and Conditioning Association Conference (2015).

Short, K. R., K. S. Nair, and C. S. Stump. "Impaired mitochondrial activity and insulin-resistant offspring of patients with type 2 diabetes." New England Journal of Medicine 350, no. 23 (2004): 2419–21.

Sondike, S. B., N. Copperman, and M. S. Jacobson. "Effects of a low-carbohydrate diet on weight loss and cardiovascular risk factor in overweight adolescents." Journal of Pediatrics 142, no. 3 (2003): 253–8.

Speliotes, E. K., C. J. Willer, S. I. Berndt, et al; MAGIC; Procardis Consortium. "Association analyses of 249,796 individuals reveal 18 new loci associated with body mass index." Nature Genetics 42, no. 11 (2010): 937–48.

Srivastava, S., Y. Kashiwaya, M. T. King, U. Baxa, J. Tam, G. Niu, ... and R. L. Veech. "Mitochondrial biogenesis and increased uncoupling protein 1 in brown adipose tissue of mice fed a ketone ester diet." FASEB Journal 26, no. 6 (2012): 2351–62.

Sumithran, P., and J. Proietto. "The defence of body weight: a physiological basis for weight regain after weight loss." Clinical Science 124, no. 4 (2013): 231–41.

Sumithran, P., L. A. Prendergast, E. Delbridge, K. Purcell, A. Shulkes, A. Kriketos, et al. "Ketosis and appetite-mediating nutrients and hormones after weight loss." European Journal of Clinical Nutrition 67(7) (2013): 759–64.

Sumithran, P., L. A. Prendergast, E. Delbridge, K. Purcell, A. Shulkes, A. Kriketos, and J. Proietto. "Long-term persistence of hormonal adaptations to weight loss." New England Journal of Medicine 365 (2011): 1597–604.

Swinburn, B. A., et al. "The global obesity pandemic: shaped by global drivers and local environments." The Lancet 378, no. 9793 (2011): 804–14.

Vander Wal, J. S., J. M. Marth, P. Khosla, K. C. Jen, and N. V. Dhurandhar. "Short-term effect of eggs on satiety in overweight and obese subjects." Journal of the American College of Nutrition 24, no. 6 (2004): 510–5.

Veech, R. L. "Ketone esters increase brown fat in mice and overcome insulin resistance in other tissues in the rat." Annals of the New York Academy of Sciences 1302, no. 1 (2013): 42–8.

Veldhorst, M. A., K. R. Westerterp, and M. S. Westerterp-Plantenga. "Gluconeogenesis and protein-induced satiety." British Journal of Nutrition 107, no. 04 (2012): 595–600.

Volek, J. S., D. J. Freidenreich, C. Saenz, L. J. Kunces, B. C. Creighton, J. M. Bartley, ... and E. C. Lee. "Metabolic characteristics of keto-adapted ultra-endurance runners." Metabolism 65, no. 3 (2016): 100–10.

Volek, J. S., M. J. Sharman, D. M. Love, N. G. Avery, T. P. Scheett, and W. J. Kraemer. "Body composition and hormonal responses to a carbohydrate-restricted diet." Metabolism 51, no. 7 (2002): 864–70.

Volek, J., M. J. Sharman, A. Gomez, D. A. Judelson, M. R. Rubin, G. Watson, ... and W. J. Kraemer. "Comparison of energy-restricted very low-carbohydrate and low-fat diets on weight loss and body composition in overweight men and women." Nutrition & Metabolism (London) 1, no. 1 (2004): 13.

Willi, S. M., M. J. Oexmann, N. M. Wright, N. A. Collop, and L. L. Key. "The effects of a high-protein, low-fat, ketogenic diet on adolescents with morbid obesity: body composition, blood chemistries, and sleep abnormalities." Pediatrics 101, no. 1 (1998): 61–67.

Wilson J., R. Lowery, M. Roberts, M. Sharp, J. Joy, K. Shields, E. De Souza, J. Rauch, J. Partl, J. Volek, and D. D'Agostino. "The effects of ketogenic dieting on body composition, strength, power, and hormonal profiles in resistance training males." Accepted and in press at the Journal of Strength and Conditioning Research, 2016.

Wood, R. J., J. S. Volek, S. R. Davis, C. Dell'Ova, and M. L. Fernandez. "Effects of a carbohydrate-restricted diet on emerging plasma markers for cardiovascular disease." Nutrition & Metabolism 3, no. 1 (2006): 19.

Yancy Jr., W. S., M. K. Olsen, J. R. Guyton, R. P. Bakst, and E. C. Westman. "A low-carbohydrate, ketogenic diet versus a low-fat diet to treat obesity and hyperlipidemia: a randomized, controlled trial." Annals of Internal Medicine 140, no. 10 (2004): 769–77.

Young, C. M., S. S. Scanlan, H. S. Im, and L. Lutwak. "Effect on body composition and other parameters in obese young men of carbohydrate level of reduction diet." American Journal of Clinical Nutrition 24, no. 3 (1971): 290–6.

第5章——第2部分

Aarsland, A., D. Chinkes, and R. R. Wolfe. "Contributions of de novo synthesis of fatty acids to total VLDL-triglyceride secretion during prolonged hyperglycemia/hyperinsulinemia in normal man." Journal of Clinical Investigation 98, no. 9 (1996): 2008–17.

Allen, F. M., E. Stillman, and R. Fitz. "Total dietary regulation in the treatment of diabetes" (no. 11). Rockefeller Institute for Medical Research (1919).

Amiel, S. A., H. R. Archibald, G. Chusney, A. J. Williams, and E. A. Gale. "Ketone infusion lowers hormonal responses to hypoglycaemia: evidence for acute cerebral utilization of a non-glucose fuel." Clinical Science 81, no. 2 (1991): 189–94.

Austin, M. A., M. C. King, K. M. Vranizan, and R. M. Krauss. "Atherogenic lipoprotein phenotype: a proposed genetic marker for coronary heart disease risk." Circulation 82, no. 2 (1990): 495–506.

Avena, N. M., P. Rada, and B. G. Hoebel. "Sugar and fat bingeing have notable differences in addictive-like behavior." Journal of Nutrition 139, no. 3 (2009): 623–8. doi: 10.3945/jn.108.097584.

Bedi K. C., N. W. Snyder, J. Brandimarto, M. Aziz, C. Mesaros, et al. "Evidence for intramyocardial disruption of lipid metabolism and increased myocardial ketone utilization in advanced human heart failure." Circulation 133, no. 8 (2016): 706–16. doi: 10.1161/CIRCULATIONAHA.115.017545.

Bierman, E. L., M. J. Albrink, and R. A. Arky. "Principles of nutrition and dietary recommendations for patients with diabetes mellitus." Diabetes 20, no. 9 (1971): 633–4. doi: 10.2337/diab.20.9.633.

Boden, G., K. Sargrad, C. Homko, M. Mozzoli, and T. P. Stein. "Effect of a low-carbohydrate diet on appetite, blood glucose levels, and insulin resistance in obese patients with type 2 diabetes." Annals of Internal Medicine 142, no. 6 (2005): 403–11.

Brand-Miller, J., S. Hayne, P. Petocz, and S. Colagiuri. "Low–glycemic index diets in the management of diabetes." Diabetes Care 26, no. 8 (2003): 2261–7.

Brunzell, J. D., R. L. Lerner, W. R. Hazzard, D. Porte Jr., and E. L. Bierman. "Improved glucose tolerance with high carbohydrate feeding in mild diabetes." New England Journal of Medicine 284, no. 10 (1971): 521–4.

Buse, J. B., K. S. Polonsky, and C. F. Burant. "Type 2 diabetes mellitus." Williams Textbook of Endocrinology, 10th Edition. (Philadelphia: Saunders, 2003): 1427–83.

Campbell, R. K. "Type 2 diabetes: where we are today: an overview of disease burden, current treatments, and treatment strategies." Journal of the American Pharmacists Association 49, suppl 1 (2009): S3–S9.

Chong, M. F., B. A. Fielding, and K. N. Frayn. "Mechanisms for the acute effect of fructose on postprandial lipemia." American Journal of Clinical Nutrition 85, no. 6 (2007): 1511–20.

Clark, M. "Is weight loss a realistic goal of treatment in type 2 diabetes?: The implications of restraint theory." Patient Education and Counseling 53, no. 3 (2004): 277–83.

Cooke, D. W., and L. Plotnick. "Type 1 diabetes mellitus in pediatrics." Pediatrics in Review 29, no. 11 (2008): 374–84.

Coulston, A. M., C. B. Hollenbeck, A. L. Swislocki, and G. M. Reaven. "Persistence of hypertriglyceridemic effect of low-fat high-carbohydrate diets in NIDDM patients." Diabetes Care 12, no. 2 (1989): 94–101.

Dey, L., and A. S. Attele. "Type 2 diabetes." Trademark Tradititional Chinese Medicine 231, no. 1 (2011): 1–16.

Donnelly, K. L., C. I. Smith, S. J. Schwarzenberg, J. Jessurun, M. D. Boldt, and E. J. Parks. "Sources of fatty acids stored in liver and secreted via lipoproteins in patients with nonalcoholic fatty liver disease." Journal of Clinical Investigation 115, no. 5 (2005): 1343–51.

Dreon, D. M., H. A. Fernstrom, B. Miller, and R. M. Krauss. "Low-density lipoprotein subclass patterns and lipoprotein response to a reduced-fat diet in men." FASEB Journal 8, no. 1 (1994): 121–6.

Dreon, D. M., H. A. Fernstrom, P. T. Williams, and R. M. Krauss. "A very-low-fat diet is not associated with improved lipoprotein profiles in men with a predominance of large, low-density lipoproteins." American Journal of Clinical Nutrition 69, no. 3 (1999): 411–8.

Dumesic, D. A., S. E. Oberfield, E. Stener-Victorin, J. C. Marshall, J. S. Laven, and R. S. Legro. "Scientific statement on the diagnostic criteria, epidemiology, pathophysiology, and molecular genetics of polycystic ovary syndrome." Endocrine Reviews 36, no. 5 (2015): 487–525.

Felts, P. W., O. B. Crofford, and C. R. Park. "Effect of infused ketone bodies on glucose utilization in the dog." Journal of Clinical Investigation 43, no. 4 (1964): 638–46.

Fujita, Y., A. M. Gotto, and R. M. Unger. "Basal and postprotein insulin and glucagon levels during a high and low carbohydrate intake and their relationships to plasma triglycerides." Diabetes 24, no. 6 (1975): 552–8.

Gannon, M. C., F. Q. Nuttall, A. Saeed, K. Jordan, and H. Hoover. "An increase in dietary protein improves the blood glucose response in persons with type 2 diabetes." American Journal of Clinical Nutrition 78, no. 4 (2003): 734–41.

Gannon, M. C., and F. Q. Nuttall. "Effect of a high-protein, low-carbohydrate diet on blood glucose control in people with type 2 diabetes." Diabetes 53, no. 9 (2004): 2375–82.

Garg, A., A. Bonanome, S. M. Grundy, Z. J. Zhang, and R. H. Unger. "Comparison of a high-carbohydrate diet with a high-monounsaturated-fat diet in patients with non-insulin-dependent diabetes mellitus." New England Journal of Medicine 319, no. 13 (1988): 829–34.

German, J. B., J. T. Smilowitz, and A. M. Zivkovic. "Lipoproteins: When size really matters." Current Opinion in Colloid & Interface Science 11, no. 2 (2006): 171–83.

Ginsberg, H. N., P. Kris-Etherton, B. Dennis, P. J. Elmer, A. Ershow, M. Lefevre, ... and K. Stewart. "Effects of reducing dietary saturated fatty acids on plasma lipids and lipoproteins in healthy subjects." Arteriosclerosis, Thrombosis, and Vascular Biology 18, no. 3 (1998): 441–9.

Grundy, S. M. "Small LDL, atherogenic dyslipidemia, and the metabolic syndrome." Circulation 95, no. 1 (1997): 1–4.

Haffner, S., and H. B. Cassells. "Metabolic syndrome–a new risk factor of coronary heart disease?" Diabetes Obesity and Metabolism 5, no. 6 (2003): 359–70.

Hedderson, M. M., E. P. Gunderson, and A. Ferrara. "Gestational weight gain and risk of gestational diabetes mellitus." Obstetrics and Gynecology 115, no. 3 (2010): 597–604.

Heilbronn, L. K., M. Noakes, and P. M. Clifton. "Effect of energy restriction, weight loss, and diet composition on plasma lipids and glucose in patients with type 2 diabetes." Diabetes Care 22, no. 6 (1999): 889–95.

Heilbronn, L. K., Noakes, M., and Clifton, P. M. "The effect of high- and low-glycemic index energy restricted diets on plasma lipid and glucose profiles in type 2 diabetic subjects with varying glycemic control." Journal of the American College of Nutrition 21, no. 2 (2002): 120–7.

Hokanson, J. E., and M. A. Austin. "Plasma triglyceride level is a risk factor for cardiovascular disease independent of high-density lipoprotein cholesterol level: a metaanalysis of population-based prospective studies." Journal of Cardiovascular Risk 3, no. 2: (1996): 213–9.

Hussain, T. A., T. C. Mathew, A. A. Dashti, S. Asfar, N. Al-Zaid, and H. M. Dashti. "Effect of low-calorie versus low-carbohydrate ketogenic diet in type 2 diabetes." Nutrition 28, no. 10 (2012): 1016–21. doi: 10.1016/j.nut.2012.01.016.

Joslin, E. P. A Diabetic Manual for the Mutual Use of Doctor and Patient. Philadelphia and New York: Lea & Febiger, 1919.

Kasper, H., H. Thiel, and M. Ehl. "Response of body weight to a low carbohydrate, high fat diet in normal and obese subjects." American Journal of Clinical Nutrition 26, no. 2 (1973): 197–204.

Katzel, L. I., M. J. Busby-Whitehead, E. M. Rogus, R. M. Krauss, and A. P. Goldberg. "Reduced adipose tissue lipoprotein lipase responses, postprandial lipemia, and low high-density lipoprotein-2 subspecies levels in older athletes with silent myocardial ischemia." Metabolism 43, no. 2 (1994): 190–8.

Kesl, S. L., A. M. Poff, N. P. Ward, T. N. Fiorelli, C. Ari, A. J. Van Putten, ... and D. P. D'Agostino. "Effects of exogenous ketone supplementation on blood ketone, glucose, triglyceride, and lipoprotein levels in Sprague–Dawley rats." Nutrition & Metabolism 13, no. 1 (2016): 9.

Klein, S., and Wolfe, R. R. "Carbohydrate restriction regulates the adaptive response to fasting." American Journal of Physiology-Endocrinology and Metabolism 262, no. 5 (1992): E631–6.

Lemieux, I., B. Lamarche, C. Couillard, A. Pascot, B. Cantin, J. Bergeron, ... and J. P. Després. "Total cholesterol/HDL cholesterol ratio vs LDL cholesterol/HDL cholesterol ratio as indices of ischemic heart disease risk in men: the Quebec Cardiovascular Study." Archives of Internal Medicine 161, no. 22 (2001): 2685–92.

Leonetti, F., F. Campanile, F. Coccia, D. Capoccia, L. Alessandroni, et al. "Very low-carbohydrate ketogenic diet before bariatric surgery: prospective evaluation of a sequential diet." Obesity Surgery 25, no. 1 (2015): 64–71. doi: 10.1007/s11695-014-1348-1.

Masino, S. A. (Ed.). Ketogenic Diet and Metabolic Therapies: Expanded Roles in Health and Disease. New York: Oxford University Press, 2016.

Mavropoulos, J. C., W. S. Yancy, J. Hepburn, and E. C. Westman. "The effects of a low-carbohydrate, ketogenic diet on the polycystic ovary syndrome: a pilot study." Nutrition & Metabolism 2, no. 1 (2005): 35. doi: 10.1186/1743-7075-2-35.

McKenzie, A. L., S. J. Hallberg, B. C. Creighton, B. M. Volk, T. M. Link, M. K. Abner, ... and S. D. Phinney. "A novel intervention including individualized nutritional recommendations reduces hemoglobin A1c level, medication use, and weight in type 2 diabetes." JMIR Diabetes 2, no. 1 (2017): e5.

McLaughlin, T., G. Reaven, F. Abbasi, C. Lamendola, M. Saad, D. Waters, ... and R. M. Krauss. "Is there a simple way to identify insulin-resistant individuals at increased risk of cardiovascular disease?" American Journal of Cardiology 96, no. 3 (2005): 399–404.

Morgan, W. Diabetes Mellitus: Its History, Chemistry, Anatomy, Pathology, Physiology, and Treatment and Cases Successfully Treated. Sett Dey & Co., 1973.

Nuttall, F. Q., R. M. Almokayyad, and M. C. Gannon. "Comparison of a carbohydrate-free diet vs. fasting on plasma glucose, insulin and glucagon in type 2 diabetes." Metabolism 64, no. 2 (2015): 253–62. doi: 10.1016/j.metabol.2014.10.004.

Ogurtsova, K., J. D. da Rocha Fernandes, Y. Huang, U. Linnenkamp, L. Guariguata, N. H. Cho, ... and L. E. Makaroff. "IDF Diabetes Atlas: Global estimates for the prevalence of diabetes for 2015 and 2040." Diabetes Research and Clinical Practice 128 (2017): 40–50.

Paoli, A. "Ketogenic diet for obesity: friend or foe?" International Journal of Environmental Research and Public Health 11, no. 2 (2014): 2092–107. doi: 10.3390/ijerph110202092.

Paoli, A., A. Rubini, J. S. Volek, and K. A. Grimaldi. "Beyond weight loss: a review of the therapeutic uses of very-low-carbohydrate (ketogenic) diets." European Journal of Clinical Nutrition 67, no. 8 (2013): 789–96.

Parks, E. J. "Changes in fat synthesis influenced by dietary macronutrient content." Proceedings of the Nutrition Society 61, no. 2 (2002): 281–6. doi: 10.1079/PNS2002148.

Poplawski, M. M., J. W. Mastaitis, F. Isoda, F. Grosjean, F. Zheng, et al. "Reversal of diabetic nephropathy by a ketogenic diet." PLOS ONE 6, no. 4 (2011): e18604. doi: 10.1371/journal.pone.0018604.

Retzlaff, B. M., Walden, C. E., Dowdy, A. A., McCann, B. S., Anderson, K. V., and R. H. Knopp. "Changes in plasma triacylglycerol concentrations among free-living hyperlipidemic men adopting different carbohydrate intakes over 2 y: the Dietary Alternatives Study." American

Journal of Clinical Nutrition 62, no. 5 (1995): 988–95.

Rizkalla, S. W., Taghrid, L., Laromiguiere, M., Huet, D., Boillot, J., Rigoir, A., ... and G. Slama. "Improved plasma glucose control, whole-body glucose utilization, and lipid profile on a low-glycemic index diet in type 2 diabetic men." Diabetes Care 27, no. 8 (2004): 1866–72.

Samaha, F. F., N. Iqbal, P. Seshadri, K. L. Chicano, D. A. Daily, et al. "A low-carbohydrate as compared with a low-fat diet in severe obesity." New England Journal of Medicine 348 (2003): 2074–81. doi: 10.1056/NEJMoa022637.

Sansum, W. D., N. R. Blatherwick, and R. Bowden. "The use of high carbohydrate diets in the treatment of diabetes mellitus." Journal of the American Medical Association 86, no. 3 (1926): 178–81.

Saslow, L. R., A. E. Mason, S. Kim, V. Goldman, R. Ploutz-Snyder, H. Bayandorian, ... and J. T. Moskowitz. "An online intervention comparing a very low-carbohydrate ketogenic diet and lifestyle recommendations versus a plate method diet in overweight individuals with type 2 diabetes: a randomized controlled trial." Journal of Medical Internet Research 19, no. 2 (2017): e36. doi: 10.2196/jmir.5806.

Sharman, M. J., A. L. Gómez, W. J. Kraemer, and J. S. Volek. "Very low-carbohydrate and low-fat diets affect fasting lipids and postprandial lipemia differently in overweight men." Journal of Nutrition 134, no. 4 (2004): 880–5.

Sharman, M. J., W. J. Kraemer, D. M. Love, N. G. Avery, A. L. Gómez, T. P. Scheett, and J. S. Volek. "A ketogenic diet favorably affects serum biomarkers for cardiovascular disease in normal-weight men." Journal of Nutrition 132, no. 7 (2002): 1879–85.

Sparks, L. M., H. Xie, R. A. Koza, R. Mynatt, G. A. Bray, and S. R. Smith. "High-fat/low-carbohydrate diets regulate glucose metabolism via a long-term transcriptional loop." Metabolism 55, no. 11 (2006): 1457–63.

Srivastava, S., U. Bedi, and P. Roy. "Synergistic actions of insulin-sensitive and Sirt1-mediated pathways in the differentiation of mouse embryonic stem cells to osteoblast." Molecular and Cellular Endocrinology 361, no. 1 (2012): 153–64. doi: 10.1016/j.mce.2012.04.002.

Stone, D. B., and W. E. Connor. "The prolonged effects of a low cholesterol, high carbohydrate diet upon the serum lipids in diabetic patients." Diabetes 12, no. 2 (1963): 127–32.

Thompson, P. D., E. M. Cullinane, R. Eshleman, M. A. Kantor, and P. N. Herbert. "The effects of high-carbohydrate and high-fat diets on the serum lipid and lipoprotein concentrations of endurance athletes." Metabolism 33, no. 11 (1984): 1003–10.

Volek, J. S., M. J. Sharman, A. L. Gómez, C. DiPasquale, M. Roti, A. Pumerantz, and W. J. Kraemer. "Comparison of a very low-carbohydrate and low-fat diet on fasting lipids, LDL subclasses, insulin resistance, and postprandial lipemic responses in overweight women." Journal of the American College of Nutrition 23, no. 2 (2004): 177–84.

Volek, J. S., and R. D. Feinman. "Carbohydrate restriction improves the features of Metabolic Syndrome. Metabolic Syndrome may be defined by the response to carbohydrate restriction." Nutrition & Metabolism 2, no. 1 (2005): 31.

Volek, J. S., M. L. Fernandez, R. D. Feinman, and S. D. Phinney. "Dietary carbohydrate restriction induces a unique metabolic state positively affecting atherogenic dyslipidemia, fatty acid partitioning, and metabolic syndrome." Progress in Lipid Research 47, no. 5 (2008): 307–18.

Volek, J. S., S. D. Phinney, C. E. Forsythe, E. E. Quann, R. J. Wood, M. J. Puglisi, ... and R. D. Feinman. "Carbohydrate restriction has a more favorable impact on the metabolic syndrome than a low fat diet." Lipids 44, no. 4 (2009): 297–309. doi: 10.1007/s11745-008-3274-2.

Volek, J. S., M. J. Sharman, and C. E. Forsythe. "Modification of lipoproteins by very low-carbohydrate diets." Journal of Nutrition 135, no. 6 (2005): 1339–42.

Westman, E. C., W. S. Yancy, J. S. Edman, K. F. Tomlin, and C. E. Perkins. "Effect of 6-month adherence to a very low carbohydrate diet program." American Journal of Medicine 113, no. 1 (2002): 30–36.

Yancy Jr., W. S., M. C. Vernon, and E. C. Westman. "A pilot trial of a low-carbohydrate, ketogenic diet in patients with type 2 diabetes." Metabolic Syndrome and Related Disorders 1, no. 3 (2003): 239–43.

Yancy, W. S., M. K. Olsen, J. R. Guyton, R. P. Bakst, and E. C. Westman. "A low-carbohydrate, ketogenic diet versus a low-fat diet to treat obesity and hyperlipidemia: a randomized, controlled trial." Annals of Internal Medicine 140, no. 10 (2004): 769–77.

Yu-Poth, S., G. Zhao, T. Etherton, M. Naglak, S. Jonnalagadda, and P. M. Kris-Etherton. "Effects of the national cholesterol education program's step I and step II dietary intervention programs on cardiovascular disease risk factors: a meta-analysis." American Journal of Clinical Nutrition 69, no. 4 (1999): 632–46.

第5章——第3部分

Appelberg, K. S., D. A. Hovda, and M. L. Prins. "The effects of a ketogenic diet on behavioral outcome after controlled cortical impact injury in the juvenile and adult rat." Journal of Neurotrauma 26, no. 4 (2009): 497–506. doi: 10.1089/neu.2008.0664.

Aveseh, M., R. Nikooie, V. Sheibani, and S. Esmaeili-Mahani. "Endurance training increases brain lactate uptake during hypoglycemia by up regulation of brain lactate transporters." Molecular and Cellular Endocrinology 394, nos. 1–2 (2014): 29–36. doi: 10.1016/j.mce.2014.06.019.

Balaban, R. S., S. Nemoto, and T. Finkel. "Mitochondria, oxidants, and aging." Cell 120, no. 4 (2005): 483–95.

Barborka, C. J. "Epilepsy in adults: results of treatment by ketogenic diet in one hundred cases." Archives of Neurology & Psychiatry 23, no. 5 (1930): 904–14.

Barkhoudarian, G., D. A. Hovda, and C. C. Giza. "The molecular pathophysiology of concussive brain injury." Clinics in Sports Medicine 30, no. 1 (2011): 33–48.

Bastible, C. "The ketogenic treatment of epilepsy." Irish Journal of Medical Science (1926–1967) 6, no. 9 (1931): 506–20.

Bellucci, A., G. Collo, I. Sarnico, L. Battistin, C. Missale, and P. Spano. "Alpha-synuclein aggregation and cell death triggered by energy deprivation and dopamine overload are counteracted by D2/D3 receptor activation." Journal of Neurochemistry 106, no. 2 (2008): 560–77. doi: 10.1111/j.1471-4159.2008.05406.x.

Betarbet, R., T. B. Sherer, G. MacKenzie, M. Garcia-Osuna, A. V. Panov, and J. T. Greenamyre. "Chronic systemic pesticide exposure reproduces features of Parkinson's disease." Nature Neuroscience 3: (2000): 1301–6.

Biros, M. H., and R. Nordness. "Effects of chemical pretreatment on posttraumatic cortical edema in the rat." American Journal of Emergency Medicine 14, no. 1 (1996): 27–32. doi: 10.1016/S0735-6757(96)90008-X.

Borghammer, P. "Perfusion and metabolism imaging studies in Parkinson's disease." European Journal of Neurology 17, no. 2 (2012):

314–20.

Borghammer, P., M. Chakravarty, K. Y. Jonsdottir, N. Sato, H. Matsuda, K. Ito, ... and A. Gjedde. "Cortical hypometabolism and hypoperfusion in Parkinson's disease is extensive: probably even at early disease stages." Brain Structure and Function 214, no. 4 (2010): 303–17. doi: 10.1007/s00429-010-0246-0.

Bosco, D., et al. "Dementia is associated with insulin resistance in patients with Parkinson's disease." Journal of Neurological Science 315, no. 1–2 (2012): 39–43. doi: 10.1016/j.jns.2011.12.008.

Bough, K. J., and J. M. Rho. "Anticonvulsant mechanisms of the ketogenic diet." Epilepsia 48, no. 1 (2007): 43–58.

Cantu, R. C. "Chronic traumatic encephalopathy in the National Football League." Neurosurgery 61, no. 2 (2007): 223–5.

Caraballo, R. H., R. O. Cersósimo, D. Sakr, A. Cresta, N. Escobal, and N. Fejerman. "Ketogenic diet in patients with Dravet syndrome." Epilepsia 46, no. 9 (2005): 1539–44.

Castellano, C. A., S. Nugent, N. Paquet, S. Tremblay, C. Bocti, G. Lacombe, ... and S. C. Cunnane. "Lower brain 18F-fluorodeoxyglucose uptake but normal 11C-acetoacetate metabolism in mild Alzheimer's disease dementia." Journal of Alzheimer's Disease 43, no. 4 (2015): 1343–53. doi: 10.3233/JAD-141074.

Castello, M. A., and S. Soriano. "On the origin of Alzheimer's disease. Trials and tribulations of the amyloid hypothesis." Ageing Research Reviews 13 (2014): 10–12.

Cipriani, G., C. Dolciotti, L. Picchi, and U. Bonuccelli. "Alzheimer and his disease: a brief history." Neurological Sciences 32, no. 2 (2011): 275–9. doi: 10.1007/s10072-010-0454-7.

Cotter, D. G., D. A. d'Avignon, A. E. Wentz, M. L. Weber, and P. A. Crawford. "Obligate role for ketone body oxidation in neonatal metabolic homeostasis." Journal of Biological Chemistry 286, no. 9 (2011): 6902–10. doi: 10.1074/jbc.M110.192369.

Craft, S. "Insulin resistance syndrome and Alzheimer's disease: age- and obesity-related effects on memory, amyloid, and inflammation." Neurobiology of Aging 26, suppl 1 (2005): 65–69.

Cunnane, S. C., A. Courchesne-Loyer, V. St-Pierre, C. Vandenberghe, T. Pierotti, M. Fortier, ... and C. A. Castellano. "Can ketones compensate for deteriorating brain glucose uptake during aging? Implications for the risk and treatment of Alzheimer's disease." Annals of the New York Academy of Sciences 1367, no. 1 (2016): 12–20. doi: 10.1111/nyas.12999.

D'Agostino, D. P., R. Pilla, H. E. Held, C. S. Landon, M. Puchowicz, H. Brunengraber, ... and J. B. Dean. "Therapeutic ketosis with ketone ester delays central nervous system oxygen toxicity seizures in rats." American Journal of Physiology-Regulatory, Integrative and Comparative Physiology 304, no. 10 (2013): R829–R836. doi: 10.1152/ajpregu.00506.2012.

Davis, L. M., J. R. Pauly, R. D. Readnower, J. M. Rho, and P. G. Sullivan. "Fasting is neuroprotective following traumatic brain injury." Journal of Neuroscience Research 86, no. 8 (2008): 1812–22.

Deng-Bryant, Y., M. L. Prins, D. A. Hovda, and N. G. Harris. "Ketogenic diet prevents alterations in brain metabolism in young but not adult rats after traumatic brain injury." Journal of Neurotrauma 28, no. 9 (2011): 1813–25.

El-Rashidy, O. F., M. F. Nassar, I. A. Abdel-Hamid, R. H. Shatla, M. H. Abdel-Hamid, S. S. Gabr, ... and S. Y. Shaaban. "Modified Atkins diet vs classic ketogenic formula in intractable epilepsy." Acta Neurologica Scandinavica 128, no. 6 (2013): 402–8.

Faul M., L. Xu, M. M. Wald, and V. G. Coronado. "Traumatic brain injury in the United States: emergency department visits, hospitalizations and deaths 2002–2006." Centers for Disease Control and Prevention, National Center for Injury Prevention and Control, Atlanta, GA. (2010). Available at www.cdc.gov/TraumaticBrainInjury/.

Ferrucci, M., L. Pasquali, S. Ruggieri, A. Paparelli, and F. Fornai. "Alpha-synuclein and autophagy as common steps in neurodegeneration." Parkinsonism & Related Disorders 14, suppl 2 (2008): S180–4.

Gasior, M., M. A. Rogawski, and A. L. Hartman. "Neuroprotective and disease-modifying effects of the ketogenic diet." Behavioural Pharmacology 17, no. 5–6 (2006): 431–9.

George Jr., A. L. "Inherited channelopathiesassociated with epilepsy." Epilepsy Currents 4, no. 2 (2004): 65–70.

Giza, C. C., and D. A. Hovda. "The neurometaboliccascade of concussion." Journal of Athletic Training 36, no. 3 (2001): 228–35.

Global Burden of Disease Study 2013, Collaborators. "Global, regional, and national incidence, prevalence, and years lived with disability for 301 acute and chronic diseases and injuries in 188 countries, 1990–2013: a systematic analysis for the Global Burden of Disease Study 2013." The Lancet 386, no. 9995 (2015): 743–800.

Greene A. E., M. T. Todorova, R. McGowan, and T. N. Seyfried. "Caloric restriction inhibits seizure susceptibility in epileptic EL mice by reducing blood glucose." Epilepsia 42, no. 11 (2001): 1371–8.

Greene, A. E., M. T. Todorova, and T. N. Seyfried. "Perspectives on the metabolic management of epilepsy through dietary reduction of glucose and elevation of ketone bodies." Journal of Neurochemistry 86, no. 3 (2003): 529–37.

Hall, E. D., P. K. Andrus, and P. A. Yonkers. "Brain hydroxyl radical generation in acute experimental head injury." Journal of Neurochemistry 60, no. 2 (1993): 588–94.

Hawkins R. A., D. H. Williamson, and H. A. Krebs. "Ketone-body utilization by adult and suckling rat brain in vivo." Biochemical Journal 122, no. 1 (1971): 13–18.

Henderson, S. T., J. L. Vogel, L. J. Barr, F. Garvin, J. J. Jones, and L. C. Costantini. "Study of the ketogenic agent AC-1202 in mild to moderate Alzheimer's disease: a randomized, double-blind, placebo-controlled, multicenter trial." Nutrition & Metabolism 6 (2009): 31.

Hirsch, E. C., S. Hunot, P. Damier, and B. Faucheux. "Glial cells and inflammation in Parkinson's disease: a role in neurodegeneration?" Annals of Neurology 44, 3 suppl 1 (1998): S115–20.

Hootman, J. M., R. Dick, and J. Agel. "Epidemiology of collegiate injuries for 15 sports: summary and recommendations for injury prevention initiatives." Journal of Athletic Training 42, no. 2 (2007): 311–9.

Hovda, D. A., J. Lifshitz, J. A. Berry, H. Badie, A. Yoshino, and S. M. Lee. "Long-term changes in metabolic rates for glucose following mild, moderate, and severe concussive head injuries in adult rats." Society for Neuroscience. Abstract. (1994).

Hoyer, S. "Glucose metabolism and insulin receptor signal transduction in Alzheimer disease." European Journal of Pharmacology 490, no. 1–3 (2004): 115–25.

Hoyer, S., K. Oesterreich, and O. Wagner. "Glucose metabolism as the site of the primary abnormality in early-onset dementia of Alzheimer type?" Journal of Neurology 235, no. 3 (1988): 143–8.

Hu, Z. G., H. D. Wang, W. Jin, and H. X. Yin. "Ketogenic diet reduces cytochrome C release and cellular apoptosis following traumatic brain injury in juvenile rats." Annals of Clinical & Laboratory Science 39, no. 1 (2009): 76–83.

Huno, S., and E. C. Hirsch. "Neuroinflammatory processes in Parkinson's disease." Annals of Neurology 53, suppl 3 (2003): S49–58; discussion S60.

Huttenlocher, P. R., A. J. Wilbourn, and J. M. Signore. "Medium-chain triglycerides as a therapy for intractable childhood epilepsy." Neurology 21, no. 11 (1971): 1097–103.

Isaev, N. K., E. V. Stel'mashuk,and D. B. Zorov. "Cellular mechanisms of brain hypoglycemia." Biochemistry (Moscow) 72, no. 5 (2007): 471–8.

Izumi, Y., K. Ishii, H. Katsuki, A. M. Benz, and C. F. Zorumski. "Beta-hydroxybutyrate fuels synaptic function during development. Histological and physiological evidence in rat hippocampal slices." Journal of Clinical Investigation 101, no. 5 (1998): 1121–32.

Juge, N., et al. "Metabolic control of vesicular glutamate transport and release." Neuron 68 (2010): 99–211. doi: 10.1016/j.neuron.2010.09.002.

Juge, N., J. A. Gray, H. Omote, T. Miyaji, T. Inoue, C. Hara, ... and Y. Moriyama. "Metabolic control of vesicular glutamate transport and release." Neuron 68, no. 1 (2010): 99–112. doi: 10.1016/j.neuron.2010.09.002.

Kashiwaya, Y., T. Takeshima, N. Mori, K. Nakashima, K. Clarke, and R. L. Veech. "D-beta-hydroxybutyrate protects neurons in models of Alzheimer's and Parkinson's disease." Proceedings of the National Academy of Sciences 97, no. 10 (2000): 5440–4.

Kashiwaya, Y., C. Bergman, J. H. Lee, R. Wan, M. T. King, M. R. Mughal, ... and R. L. Veech. "A ketone ester diet exhibits anxiolytic and cognition-sparing properties, and lessens amyloid and tau pathologies in a mouse model of Alzheimer's disease." Neurobiology of Aging 34, no. 6 (2013): 1530–9. doi: 10.1016/j.neurobiolaging.2012.11.023.

Keith, H. M. "Factors influencing experimentally produced convulsions." Archives of Neurology & Psychiatry 29, no. 1 (1933): 148–54.

Keith, H. M., G. W. Stavraky, C. H. Rogerson, D. H. Hardcastle, and K. Duguid. "Experimental convulsions induced by administration of thujone." Journal of Nervous and Mental Disease 84, no. 1 (1936): 84.

Kim, D. Y., J. Vallejo, and J. M. Rho. "Ketones prevent synaptic dysfunction induced by mitochondrial respiratory complex inhibitors." Journal of Neurochemistry 114, no. 1 (2010): 130–41. doi: 10.1111/j.1471-4159.2010.06728.x.

Klein, P., J. Janousek, A. Barber, and R. Weissberger. "Ketogenic diet treatment in adults with refractory epilepsy." Epilepsy & Behavior 19, no. 4 (2010): 575–9. doi: 10.1016/j.yebeh.2010.09.016.

Kleinridders, A., H. A. Ferris, W. Cai, and C. R. Kahn. "Insulin action in brain regulates systemic metabolism and brain function." Diabetes 63, no. 7 (2014): 2232–43. doi: 10.2337/db14-0568.

Koerte, I. K., E. Nichols, Y. Tripodis, V. Schultz, S. Lehner, R. Igbinoba, ... and D. Kaufmann. "Impaired cognitive performance in youth athletes exposed to repetitive head impacts." Journal of Neurotrauma (2017): epub ahead of print. doi: 10.1089/neu.2016.4960.

Kossoff, E. H., M. C. Cervenka, B. J. Henry, C. A. Haney, and Z. Turner. "A decade of the modified Atkins diet (2003–2013): results, insights, and future directions." Epilepsy & Behavior 29, no. 3 (2013): 437–42.

Kossoff, E. H., and J. R. McGrogan. "Worldwide use of the ketogenic diet." Epilepsia 46, no. 2 (2005): 280–9.

Krikorian, R., M. D. Shidler, K. Dangelo, S. C. Couch, S. C. Benoit, and D. J. Clegg. "Dietary ketosis enhances memory in mild cognitive impairment." Neurobiology of Aging 33, no. 2 (2012): 425.e19–27. doi: 10.1016/j.neurobiolaging.2010.10.006.

Leino, R. L., D. Z. Gerhart, R. Duelli, B. E. Enerson, and L. R. Drewes. "Diet-induced ketosis increases monocarboxylate transporter (MCT1) levels in rat brain." Neurochemistry International 38, no. 6 (2001): 519–27.

Likhodi, S. S., and W. M. Burnham. "Ketogenic diet: does acetone stop seizures?" Medical Science Monitor 8, no. 8 (2002): HY19–24.

Lipman, I. J., M. E. Boykin, and R. E. Flora. "Glucose intolerance in Parkinson's disease." Journal of Chronic Diseases 27, no. 11–12 (1974): 573–9.

Liu, Y., F. Liu, K. Iqbal, I. Grundke-Iqbal, and C. X. Gong. "Decreased glucose transporters correlate to abnormal hyperphosphorylation of tau in Alzheimer disease." FEBS Letters 582, no. 2 (2008): 359–64.

Lutas, A., and G. Yellen. "The ketogenic diet: metabolic influences on brain excitability and epilepsy." Trends in Neurosciences 36, no. 1 (2013): 32–40. doi: 10.1016/j.tins.2012.11.005.

Lying-Tunell, U., B. S. Lindblad, H. O. Malmlund, and B. Persson. "Cerebral blood flow and metabolic rate of oxygen, glucose, lactate, pyruvate, ketone bodies and amino acids." Acta Neurologica Scandinavica 63, no. 6 (1981): 337–50.

Maalouf, M., P. G. Sullivan, L. Davis, D. Y. Kim, and J. M. Rho. "Ketones inhibit mitochondrial production of reactive oxygen species production following glutamate excitotoxicity by increasing NADH oxidation." Neuroscience 145, no. 1 (2007): 256–64. doi: 10.1016/j.neuroscience.2006.11.065.

Magiorkinis, E., K. Sidiropoulou, and A. Diamantis. "Hallmarks in the history of epilepsy: epilepsy in antiquity." Epilepsy & Behavior 17, no. 1 (2010): 103–8.

Massieu, L., M. L. Haces, T. Montiel, and K. Hernandez-Fonseca. "Acetoacetate protects hippocampal neurons against glutamate-mediated neuronal damage during glycolysis inhibition." Neuroscience 120, no. 2 (2003): 365–78. doi: 10.1016/S0306-4522(03)00266-5.

Mejía-Toiber, J., T. Montiel, and L. Massieu. "D-β-hydroxybutyrate prevents glutamate-mediated lipoperoxidation and neuronal damage elicited during glycolysis inhibition in vivo." Neurochemical Research 31, no. 12, (2006): 1399–408.

Muzykewicz, D. A., D. A. Lyczkowski, N. Memon, K. D. Conant, H. H. Pfeifer, and E. A. Thiele. "Efficacy, safety, and tolerability of the low glycemic index treatment in pediatric epilepsy." Epilepsia 50, no. 5 (2009): 1118–26. doi: 10.1111/j.1528-1167.2008.01959.x.

Neal, E. (Ed.). Dietary Treatment of Epilepsy: Practical Implementation of Ketogenic Therapy. Hoboken, NJ: John Wiley & Sons, 2012.

Neal, E. G., H. Chaffe, R. H. Schwartz, M. S. Lawson, N. Edwards, G. Fitzsimmons, ... and J. H. Cross. "The ketogenic diet for the treatment of childhood epilepsy: a randomised controlled trial." Lancet Neurology 7, no. 6 (2008): 500–6. doi: 10.1016/S1474-4422(08)70092-9.

Newport, M. T., T. B. VanItallie, Y. Kashiwaya, M. T. King, and R. L. Veech. "A new way to produce hyperketonemia: use of ketone ester in a case of Alzheimer's disease." Alzheimer's & Dementia 11, no. 1 (2015): 99–103.

Ogawa, M., H. Fukuyama, Y. Ouchi, H. Yamauchi, andJ. Kimura. "Altered energy metabolism in Alzheimer's disease." Journal of the

Neurological Sciences 139, no. 1 (1996): 78–82.

Omalu, B. I., S. T. DeKosky, R. L. Minster, M. I. Kamboh, R. L. Hamilton, and C. H. Wecht. "Chronic traumatic encephalopathy in a National Football League player." Neurosurgery 57, no. 1 (2005): 128–34.

Ota, M., J. Matsuo, I. Ishida, K. Hattori, T. Teraishi, H. Tonouchi, ... and H. Kunugi. "Effect of a ketogenic meal on cognitive function in elderly adults: potential for cognitive enhancement." Psychopharmacology 233, no. 21–22 (2016): 3797–802.

Panza, F., V. Solfrizzi, B. P. Imbimbo, R. Tortelli, A. Santamato, and G. Logroscino. "Amyloid-based immunotherapy for Alzheimer's disease in the time of prevention trials: the way forward." Expert Review of Clinical Immunology 10, no. 3 (2014): 405–419. doi: 10.1586/1744666X.2014.883921.

Parker, W. D., S. J. Boyson, and J. K. Parks. "Abnormalities of the electron transport chain in idiopathic Parkinson's disease." Annals of Neurology 26, no. 6 (1989): 719–23.

Polito, C., V. Berti, S. Ramat, E. Vanzi, M. T. De Cristofaro, G. Pellicanò, ... and A. Pupi. "Interaction of caudate dopamine depletion and brain metabolic changes with cognitive dysfunction in early Parkinson's disease." Neurobiology of Aging 33, no. 1 (2012): 206.e29–39.

Powell, K. L., S. M. Cain, T. P. Snutch, and T. J. O'Brien. "Low threshold T-type calcium channels as targets for novel epilepsy treatments." British Journal of Clinical Pharmacology 77, no. 5 (2014): 729–39. doi: 10.1111/bcp.12205.

Prins, M. L., and J. H. Matsumoto. "The collective therapeutic potential of cerebral ketone metabolism in traumatic brain injury." Journal of Lipid Research 55, no. 12 (2014): 2450–7. doi: 10.1194/jlr.R046706.

Prins, M . L., Y. Deng-Bryant, S. Appelberg, and D. A. Hovda. "Changes in cerebral microvessel expression of MCT1 and GLUT1 following controlled cortical impact in juvenile and adult rats." Society for Neurotrauma 24, (2007): 1267.

Prins, M. L., L. S. Fujima, and D. A. Hovda. "Age-dependent reduction of cortical contusion volume by ketones after traumatic brain injury." Journal of Neuroscience Research 82, no. 3 (2005): 413–20.

Prins, M. L., and C. C. Giza. "Induction of monocarboxylate transporter-2 expression and ketone transport following traumatic brain injury in juvenile and adult rats." Developmental Neuroscience 28, no. 4–5 (2006): 447–56.

Prins, M. L., S. M. Lee, L. S. Fujima, andD. A. Hovda. "Increased cerebral uptake and oxidation of exogenous betaHB improves ATP following traumatic brain injury in adult rats." Journal of Neurochemistry 90, no. 3 (2004): 666–72.

Purves, D., G. J. Augustine, D. Fitzpatrick, L. C. Katz, A. S. LaMantia, J. O. McNamara, and S. M. Williams. "Circuits within the basal ganglia system." Neuroscience. 2nd Edition. Sunderland, MA: Sinauer Associates, 2001.

Rafii, M. S., and P. S. Aisen. "Recent developments in Alzheimer's disease therapeutics." BMC Medicine 7 (2009): 7. doi: 10.1186/1741-7015-7-7.

Raiff, M. C. Traumatic Brain Injury and Neurodegenerative Disease: A Literature Review (Doctoral dissertation, University of South Florida, St. Petersburg, 2015).

Ramirez-Bermudez, J. "Alzheimer's disease: critical notes on the history of a medical concept." Archives of Medical Research 43, no. 8 (2012): 595–9. doi: 10.1016/j.arcmed.2012.11.008.

Reger, M. A., S. T. Henderson, C. Hale, B. Cholerton, L. D. Baker, G. S. Watson, ... and S. Craft. "Effects of β-hydroxybutyrate on cognition in memory-impaired adults." Neurobiology of Aging 25, no. 3 (2004): 311–4.

Rubin, J., and W. H. Church. "An initial analysis of a long-term ketogenic diet's impact on motor behavior, brain purine systems, and nigral dopamine neurons in a new genetic rodent model of Parkinson's disease." (2016). Masters Theses.

Sandyk, R. "The relationship between diabetes mellitus and Parkinson's disease." International Journal of Neuroscience 69, no. 1–4 (1993): 125–30.

Santiago, J. A., and J. A. Potashkin. "Shared dysregulated pathways lead to Parkinson's disease and diabetes." Trends in Molecular Medicine 19, no. 3 (2013): 176–86. doi: 10.1016/j.molmed.2013.01.002.

Schapira, A. H., J. M. Cooper, D. Dexter, J. B. Clark, P. Jenner, and C. D. Marsden. "Mitochondrial complex I deficiency in Parkinson's disease." Journal of Neurochemistry 54, no. 3 (1990): 823–7.

Schoeler, N. E., S. Wood, V. Aldridge, J. W. Sander, J. H. Cross, and S. M. Sisodiya. "Ketogenic dietary therapies for adults with epilepsy: feasibility and classification of response." Epilepsy & Behavior 37 (2014): 77–81. doi: 10.1016/j.yebeh.2014.06.007.

Schöll, M., O. Almkvist, K. Axelman, E. Stefanova, A. Wall, E. Westman, ... and A. Nordberg. "Glucose metabolism and PIB binding in carriers of a His163Tyrpresenilin 1 mutation." Neurobiology of Aging 32, no. 8 (2011): 1388–99. doi: 10.1016/j.neurobiolaging.2009.08.016.

Senior, K. "Dosing in phase II trial of Alzheimer's vaccine suspended." Lancet Neurology 1, no. 1 (2002): 3.

Sharifi, H., A. MohajjelNayebi, and S. Farajnia. "8-OH-DPAT (5-HT1A agonist) attenuates 6-hydroxy-dopamine-induced catalepsy and modulates inflammatory cytokines in rats." Iranian Journal of Basic Medical Sciences 16, no. 12 (2013): 1270–5.

Sharma, S., N. Sankhyan, S. Gulati, and A. Agarwala. "Use of the modified Atkins diet for treatment of refractory childhood epilepsy: a randomized controlled trial." Epilepsia 54, no. 3 (2013): 481–6.

Simpson, I. A., K. R. Chundu, T. Davies-Hill, W. G. Honer, and P. Davies. "Decreased concentrations of GLUT1 and GLUT3 glucose transporters in the brains of patients with Alzheimer's disease." Annals of Neurology 35, no. 5 (1994): 546–51.

Srivastava, S., Y. Kashiwaya, M. T. King, U. Baxa, J. Tam, G. Niu, ... and R. L. Veech. "Mitochondrial biogenesis and increased uncoupling protein 1 in brown adipose tissue of mice fed a ketone ester diet." FASEB Journal 26, no. 6 (2012): 2351–62. doi: 10.1096/fj.11-200410.

Stafstrom, C. E. "Persistent sodium current and its role in epilepsy." Epilepsy Currents 7, no. 1 (2007): 15–22. doi: 10.1111/j.1535-7511.2007.00156.x.

Suzuki, M., M. Suzuki, Y. Kitamura, S. Mori, K. Sato, S. Dohi, ... and A. Hiraide. "Beta-hydroxybutyrate, a cerebral function improving agent, protects rat brain against ischemic damage caused by permanent and transient focal cerebral ischemia." Japanese Journal of Pharmacology 89, no. 1 (2002): 36–43. doi.org/10.1254/jjp.89.36.

Sveinbjornsdottir, S. "The clinical symptoms of Parkinson's disease." Journal of Neurochemistry 139, suppl 1 (2016): 318–24. doi: 10.1111/jnc.13691.

Talbot, K., H. Y. Wang, H. Kazi, L. Y. Han, K. P. Bakshi, A. Stucky, ... and Z. Arvanitakis. "Demonstrated brain insulin resistance in Alzheimer's disease patients is associated with IGF-1 resistance, IRS-1 dysregulation, and cognitive decline." Journal of Clinical Investigation 122, no. 4 (2012): 1316–38.

Thio, L. L., M. Wong, andK. A. Yamada. "Ketone bodies do not directly alter excitatory or inhibitory hippocampal synaptic transmission." Neurology 54, no. 2 (2000): 325–31.

Thomas, S., M. L. Prins, M. Samii, and D. A. Hovda. "Cerebral metabolic response to traumatic brain injury sustained early in development: a 2-deoxy-D-glucoseautoradiographic study." Journal of Neurotrauma 17 (2000): 649–65.

Tieu, K., C. Perier, C. Caspersen, P. Teismann, D. C. Wu, S. D. Yan, A. Naini, M. Vila, V. Jackson-Lewis, and R. Ramasamy. "D-β-hydroxybutyrate rescues mitochondrial respiration and mitigates features of Parkinson disease." Journal of Clinical Investigation 112, no. 6 (2003): 892–901.

Van der Auwera, I., S. Wera, F. Van Leuven, and S. T. Henderson. "A ketogenic diet reduces amyloid beta 40 and 42 in a mouse model of Alzheimer's disease." Nutrition & Metabolism 2 (2005): 28. doi: 10.1186/1743-7075-2-28.

Vanitallie, T. B., C. Nonas, A. Di Rocco, K. Boyar, K. Hyams, and S. B. Heymsfield. "Treatment of Parkinson disease with diet-induced hyperketonemia: a feasibility study." Neurology 64, no. 4 (2005): 728–30.

Veech, R. L., B. Chance, Y. Kashiwaya, H. A. Lardy, and G. F. Cahill, Jr. "Ketone bodies, potential therapeutic uses." IUBMB Life 51, no. 4 (2001): 241–7.

Velarde, F., D. T. Fisher, and D. A. Hovda. "Fluid percussion injury induces prolonged changes in cerebral blood flow." Journal of Neurotrauma 9 (1992): 402.

Veneman, T., A. Mitrakou, M. Mokan, P. Cryer, and J. Gerich. "Effect of hyperketonemia and hyperlacticacidemia on symptoms, cognitive dysfunction, and counterregulatory hormone responses during hypoglycemia in normal humans." Diabetes 43, no. 11 (1994): 1311–7.

Vining, E. P., J. M. Freeman, K. Ballaban-Gil, C. S. Camfield, P. R. Camfield, G. L. Holmes, ... and J. W. Wheless. "A multicenter study of the efficacy of the ketogenic diet." Archives of Neurology 55, no. 11 (1998): 1433–7.

Wang, Y., N. Liu, W. Zhu, K. Zhang, J. Si, M. Bi, ... and J. Wang. "Protective effect of β-hydroxybutyrate on glutamate induced cell death in HT22 cells." International Journal of Clinical & Experimental Medicine 9, no. 12 (2016): 23433–9.

Wilder, R. M. "The effects of ketonemia on the course of epilepsy." Mayo Clinic Proceedings 2 (1921): 307–308.

Williams, S., C. Basualdo-Hammond, R. Curtis, and R. Schuller. "Growth retardation in children with epilepsy on the ketogenic diet: a retrospective chart review." Journal of the Academy of Nutrition and Dietetics 102, no. 3 (2002): 405–7.

Yamada, K. A., N. Rensing, and L. L. Thio. "Ketogenic diet reduces hypoglycemia-induced neuronal death in young rats." Neuroscience Letters 385, no. 3 (2005): 210–4.

Yamakami, I., and T. K. McIntosh. "Effects of traumatic brain injury on regional cerebral blood flow in rats as measured with radiolabeled microspheres." Journal of Cerebral Blood Flow & Metabolism 9, no. 1 (1989): 117–24.

Yang, X., and B. Cheng. "Neuroprotective and anti-inflammatory activities of ketogenic diet on MPTP-induced neurotoxicity." Journal of Molecular Neuroscience 42, no. 2 (2010): 145–53.

Yin, J. X., M. Maalouf, P. Han, M. Zhao, M. Gao, T. Dharshaun, ... and E. M. Reiman. "Ketones block amyloid entry and improve cognition in an Alzheimer's model." Neurobiology of Aging 39 (2016): 25–37. doi: 10.1016/j.neurobiolaging.2015.11.018.

Yokoyama, H., S. Takagi, Y. Watanabe, H. Kato, and T. Araki. "Role of reactive nitrogen and reactive oxygen species against MPTP neurotoxicity in mice." Journal of Neural Transmission 115, no. 6 (2008): 831–42.

Youm, Y. H., K. Y. Nguyen, R. W. Grant, E. L. Goldberg, M. Bodogai, D. Kim, ... and S. Kang. "The ketone metabolite [beta]-hydroxybutyrate blocks NLRP3 inflammasome-mediated inflammatory disease." Nature Medicine 21, no. 3 (2015): 263–9. doi: 10.1038/nm.3804.

Yudkoff, M., Y. Daikhin, T. M. Melø, I. Nissim, U. Sonnewald, and I. Nissim. "The ketogenic diet and brain metabolism of amino acids: relationship to the anticonvulsant effect." Annual Review of Nutrition 27 (2007): 415–20. doi: 10.1146/annurev.nutr.27.061406.093722.

Zhao, W. Q., and M. Townsend. "Insulin resistance and amyloidogenesis as common molecular foundation for type 2 diabetes and Alzheimer's disease." Biochimica et Biophysic Act. 1792, no. 5 (2009): 482–96.

Ziegler, D. R., L. C. Ribeiro, M. Hagenn, I. R. Siqueira, E. Araújo, I. L. S. Torres, C. Gottfried, C. A. Netto, and C. A. Gonçalves. "Ketogenic diet increases glutathione peroxidase activity in rat hippocampus." Neurochemistry Research 28, no. 12 (2003): 1793–7.

Zilberter, M., A. Ivanov, S. Ziyatdinova, M. Mukhtarov, A. Malkov, A. Alpár, ... and A. Pitkänen. "Dietary energy substrates reverse early neuronal hyperactivity in a mouse model of Alzheimer's disease." Journal of Neurochemistry 125, no. 1 (2013): 157–71. doi: 10.1111/jnc.12127.

www.epilepsy.com/learn/types-epilepsy-syndromes/dravet-syndrome

第 5 章——第 4 部分

Abdelwahab, M. G., K. E. Fenton, M. C. Preul, J. M. Rho, A. Lynch, P. Stafford, and A. C. Scheck. "The ketogenic diet is an effective adjuvant to radiation therapy for the treatment of malignant glioma." PLOS ONE 7, no. 5 (2012): e36197. doi: 10.1371/journal.pone.0036197.

Albanes, D. "Total calories, body weight, and tumor incidence in mice." Cancer Research 47, no. 8 (1987): 1987–92.

Algire, C., L. Amrein, M. Zakikhani, L. Panasci, L., and M. Pollak. "Metformin blocks the stimulative effect of a high-energy diet on colon carcinoma growth in vivo and is associated with reduced expression of fatty acid synthase." Endocrine-Related Cancer 17, no. 2 (2010): 351–60. doi: 10.1677/ERC-09-0252.

Allen, B. G., S. K. Bhatia, J. M. Buatti, K. E. Brandt, K. E. Lindholm, A. M. Button, ... and M. A. Fath. "Ketogenic diets enhance oxidative stress and radio-chemo-therapy responses in lung cancer xenografts." Clinical Cancer Research 19, no. 14 (2013): 3905–13. doi: 10.1158/1078-0432.CCR-12-0287.

Bauer, D. E., M. H. Harris, D. R. Plas, J. J. Lum, P. S. Hammerman, J. C. Rathmell, ... and C. B. Thompson. "Cytokine stimulation of aerobic glycolysis in hematopoietic cells exceeds proliferative demand." The FASEB Journal 18, no. 11 (2004): 1303–5.

Beck, S. A., and M. J. Tisdale. "Nitrogen excretion in cancer cachexia and its modification by a high fat diet in mice." Cancer Research 49, no. 14 (1989): 3800–4.

Cairns, R. A., I. S. Harris, and T. W. Mak. "Regulation of cancer cell metabolism." Nature Reviews Cancer 11, no. 2 (2011): 85–95. doi: 10.1038/nrc2981.

Chang, H. T., L. K. Olson, and K. A. Schwartz. "Ketolytic and glycolytic enzymatic expression profiles in malignant gliomas: implication for ketogenic diet therapy." Nutrition & Metabolism 10, no. 1 (2013): 47.

Chen, X., Y. Qian, and S. Wu. "The Warburg effect: evolving interpretations of an established concept." Free Radical Biology and Medicine 79 (2015): 253–63. doi: 10.1016/j.freeradbiomed.2014.08.027.

Colman, R. J., Anderson, R. M., Johnson, S. C., Kastman, E. K., Kosmatka, K. J., Beasley, T. M., ... and R. Weindruch. "Caloric restriction delays disease onset and mortality in rhesus monkeys." Science 325, no. 5937 (2009): 201–4. doi: 10.1126/science.1173635.

Cruz-Bermúdez, A., C. G. Vallejo, R. J. Vicente-Blanco, M. E. Gallardo, M. Á. Fernández-Moreno, M. Quintanilla, and R. Garesse. "Enhanced tumorigenicity by mitochondrial DNA mild mutations." Oncotarget 6, no. 15 (2015): 13628–43.

DeBerardinis, R. J., et al. "The biology of cancer: metabolic reprogramming fuels cell growth and proliferation." Cell Metabolism 7, no. 1 (2008): 11–20. doi: 10.1016/j.cmet.2007.10.002.

Fine, E. J., A. Miller, E. V. Quadros, J. M. Sequeira, and R. D. Feinman. "Acetoacetate reduces growth and ATP concentration in cancer cell lines which over-express uncoupling protein 2." Cancer Cell International 9 (2009): 14. doi: 10.1186/1475-2867-9-14.

Fine, E. J., C. J. Segal-Isaacson, R. D. Feinman, S. Herszkopf, M. C. Romano, N. Tomuta, ... and J. A. Sparano. "Targeting insulin inhibition as a metabolic therapy in advanced cancer: a pilot safety and feasibility dietary trial in 10 patients." Nutrition 28, no. 10 (2012): 1028–35. doi: 10.1016/j.nut.2012.05.001.

Freedland, S. J., J. Mavropoulos, A. Wang, M. Darshan, W. Demark-Wahnefried, W. J. Aronson, ... and S. V. Pizzo. "Carbohydrate restriction, prostate cancer growth, and the insulin-like growth factor axis." The Prostate 68, no. 1 (2008): 11–19. doi: 10.1002/pros.20683.

Frezza, C., L. Zheng, O. Folger, K. N. Rajagopalan, E. D. MacKenzie, L. Jerby, ... and G. Kalna. "Haem oxygenase is synthetically lethal with the tumour suppressor fumarate hydratase." Nature 477, no. 7363 (2011): 225–8. doi: 10.1038/nature10363.

Gatenby, R. A., and R. J. Gillies. "Why do cancers have high aerobic glycolysis?" Nature Reviews Cancer 4, no. 11 (2004): 891–9. doi: 10.1038/nrc1478.

Gnagnarella, P., S. Gandini, C. La Vecchia, and P. Maisonneuve. "Glycemic index, glycemic load, and cancer risk: a meta-analysis." American Journal of Clinical Nutrition 87, no. 6 (2008): 1793–801.

Groves, A. M., et al. "Non-[18 F] FDG PET in clinical oncology." Lancet Oncology 8, no. 9 (2007): 822–30. doi: 10.1016/S1470-2045(07)70274-7.

Guppy, M., E. Greiner, and K. Brand. "The role of the Crabtree effect and an endogenous fuel in the energy metabolism of resting and proliferating thymocytes." European Journal of Biochemistry 212, no. 1 (1993): 95–9.

Hanahan, D., and R. A. Weinberg ."The hallmarks of cancer." Cell 100, no. 1 (2000): 57–70.

Hanahan, D., and R. A. Weinberg. "Hallmarks of cancer: the next generation." Cell 144, no. 5 (2011): 646–74. doi: 10.1016/j.cell.2011.02.013.

Ho, V. W., K. Leung, A. Hsu, B. Luk, J. Lai, S. Y. Shen, ... and B. H. Nelson. "A low carbohydrate, high protein diet slows tumor growth and prevents cancer initiation." Cancer Research 71, no. 13 (2011): 4484–93.

Hursting, S. D., S. M. Smith, L. M. Lashinger, A. E. Harvey, and S. N. Perkins. "Calories and carcinogenesis: lessons learned from 30 years of calorie restriction research." Carcinogenesis 31, no. 1 (2010): 83–89. doi: 10.1093/carcin/bgp280.

Jarrett, S. G., J. B. Milder, L. P. Liang, and M. Patel. "The ketogenic diet increases mitochondrial glutathione levels." Journal of Neurochemistry 106, no. 3 (2008): 1044–51.

Jeon, S. M., N. S. Chandel, and N. Hay. "AMPK regulates NADPH homeostasis to promote tumour cell survival during energy stress." Nature 485 (2012): 661–5. doi: 10.1038/nature11066.

Jiang, Y. S., and F. R. Wang. "Caloric restriction reduces edema and prolongs survival in a mouse glioma model." Journal of Neuro-Oncology 114, no. 1 (2013): 25–32. doi: 10.1007/s11060-013-1154-y.

Kaipparettu, B. A., Y. Ma, J. H. Park, T. L. Lee, Y. Zhang, P. Yotnda, ... and L. J. C. Wong. "Crosstalk from non-cancerous mitochondria can inhibit tumor properties of metastatic cells by suppressing oncogenic pathways." PLOS ONE 8, no. 5 (2013): e61747. doi: 10.1371/journal.pone.0061747.

Kato, I., G. Dyson, M. Snyder, H. R. Kim, and R. K. Severson. "Differential effects of patient-related factors on the outcome of radiation therapy for rectal cancer." Journal of Radiation Oncology 5, no. 3 (2016): 279–86.

Kemper, M. F., A. Miller, R. J. Pawlosky, and R. Veech. "Administration of a novel β-hydroxybutyrate ester after radiation exposure suppresses in vitro lethality and chromosome damage, attenuates bone marrow suppression in vivo." FASEB Journal 30, suppl 1 (2016): 627.3.

Kimura, Y., S. Kono., K. Toyomura, J. Nagano, T. Mizoue, M. A. Moore, ... and T. Okamura. "Meat, fish and fat intake in relation to subsite-specific risk of colorectal cancer: The Fukuoka Colorectal Cancer Study." Cancer Science 98, no. 4 (2007): 590–7.

Klement, R. J., and C. E. Champ. "Calories, carbohydrates, and cancer therapy with radiation: exploiting the five R's through dietary manipulation." Cancer and Metastasis Reviews 33, no. 1 (2014): 217–29. doi: 10.1007/s10555-014-9495-3.

Klement, R. J., and R. A. Sweeney. "Impact of a ketogenic diet intervention during radiotherapy on body composition: I. Initial clinical experience with six prospectively studied patients." BMC Research Notes 9, no. 1 (2016): 143.

Ko, Y. H., P. L. Pedersen, and J. F. Geschwind. "Glucose catabolism in the rabbit VX2 tumor model for liver cancer: characterization and targeting hexokinase." Cancer Letters 173, no. 1 (2001): 83–91.

Ko, Y. H., B. L. Smith, Y. Wang, M. G. Pomper, D. A. Rini, M. S. Torbenson, ... and P. L. Pedersen. "Advanced cancers: eradication in all cases using 3-bromopyruvate therapy to deplete ATP." Biochemical and Biophysical Research Communications 324, no. 1 (2004): 269–75.

Ko, Y. H., H. A. Verhoeven, M. J. Lee, D. J. Corbin, T. J. Vogl, and P. L. Pedersen. "A translational study 'case report' on the small molecule 'energy blocker' 3-bromopyruvate (3BP) as a potent anticancer agent: from bench side to bedside." Journal of Bioenergetics and Biomembranes 44, no. 1 (2012): 163–70.

Koppenol, W. H., P. L. Bounds, and C. V. Dang. "Otto Warburg's contributions to current concepts of cancer metabolism." Nature Reviews Cancer 11, no. 5 (2011): 325–37. doi: 10.1038/nrc3038.

Kritchevsky, D. "Caloric restriction and cancer." Journal of Nutritional Science and Vitaminology 47, no. 1 (2001): 13–19.

Lee, C., L. Raffaghello, S. Brandhorst, F. M. Safdie, G. Bianchi, A. Martin-Montalvo, ... and L. Emionite. "Fasting cycles retard growth of tumors and sensitize a range of cancer cell types to chemotherapy." Science Translational Medicine 4, no. 124 (2012): 124ra27. doi: 10.1126/

scitranslmed.3003293.

Lewis, N. E., and A. M. Abdel-Haleem. "The evolution of genome-scale models of cancer metabolism." Frontiers in Physiology 4 (2013): 237. doi: 10.3389/fphys.2013.00237.

Lin, H., S. Patel, V. S. Affleck, I. Wilson, D. M. Turnbull, A. R. Joshi, ... and E. A. Stoll. "Fatty acid oxidation is required for the respiration and proliferation of malignant glioma cells." Neuro-Oncology 19, no. 1 (2017): 43–54. doi: 10.1093/neuonc/now128.

Liotta, L. A., P. S. Steeg, and W. G. Stetler-Stevenson. "Cancer metastasis and angiogenesis: an imbalance of positive and negative regulation." Cell 64, no. 2 (1991): 327–36.

Liou, G. Y., and P. Storz. "Reactive oxygen species in cancer." Free Radical Research 44, no. 5 (2010): 479–96. doi: 10.3109/10715761003667554.

Liu, H., Y. P. Hu, N. Savaraj, W. Priebe, and T. J. Lampidis. "Hypersensitization of tumor cells to glycolytic inhibitors." Biochemistry 40, no. 18 (2001): 5542–7.

Lussier, D. M., E. C. Woolf, J. L. Johnson, K. S. Brooks, J. N. Blattman, and A. C. Scheck. "Enhanced immunity in a mouse model of malignant glioma is mediated by a therapeutic ketogenic diet." BMC Cancer 16 (2016): 310. doi: 10.1186/s12885-016-2337-7.

Magee, B. A., N. Potezny, A. M. Rofe, and R. A. Conyers. "The inhibition of malignant cell growth by ketone bodies." Australian Journal of Experimental Biology Medical Science 57, no. 5 (1979): 529–39.

Marsh, J., P. Mukherjee, and T. N. Seyfried. "Drug/diet synergy for managing malignant astrocytoma in mice: 2-deoxy-D-glucose and the restricted ketogenic diet." Nutrition & Metabolism 5 (2008): 33. doi: 10.1186/1743-7075-5-33.

Martinez-Outschoorn, U. E., M. Prisco, A. Ertel, A. Tsirigos, Z. Lin, S. Pavlides, ... and R. G. Pestell. "Ketones and lactate increase cancer cell 'stemness,' driving recurrence, metastasis and poor clinical outcome in breast cancer: achieving personalized medicine via Metabolo-Genomics." Cell Cycle 10, no. 8 (2011): 1271–86. doi: 10.4161/cc.10.8.15330.

Maurer, G. D., D. P. Brucker, O. Bähr, P. N. Harter, E. Hattingen, S. Walenta, ... and J. Rieger. "Differential utilization of ketone bodies by neurons and glioma cell lines: a rationale for ketogenic diet as experimental glioma therapy." BMC Cancer 11 (2011): 315. doi: 10.1186/1471-2407-11-315.

Mavropoulos, J. C., W. C. Buschemeyer, A. K. Tewari, D. Rokhfeld, M. Pollak, Y. Zhao, ... and W. Demark-Wahnefried. "The effects of varying dietary carbohydrate and fat content on survival in a murine LNCaP prostate cancer xenograft model." Cancer Prevention Research 2, no. 6 (2009): 557–65. doi: 10.1158/1940-6207.CAPR-08-0188.

Meidenbauer, J. J., N. Ta, and T. N. Seyfried. "Influence of a ketogenic diet, fish-oil, and calorie restriction on plasma metabolites and lipids in C57BL/6J mice." Nutrition & Metabolism 11 (2014): 23.

Miller, D. M., S. D. Thomas, A. Islam, D. Muench, and K. Sedoris. "c-Myc and cancer metabolism." Clinical Cancer Research 18, no. 20 (2012): 5546–53. doi: 10.1158/1078-0432.CCR-12-0977.

Moreno-Sánchez, R., S. Rodríguez-Enríquez, A. Marín-Hernández, and E. Saavedra. "Energy metabolism in tumor cells." FEBS Journal 274, no. 6 (2007): 1393–418.

Morscher, R. J., S. Aminzadeh-Gohari, R. G. Feichtinger, J. A. Mayr, R. Lang, D. Neureiter, ... and B. Kofler. "Inhibition of neuroblastoma tumor growth by ketogenic diet and/or calorie restriction in a CD1-Nu mouse model." PLOS ONE 10, no. 6 (2015): e0129802. doi: 10.1371/journal.pone.0129802.

Mukherjee, P., A. V. Sotnikov, H. J. Mangian, J. R. Zhou, W. J. Visek, and S. K. Clinton. "Energy intake and prostate tumor growth, angiogenesis, and vascular endothelial growth factor expression." Journal of the National Cancer Institute 91, no. 6 (1999): 512–23. doi: 10.1093/jnci/91.6.512.

Mukherjee, S. The Emperor of All Maladies: A Biography of Cancer. New York: Simon and Schuster, 2010.

Mulrooney, T. J., J. Marsh, I. Urits, T. N. Seyfried, and P. Mukherjee. "Influence of caloric restriction on constitutive expression of NF-κB in an experimental mouse astrocytoma." PLOS ONE 6, no. 3 (2011): e18085. doi: 10.1371/journal.pone.0018085.

Nebeling, L. C., F. Miraldi, S. B. Shurin, and E. Lerner. "Effects of a ketogenic diet on tumor metabolism and nutritional status in pediatric oncology patients: two case reports." Journal of the American College of Nutrition 14, no. 2 (1995): 202–8.

Otto, C., U. Kaemmerer, B. Illert, B. Muehling, N. Pfetzer, R. Wittig, ... and J. F. Coy. "Growth of human gastric cancer cells in nude mice is delayed by a ketogenic diet supplemented with omega-3 fatty acids and medium-chain triglycerides." BMC Cancer 8 (2008): 122. doi: 10.1186/1471-2407-8-122.

Pelser, C., A. M. Mondul, A. R. Hollenbeck, and Y. Park. "Dietary fat, fatty acids, and risk of prostate cancer in the NIH-AARP diet and health study." Cancer Epidemiology and Prevention Biomarkers 22, no. 4 (2013): 697–707. doi: 10.1158/1055-9965.EPI-12-1196-T.

Poff, A. M., C. Ari, P. Arnold, T. N. Seyfried, and D. P. D'Agostino. "Ketone supplementation decreases tumor cell viability and prolongs survival of mice with metastatic cancer." International Journal of Cancer 135, no. 7 (2014): 1711–20. doi: 10.1002/ijc.28809.

Poff, A. M., C. Ari, T. N. Seyfried, and D. P. D'Agostino. "The ketogenic diet and hyperbaric oxygen therapy prolong survival in mice with systemic metastatic cancer." PLOS ONE 8, no. 6 (2013): e65522. doi: 10.1371/journal.pone.0065522.

Puzio-Kuter, A. M. "The role of p53 in metabolic regulation." Genes & Cancer 2, no. 4 (2011): 385–91. doi: 10.1177/1947601911409738.

Racker, E. "Bioenergetics and the problem of tumor growth: an understanding of the mechanism of the generation and control of biological energy may shed light on the problem of tumor growth." American Scientist 60, no. 1 (1972): 56–63.

Safdie, F. M., T. Dorff, D. Quinn, L. Fontana, M. Wei, C. Lee, ... and V. D. Longo. "Fasting and cancer treatment in humans: a case series report." Aging (Albany, NY) 1, no. 12 (2009): 988–1007.

Scheck, A. C., M. G. Abdelwahab, K. E. Fenton, and P. Stafford. "The ketogenic diet for the treatment of glioma: insights from genetic profiling." Epilepsy Research 100, no. 3 (2012): 327–37. doi: 10.1016/j.eplepsyres.2011.09.022.

Schmidt, M., N. Pfetzer, M. Schwab, I. Strauss, and U. Kämmerer. "Effects of a ketogenic diet on the quality of life in 16 patients with advanced cancer: a pilot trial." Nutrition & Metabolism 8, no. 1 (2011): 54. doi: 10.1186/1743-7075-8-54.

Schwartz, K., H. T. Chang, M. Nikolai, J. Pernicone, S. Rhee, K. Olson, ... and M. Noel. "Treatment of glioma patients with ketogenic diets: report of two cases treated with an IRB-approved energy-restricted ketogenic diet protocol and review of the literature." Cancer & Metabolism 3 (2015): 3. doi: 10.1186/s40170-015-0129-1.

Seyfried, T. Cancer as a Metabolic Disease: On the Origin, Management, and Prevention of Cancer. Hoboken, NJ: John Wiley & Sons, 2012.

Seyfried, T. N., R. E. Flores, A. M. Poff, and D. P. D'Agostino. "Cancer as a metabolic disease: implications for novel therapeutics." Carcinogenesis 35, no. 3 (2014): 515–27.

Seyfried, T. N., M. Kiebish, P. Mukherjee, and J. Marsh. "Targeting energy metabolism in brain cancer with calorically restricted ketogenic diets." Epilepsia 49, suppl 8 (2008): 114–6. doi: 10.1111/j.1528-1167.2008.01853.x.

Seyfried, T. N., T. M. Sanderson, M. M. El-Abbadi, R. McGowan, and P. Mukherjee. "Role of glucose and ketone bodies in the metabolic control of experimental brain cancer." British Journal of Cancer 89, no. 7 (2003): 1375–82. doi: 10.1038/sj.bjc.6601269.

Seyfried, T. N., and L. M. Shelton. "Cancer as a metabolic disease." Nutrition & Metabolism 7 (2010): 7.

Shelton, L. M., L. C. Huysentruyt, P. Mukherjee, and T. N. Seyfried. "Calorie restriction as an anti-invasive therapy for malignant brain cancer in the VM mouse." ASN Neuro 2, no. 3 (2010): e00038. doi: 10.1042/AN20100002.

Skinner, R., A. Trujillo, X. Ma, and E. A. Beierle. "Ketone bodies inhibit the viability of human neuroblastoma cells." Journal of Pediatric Surgery 44, no. 1 (2009): 212–6. doi: 10.1016/j.jpedsurg.2008.10.042.

Stafford, P., M. G. Abdelwahab, M. C. Preul, J. M. Rho, and A. C. Scheck. "The ketogenic diet reverses gene expression patterns and reduces reactive oxygen species levels when used as an adjuvant therapy for glioma." Nutrition & Metabolism 7 (2010): 74. doi: 10.1186/1743-7075-7-74.

Stratton, M. R., P. J. Campbell, and P. A. Futreal. "The cancer genome." Nature 458 (2009): 719–24. doi: 10.1038/nature07943.

Tan-Shalaby, J., J. Carrick, K. Edinger, D. Genovese, A. D. Liman, V. A. Passero, and R. Shah. "Modified ketogenic diet in advanced malignancies: final results of a safety and feasibility trial within the Veterans Affairs Healthcare System." Nutrition & Metabolism 13 (2016): 61.

Tannenbaum, A., and H. Silverstone. "The genesis and growth of tumors." Cancer Research 2 (1942): 468–75.

Thompson, H. J., J. N. McGinley, N. S. Spoelstra, W. Jiang, Z. Zhu, and P. Wolfe. "Effect of dietary energy restriction on vascular density during mammary carcinogenesis." Cancer Research 64, no. 16 (2004): 5643–50.

Tzu, Sun. The Art of War.

Veech, R. L. "The therapeutic implications of ketone bodies: the effects of ketone bodies in pathological conditions: ketosis, ketogenic diet, redox states, insulin resistance, and mitochondrial metabolism." Prostaglandins, Leukotrienes and Essential Fatty Acids 70, no. 3 (2004): 309–19.

Warburg, O. "On the origin of cancer cells." Science 123, no. 3191 (1956): 309–14.

Woolf, E. C., and A. C. Scheck. "The ketogenic diet for the treatment of malignant glioma." Journal of Lipid Research 56, no. 1 (2015): 5–10. doi: 10.1194/jlr.R046797.

Youm, Y. H., K. Y. Nguyen, R. W. Grant, E. L. Goldberg, M. Bodogai, D. Kim, ... and S. Kang. "The ketone metabolite [beta]-hydroxybutyrate blocks NLRP3 inflammasome-mediated inflammatory disease." Nature Medicine 21, no. 3 (2015): 263–9. doi: 10.1038/nm.3804.

Zahra, A., M. A. Fath, E. Opat, K. A. Mapuskar, S. K. Bhatia, D. C. Ma, ... and K. L. Bodeker. "Consuming a ketogenic diet while receiving radiation and chemotherapy for locally advanced lung cancer and pancreatic cancer: the University of Iowa experience of two phase 1 clinical trials." Radiation Research 187, no. 6 (2017): 743–54. doi: 10.1667/RR14668.

Zhou, W., P. Mukherjee, M. A. Kiebish, W. T. Markis, J. G. Mantis, andT. N. Seyfried. "The calorically restricted ketogenic diet, an effective alternative therapy for malignant brain cancer." Nutrition & Metabolism 4 (2007): 5. doi: 10.1186/1743-7075-4-5.

Zhuang, Y., D. K. Chan, A. B. Haugrud, and W. K. Miskimins. "Mechanisms by which low glucose enhances the cytotoxicity of metformin to cancer cells both in vitro and in vivo." PLOS ONE 9, no. 9 (2014): e108444. doi: 10.1371/journal.pone.0108444.

Zuccoli, G., N. Marcello, A. Pisanello, F. Servadei, S. Vaccaro, P. Mukherjee, and T. N. Seyfried. "Metabolic management of glioblastoma multiforme using standard therapy together with a restricted ketogenic diet: case report." Nutrition & Metabolism 7 (2010): 33. doi: 10.1186/1743-7075-7-33.

第 5 章——第 5 部分

Agee, J. L. "Effects of a low-carbohydrate ketogenic diet on power lifting performance and body composition." Master's Thesis. Retrieved from JMU Scholarly Commons. Paper 36. (2015).

Bergström, J., L. Hermansen, E. Hultman, and B. Saltin. "Diet, muscle glycogen and physical performance." Acta Physiologica 71, no. 2–3 (1967): 140–50. doi: 10.1111/j.1748-1716.1967.tb03720.x.

Burke, L. M., D. J. Angus, G. R. Cox, N. K. Cummings, M. A. Febbraio, K. Gawthorn, J. A. Hawley, M. Minehan, D. T. Martin, and M. Hargeaves. "Effect of fat adaptation and carbohydrate restoration on metabolism and performance during prolonged cycling." Journal of Applied Physiology 89, no. 9 (2000): 2413–21.

Burke, L. M., J. A. Hawley, D. J. Angus, G. R. Cox, S. A. Clark, N. K. Cummings, B. Desbrow, and M. Hargreaves. "Adaptations to short-term high-fat diet persist despite high carbohydrate availability." Medicine & Science in Sports & Exercise 34, no. 1 (2002): 83–91.

Burke, L. M., J. A. Hawley, E. J. Schabort, A. S. C. Gibson, I. Mujika, and T. D. Noakes. "Carbohydrate loading failed to improve 100-km cycling performance in a placebo-controlled trial." Journal of Applied Physiology 88, no. 4 (2000): 1284–90.

Burke, L. M., M. L. Ross, L. A. Garvican-Lewis, M. Welvaert, I. A. Heikura, S. G. Forbes, J. G. Mirtschin, L. E. Cato, N. Strobel, A. P. Sharma, and J. A. Hawley. "Low carbohydrate, high fat diet impairs exercise economy and negates the performance benefit from intensified training in elite race walkers." Journal of Physiology 23 (2016): 2785–807. doi: 10.1113/JP273230.

Carey, A. L., H. M. Staudacher, N. K. Cummings, N. K. Stept, V. Nikolopoulos, L. M. Burke, and J. A. Hawley. "Effects of fat adaptation and carbohydrate restoration on prolonged endurance exercise." Journal of Applied Physiology 91, no. 1 (2001): 115–22.

Chatterton, S. "The effect of an 8-week low carbohydrate high fat diet on maximal strength performance, body composition and diet acceptability in sub-elite Olympic weightlifters and powerlifters." Doctoral dissertation, Auckland University of Technology. (2015).

Clarke, K., and P. Cox. (2013). U.S. Patent Application No. 14/390,495.

Cox, P. J., T. Kirk, T. Ashmore, K. Willerton, R. Evans, A. Smith, ... and M. T. King. "Nutritional ketosis alters fuel preference and thereby endurance performance in athletes." Cell Metabolism 24, no. 2 (2016): 256–68. doi: 10.1016/j.cmet.2016.07.010.

Escobar, K. A., J. Morales, and T. A. Vandusseldorp. "The effect of a moderately low and high carbohydrate intake on Crossfit performance." International Journal of Exercise Science 9, no. 4 (2016): 460–70.

Fournier, P. A., T. J. Fairchild, L. D. Ferreira, and L. Bräu. "Post-exercise muscle glycogen repletion in the extreme: effect of food absence and active recovery." Journal of Sports Science & Medicine 3, no. 3 (2004): 139.

Goedecke, J. H., C. Christie, G. Wilson, S. C. Dennis, T. D. Noakes, W. G. Hopkins, and E. V. Lambert. "Metabolic adaptations to a high-fat diet in endurance cyclists." Metabolism 48, no. 12 (1999): 1509–17.

Gregory, R. M. "A low-carbohydrate ketogenic diet combined with 6 weeks of CrossFit training improves body composition and performance." Master's thesis. (2016).

Havemann, L. "Nutritional strategies for endurance and ultra-endurance cycling." Doctoral dissertation, University of Cape Town. (2008).

Havemann, L., S. J. West, J. H. Goedecke, I. A. Macdonald, A. St. Clair Gibson, T. D. Noakes, and E. V. Lambert. "Fat adaptation followed by carbohydrate loading compromises high-intensity sprint performance." Journal of Applied Physiology 100, no. 1 (2006): 194–202. doi: 10.1152/japplphysiol.00813.2005.

Helge, J. W., E. A. Richter, and B. Kiens. "Interaction of training and diet on metabolism and endurance during exercise in man." Journal of Physiology 492, Pt. 1 (1996): 293–306.

Helge, J. W., P. W. Watt, E. A. Richter, M. J. Rennie, and B. Kiens. "Fat utilization during exercise: adaptation to a fat-rich diet increases utilization of plasma fatty acids and very low density lipoprotein-triacylglycerol in humans." Journal of Physiology 537, Pt. 3 (2001): 1009–20. doi: 10.1111/j.1469-7793.2001.01009.x.

Holdsworth, D. A., P. J. Cox, T. Kirk, H. Stradling, S. G. Impey, and K. Clarke. "A ketone ester drink increases postexercise muscle glycogen synthesis in humans." Medicine and Science in Sports and Exercise (2017). doi: 10.1249/MSS.0000000000001292.

Joy, J. M., R. M. Vogel, A. C. Tribby, J. C. Preisendorf, P. H. Falcone, M. M. Mosman, ... and J. R. Moon. "A ketogenic diet's effects on athletic performance in two professional mixed-martial-arts athletes: case reports." Texas Woman's University. Denton, TX. 2016.

Kashiwaya, Y., K. Sato, N. Tsuchiya, S. Thomas, D. A. Fell, R. L. Veech, and J. V. Passonneau. "Control of glucose utilization in working perfused rat heart." Journal of Biological Chemistry 269, no. 41 (1994): 25502–14.

Klement, R. J., T. Frobel, T. Albers, S. Fikenzer, J. Prinzhausen, and U. Kämmerer. "A pilot study on the impact of a self-prescribed ketogenic diet on biochemical parameters and running performance in healthy physically active individuals." Nutrition and Medicine 1, no. 1 (2013): 10.

Lambert, E. V., J. H. Goedecke, C. van Zyl, K. Murphy, J. A. Hawley, S. C. Dennis, and T. D. Noakes. "High-fat diet versus habitual diet prior to carbohydrate loading: effects on exercise metabolism and cycling performance." International Journal of Sport Nutrition and Exercise Metabolism 11, no. 2 (2001): 209–25.

Lambert, E. V., D. P. Speechly, S. C. Dennis, and T. D. Noakes. "Enhanced endurance in trained cyclists during moderate intensity exercise following 2 weeks adaptation to a high fat diet." European Journal of Applied Physiology and Occupational Physiology 69, no. 4 (1994): 287–93.

McKenzie, E., T. Holbrook, K. Williamson, C. Royer, S. Valberg, K. Hinchcliff, ... and M. Davis. "Recovery of muscle glycogen concentrations in sled dogs during prolonged exercise." Medicine and Science in Sports and Exercise 37, no. 8 (2005): 1307–12.

Miller, B. F., J. C. Drake, F. F. Peelor, L. M. Biela, R. Geor, K. Hinchcliff, ... and K. L. Hamilton. "Participation in a 1,000-mile race increases the oxidation of carbohydrate in Alaskan sled dogs." Journal of Applied Physiology 118, no. 12 (2015): 1502–9. doi: 10.1152/japplphysiol.00588.2014.

Murray, A. J., N. S. Knight, M. A. Cole, L. E. Cochlin, E. Carter, K. Tchabanenko, ... and K. Clarke. "Novel ketone diet enhances physical and cognitive performance." FASEB Journal 30, no. 12 (2016): 4021–32. doi: 10.1096/fj.201600773R.

Nair, K. S., S. L. Welle, D. Halliday, and R. G. Campbell. "Effect of beta-hydroxybutyrate on whole-body leucine kinetics and fractional mixed skeletal muscle protein synthesis in humans." Journal of Clinical Investigation 82, no. 1 (1988): 198–205. doi: 10.1172/JCI113570.

Paoli, A., K. Grimaldi, D. D'Agostino, L. Cenci, T. Moro, A. Bianco, and A. Palma. "Ketogenic diet does not affect strength performance in elite artistic gymnasts." Journal of the International Society of Sports Nutrition 9 (2012): 34. doi: 10.1186/1550-2783-9-34.

Pfeiffer, B., T. Stellingwerff, A. B. Hodgson, R. Randell, K. Pöttgen, P. Res, and A. E. Jeukendrup. "Nutritional intake and gastrointestinal problems during competitive endurance events." Medicine & Science in Sports & Exercise 44, no. 2 (2012): 344–51. doi: 10.1249/MSS.0b013e31822dc809.

Phinney, S. D. "Ketogenic diets and physical performance." Nutrition & Metabolism 1 (2004): 2. doi: 10.1186/1743-7075-1-2.

Phinney, S. D., B. R. Bistrian, W. J. Evans, E. Gervino, and G. L. Blackburn. "The human metabolic response to chronic ketosis without caloric restriction: preservation of submaximal exercise capability with reduced carbohydrate oxidation." Metabolism 32, no. 8 (1983): 769–76.

Phinney, S. D., E. S. Horton, E. A. Sims, J. S. Hanson, E. Danforth Jr.,and B. M. LaGrange. "Capacity for moderate exercise in obese subjects after adaptation to a hypocaloric, ketogenic diet." Journal of Clinical Investigation 66, no. 5 (1980): 1152–61.

Rhyu, H., and S. Y. Cho. "The effect of weight loss by ketogenic diet on the body composition, performance-related physical fitness factors and cytokines of Taekwondo athletes." Journal of Exercise Rehabilitation 10, no. 5 (2014): 326–31. doi: 10.12965/jer.140160.

Roberson, P. A., W. C. Kephart, C. Pledge, P. W. Mumford, K. W. Huggins, J. S. Martin, K. C. Young, R. P. Lowery, J. M. Wilson, and M. D. Roberts. "The physiological effects of 12 weeks of ketogenic dieting while cross-training." (2016). Abstract.

Rodger, S. "Oral ketone supplementation: effect on cognitive function, physiology and exercise performance." Doctoral dissertation, University of Waikato. (2015).

Rowlands, D. S., and W. G. Hopkins. "Effects of high-fat and high-carbohydrate diets on metabolism and performance in cycling." Metabolism 51, no. 6 (2002): 678–90.

Sato, K., Y. Kashiwaya, C. A. Keon, N. Tsuchiya, M. T. King, G. K. Radda, andR. L. Veech. "Insulin, ketone bodies, and mitochondrial energy transduction." FASEB Journal 9, no. 8 (1995): 651–8.

Sherwin, R. S., R. G. Hendler, and P. Felig. "Effect of ketone infusions on amino acid and nitrogen metabolism in man." Journal of Clinical Investigation 55, no. 6 (1975): 1382–90. doi: 10.1172/JCI108057.

Stellingwerff, T., L. L. Spriet, M. J. Watt, N. E. Kimber, M. Hargreaves, J. A. Hawley, and L. M. Burke. "Decreased PDH activation and glycogenolysis during exercise following fat adaptation with carbohydrate restoration." American Journal of Physiology—Endocrinology and Metabolism 290, no. 2 (2006): 380–8. doi: 10.1152/ajpendo.00268.2005.

Vandoorne, T., S. De Smet, M. Ramaekers, R. Van Thienen, K. De Bock, K. Clarke, and P. Hespel. "Intake of a ketone ester drink during recovery from exercise promotes mTORC1 signalling but not glycogen resynthesis in human muscle." Frontiers in Physiology 8 (2017): 310.

Veech, R. L., B. Chance, Y. Kashiwaya, H. A. Lardy, and G. F. Cahill Jr. "Ketone bodies, potential therapeutic uses." IUBMB Life 51, no. 4 (2001): 241–7. doi: 10.1080/152165401753311780.

Volek, J. S., D. J. Freidenreich, C. Saenz, L. J. Kunces, B. C. Creighton, J. M. Bartley, ... and S. D. Phinney. "Metabolic characteristics of keto-adapted ultra-endurance runners." Metabolism 65, no. 3 (2016): 100–10.

Volek, J. S., and S. D. Phinney. The Art and Science of Low Carbohydrate Performance. Miami, FL: Beyond Obesity LLC, 2012.

Volek, J. S., E. E. Quann, and C. E. Forsythe. "Low-carbohydrate diets promote a more favorable body composition than low-fat diets." Strength and Conditioning Journal 32, no. 1 (2010): 42–47. doi: 10.1519/SSC.0b013e3181c16c41.

Wilson, J. M., R. P. Lowery, M. D. Roberts, M. H. Sharp, J. M. Joy, K. A. Shields, ... and D. D'Agostino. "The effects of ketogenic dieting on body composition, strength, power, and hormonal profiles in resistance training males." Journal of Strength & Conditioning Research (2017). doi: 10.1519/JSC.0000000000001935.

Wing, R. R., J. A. Vazquez, and C. M. Ryan. "Cognitive effects of ketogenic weight-reducing diets." International Journal of Obesity and Related Metabolic Disorders 19, no. 11 (1995): 811–6.

Young, C. M., S. S. Scanlan, H. S. Im, and L. Lutwak. "Effect on body composition and other parameters in obese young men of carbohydrate level of reduction diet." American Journal of Clinical Nutrition 24, no. 3 (1971): 290–6.

Zajac, A., S. Poprzsecki, A. Maszczyk, M. Czuba, M. Michalczyk, and G. Zydek. "The effects of a ketogenic diet on exercise metabolism and physical performance in off-road cyclists." Nutrients 6, no. 7 (2014): 2493–508. doi: 10.3390/nu6072493.

第5章——第6部分

Ari, C., A. M. Poff, H. E. Held, C. S. Landon, C. R. Goldhagen, N. Mavromates, and D. P. D'Agostino. "Metabolic therapy with Deanna protocol supplementation delays disease progression and extends survival in amyotrophic lateral sclerosis (ALS) mouse model." PLOS ONE 9, no. 7 (2014): e103526. doi: 10.1371/journal.pone.0103526.

Arnold, L. E., E. Hurt, and N. Lofthouse. "Attention-deficit/hyperactivity disorder: dietary and nutritional treatments." Child and Adolescent Psychiatric Clinics of North America 22, no. 3 (2013): 381–402.

Ballenger, J. C., and R. M. Post. "Carbamazepine in manic-depressive illness: a new treatment." American Journal of Psychiatry 137, no. 7 (1980): 782–90. doi: 10.1176/ajp.137.7.782.

Baxter, L. R., J. M. Schwartz, M. E. Phelps, J. C. Mazziotta, B. H. Guze, C. E. Selin, ... and R. M. Sumida. "Reduction of prefrontal cortex glucose metabolism common to three types of depression." Archives of General Psychiatry 46, no. 3 (1989): 243–50.

Beisswenger, P. J., S. K. Howell, R. M. O'Dell, M. E. Wood, A. D. Touchette, and B. S. Szwergold. "α-Dicarbonyls increase in the postprandial period and reflect the degree of hyperglycemia." Diabetes Care 24, no. 4 (2001): 726–32.

Bergeron, M., J. M. Gidday, A. Y. Yu, G. L. Semenza, D. M. Ferriero, and F. R. Sharp. "Role of hypoxia-inducible factor-1 in hypoxia-induced ischemic tolerance in neonatal rat brain." Annals of Neurology 48, no. 3 (2000): 285–96.

Boden, G., K. Sargrad, C. Homko, M. Mozzoli, andT. P. Stein. "Effect of a low-carbohydrate diet on appetite, blood glucose levels, and insulin resistance in obese patients with type 2 diabetes." Annals of Internal Medicine 142, no. 6 (2005): 403–11.

Bottini, N., D. De Luca, P. Saccucci, A. Fiumara, M. Elia, M. C. Porfirio, ... and P. Curatolo. "Autism: evidence of association with adenosine deaminase genetic polymorphism." Neurogenetics 3, no. 2 (2001): 111–3.

Bough, K. J., J. Wetherington, B. Hassel, J. F. Pare, J. W. Gawryluk, J. G. Greene, ... and R. J. Dingledine. "Mitochondrial biogenesis in the anticonvulsant mechanism of the ketogenic diet." Annals of Neurology 60, no. 2 (2006): 223–35. doi: 10.1002/ana.20899.

Brambilla, A., S. Mannarino, R. Pretese, S. Gasperini, C. Galimberti, and R. Parini. "Improvement of cardiomyopathy after high-fat diet in two siblings with glycogen storage disease type III." JIMD Reports 17 (2014): 91–95. doi: 10.1007/8904_2014_343.

Brown, A. J. "Low-carb diets, fasting and euphoria: Is there a link between ketosis and γhydroxybutyrate (GHB)?" Medical Hypotheses 68, no. 2 (2007): 268–71.

Buchsbaum, M. S., T. Someya, J. C. Wu, C. Y. Tang, and W. E. Bunney. "Neuroimaging bipolar illness with positron emission tomography and magnetic resonance imaging." Psychiatric Annals 27, no. 7 (1997): 489–95. doi: 10.3928/0048-5713-19970701-10.

Busch, V., K. Gempel, A. Hack, K. Müller, M. Vorgerd, H. Lochmüller, and F. A. Baumeister. "Treatment of glycogenosis type V with ketogenic diet." Annals of Neurology 58, no. 2 (2005): 341. doi: 10.1002/ana.20565.

Calkin, C. V., M. Ruzickova, R. Uher, T. Hajek, C. M. Slaney, J. S. Garnham, ... and M. Alda. "Insulin resistance and outcome in bipolar disorder." British Journal of Psychiatry 206, no. 1 (2015): 52–57. doi: 10.1192/bjp.bp.114.152850.

Castellano, C. A., J. P. Baillargeon, S. Nugent, S. Tremblay, M. Fortier, H. Imbeault, ... and S. C. Cunnane. "Regional brain glucose hypometabolism in young women with polycystic ovary syndrome: possible link to mild insulin resistance." PLOS ONE 10, no. 12 (2015): e0144116. doi: 10.137/journal.pone.0144116.

Chini, C. C., M. G. Tarragó, and E. N. Chini. "NAD and the aging process: role in life, death and everything in between." Molecular and Cellular Endocrinology (2016; epub ahead of print). doi: 10.1016/j.mce.2016.11.003.

Choi, I. Y., L. Piccio, P. Childress, B. Bollman, A. Ghosh, S. Brandhorst, ... and M. Wei. "Diet mimicking fasting promotes regeneration and reduces autoimmunity and multiple sclerosis symptoms." Cell Reports 15, no. 10 (2016): 2136–46. doi: 10.1016/j.celrep.2016.05.009.

Clark-Taylor, T., and B. E. Clark-Taylor. "Is autism a disorder of fatty acid metabolism? Possible dysfunction of mitochondrial β-oxidation by long chain acyl-CoA dehydrogenase." Medical Hypotheses 62, no. 6 (2004): 970–5. doi: 10.1016/j.mehy.2004.01.011.

Coppola, G., A. Verrotti, E. Ammendola, F. F. Operto, R. della Corte, G. Signoriello, andA. Pascotto. "Ketogenic diet for the treatment of catastrophic epileptic encephalopathies in childhood." European Journal of Paediatric Neurology 14, no. 3 (2010): 229–34. doi: 10.1016/j.ejpn.2009.06.006.

de Graaf, R., R. C. Kessler, J. Fayyad, M.ten Have, J. Alonso, M. Angermeyer, ... and J. M. Haro. "The prevalence and effects of adult attention-deficit/hyperactivity disorder (ADHD) on the performance of workers: results from the WHO World Mental Health Survey Initiative." Occupational and Environmental Medicine 65, no. 12 (2008): 835–42. doi: 10.1136/oem.2007.038448.

Deutsch, S. I., M. R. Urbano, S. A. Neumann, J. A. Burket, and E. Katz. "Cholinergic abnormalities in autism: is there a rationale for selective nicotinic agonist interventions?" Clinical Neuropharmacology 33, no. 3 (2010): 114–20. doi: 10.1097/WNF.0b013e3181d6f7ad.

Di Lorenzo, C., G. Coppola, G. Sirianni, G. Di Lorenzo, M. Bracaglia, D. Di Lenola, ... and F. Pierelli. "Migraine improvement during short lasting ketogenesis: a proof-of-concept study." European Journal of Neurology 22, no. 1 (2015): 170–7. doi: 10.1111/ene.12550.

Di Lorenzo, C., A. Currà, G. Sirianni, G. Coppola, M. Bracaglia, A. Cardillo, ... and F. Pierelli. "Diet transiently improves migraine in two twin sisters: possible role of ketogenesis?" Functional Neurology 28, no. 4 (2013): 305–8.

Douris, N., T. Melman, J. M. Pecherer, P. Pissios, J. S. Flier, L. C. Cantley, ... and E. Maratos-Flier. "Adaptive changes in amino acid metabolism permit normal longevity in mice consuming a low-carbohydrate ketogenic diet." Biochimica et Biophysica Acta (BBA)-Molecular Basis of Disease 1852, no. 10 Pt A (2015): 2056–65. doi: 10.1016/j.bbadis.2015.07.009.

Duncan, S. H., A. Belenguer, G. Holtrop, A. M. Johnstone, H. J. Flint, and G. E. Lobley. "Reduced dietary intake of carbohydrates by obese subjects results in decreased concentrations of butyrate and butyrate-producing bacteria in feces." Applied and Environmental Microbiology 73, no. 4 (2007): 1073–8. doi: 10.1128/AEM.02340-06.

Edwards, C., J. Canfield, N. Copes, M. Rehan, D. Lipps, and P. C. Bradshaw. "D-beta-hydroxybutyrate extends lifespan in C. elegans." Aging (Albany, NY) 6, no. 8 (2014): 621–44.

El-Gharbawy, A. H., A. Boney, S. P. Young, and P. S. Kishnani. "Follow-up of a child with pyruvate dehydrogenase deficiency on a less restrictive ketogenic diet." Molecular Genetics and Metabolism 102, no. 2 (2011): 214–5. doi: 10.1016/j.ymgme.2010.11.001.

El-Mallakh, R. S., and M. E. Paskitti. "The ketogenic diet may have mood-stabilizing properties." Medical Hypotheses 57, no. 6 (2001): 724–6. doi: 10.1054/mehy.2001.1446.

Elmslie, J. L., J. I. Mann, J. T. Silverstone, and S. E. Romans. "Determinants of overweight and obesity in patients with bipolar disorder." Journal of Clinical Psychiatry 62, no. 6 (2001): 486–91.

Elsabbagh, M., G. Divan, Y. J. Koh, Y. S. Kim, S. Kauchali, C. Marcín, ... and M. T. Yasamy. "Global prevalence of autism and other pervasive developmental disorders." Autism Research 5, no. 3 (2012): 160–79. doi: 10.1002/aur.239.

Erickson, K. I., R. S. Prakash, M. W. Voss, L. Chaddock, S. Heo, M. McLaren, ... and E. McAuley. "Brain-derived neurotrophic factor is associated with age-related decline in hippocampal volume." Journal of Neuroscience 30, no. 15 (2010): 5368–75.

Evangeliou, A., I. Vlachonikolis, H. Mihailidou, M. Spilioti, A. Skarpalezou, N. Makaronas, ... and S. Sbyrakis. "Application of a ketogenic diet in children with autistic behavior: pilot study." Journal of Child Neurology 18, no. 2 (2003): 113–8. doi: 10.1177/08830738030180020501.

Falk, R. E., S. D. Cederbaum, J. P. Blass, G. E. Gibson, R. P. Kark, and R. E. Carrel. "Ketonic diet in the management of pyruvate dehydrogenase deficiency." Pediatrics 58, no. 5 (1976): 713–21.

Fontán-Lozano, Á., G. López-Lluch, J. M. Delgado-García, P. Navas, and Á. M. Carrión. "Molecular bases of caloric restriction regulation of neuronal synaptic plasticity." Molecular Neurobiology 38, no. 2 (2008): 167–77.

Frye, R. E. "Metabolic and mitochondrial disorders associated with epilepsy in children with autism spectrum disorder." Epilepsy & Behavior 47 (2015): 147–157. doi: 10.1016/j.yebeh.2014.08.134.

Giulivi, C., Y. F. Zhang, A. Omanska-Klusek, C. Ross-Inta, S. Wong, I. Hertz-Picciotto, ... and I. N. Pessah. "Mitochondrial Dysfunction in Autism." JAMA: The Journal of the American Medical Association 304, no. 21 (2010): 2389–96. doi: 10.1001/jama.2010.1706.

Greco, T., T. C. Glenn, D. A. Hovda, and M. L. Prins. "Ketogenic diet decreases oxidative stress and improves mitochondrial respiratory complex activity." Journal of Cerebral Blood Flow & Metabolism 36, no. 9 (2016): 1603–13. doi: 10.1177/0271678X15610584.

Haas, R. H., M. A. Rice, D. A. Trauner, T. A. Merritt, J. M. Opitz, andJ. F. Reynolds. "Therapeutic effects of a ketogenic diet in Rett syndrome." American Journal of Medical Genetics 25, suppl 1 (1986): 225–46.

Hanauer, S. B., and W. Sandborn. "Management of Crohn's disease in adults." American Journal of Gastroenterology 96, no. 3 (2001): 635–43. doi: 10.1111/j.1572-0241.2001.3671_c.x.

Harman, D. "Aging: a theory based on free radical and radiation chemistry." Journal of Gerontology 11, no. 3 (1956): 298–300.

Harris, L. W., P. C. Guest, M. T. Wayland, Y. Umrania, D. Krishnamurthy, H. Rahmoune, and S. Bahn. "Schizophrenia: metabolic aspects of aetiology, diagnosis and future treatment strategies." Psychoneuroendocrinology 38, no. 6 (2013): 752–66. doi: 10.1016/j.psyneuen.2012.09.009.

Herbert, M. R.,and J. A. Buckley. "Autism and dietary therapy: case report and review of the literature." Journal of Child Neurology 28, no. 8 (2013): 975–82. doi: 10.1177/0883073813488668.

Hoge, C. W., D. McGurk, J. L. Thomas, A. L. Cox, C. C. Engel, and C. A. Castro. "Mild traumatic brain injury in US soldiers returning from Iraq." New England Journal of Medicine 358, no. 5 (2008): 453–63. doi: 10.1056/NEJMoa072972.

Holland, A. M., W. C. Kephart, P. W. Mumford, C. B. Mobley, R. P. Lowery, J. J. Shake, ... and M. D. Roberts. "Effects of a ketogenic diet on adipose tissue, liver and serum biomarkers in sedentary rats and rats that exercised via resisted voluntary wheel running." American Journal of Physiology: Regulatory, Integrative and Comparative Physiology 311, no. 2 (2016): R337–51. doi: 10.1152/ajpregu.00156.2016.

Hyatt, H. W., W. C. Kephart, A. M. Holland, P. Mumford, C. B. Mobley, R. P. Lowery, ... and A. N. Kavazis. "A ketogenic diet in rodents elicits improved mitochondrial adaptations in response to resistance exercise training compared to an isocaloric Western diet." Frontiers in Physiology 7 (2016): 533. doi: 10.3389/fphys.2016.00533.

Ito, S., H. Oguni, Y. Ito, K. Ishigaki, J. Ohinata, and M. Osawa. "Modified Atkins diet therapy for a case with glucose transporter type 1 deficiency syndrome." Brain and Development 30, no. 3 (2008): 226–8.

Jedele, K. B. "The overlapping spectrum of Rett and Angelman syndromes: A clinical review." Seminars in Pediatric Neurology 14, no. 3 (2007): 108–17. doi: 10.1016/j.spen.2007.07.002.

Jurecka, A., M. Zikanova, E. Jurkiewicz, and A. Tylki-Szymańska. "Attenuated adenylosuccinate lyase deficiency: a report of one case and a review of the literature." Neuropediatrics 45, no. 01 (2014): 50–55. doi: 10.1055/s-0033-1337335.

Kang, H. C., Y. M. Lee, H. D. Kim, J. S. Lee, and A. Slama. "Safe and effective use of the ketogenic diet in children with epilepsy and mitochondrial respiratory chain complex defects." Epilepsia 48, no. 1 (2007): 82–88. doi: 10.1111/j.1528-1167.2006.00906.x.

Karlović, D., D. Buljan, M. Martinac, and D. Marčinko. "Serum lipid concentrations in Croatian veterans with post-traumatic stress disorder, post-traumatic stress disorder comorbid with major depressive disorder, or major depressive disorder." Journal of Korean Medical Science 19, no. 3 (2004): 431–6. doi: 10.3346/jkms.2004.19.3.431.

Kennedy, A. R., P. Pissios, H. Otu, R. Roberson, B. Xue, K. Asakura, N. Furukawa, ... and E. Maratos-Flier. "A high-fat, ketogenic diet induces a unique metabolic state in mice." American Journal of Physiology Endocrinology and Metabolism 292, no. 6 (2007): E1724–39. doi: 10.1152/ajpendo.00717.2006.

Kessler, S. K., P. R. Gallagher, R. A. Shellhaas, R. R. Clancy, and A. C. Bergqvist. "Early EEG improvement after ketogenic diet initiation." Epilepsy Research 94, nos. 1–2 (2011): 94–101. doi: 10.1016/j.eplepsyres.2011.01.012.

Kharrazian, D. "Traumatic brain injury and the effect on the brain-gut axis." Alternative Therapies in Health Medicine 21, suppl 3 (2015): 28–32.

Kim, D. Y., J. Hao, R. Liu, G. Turner, F. D. Shi, and J. M. Rho. "Inflammation-mediated memory dysfunction and effects of a ketogenic diet in a murine model of multiple sclerosis." PLoS One 7, no. 5 (2012): e35476. doi: 10.1371/journal.pone.0035476.

Kindred, J. H., J. J. Tuulari, M. Bucci, K. K. Kalliokoski, andT. Rudroff. "Walking speed and brain glucose uptake are uncoupled in patients with multiple sclerosis." Frontiers in Human Neuroscience 9 (2015): 84. doi: 10.3389/fnhum.2015.00084.

Klement, R. J. "Mimicking caloric restriction: what about macronutrient manipulation? A response to Meynet and Ricci." Trends in Molecular Medicine 20, no. 9 (2014): 471–2. dol: 10.1016/j.molmed.2014.07.001.

Klepper, J. "Glucose transporter deficiency syndrome (GLUT1 DS) and the ketogenic diet." Epilepsia 49, suppl 8 (2008): 46–49. doi: 10.1111/j.1528-1167.2008.01833.x.

Klepper, J., H. Scheffer, B. Leiendecker, E. Gertsen, S. Binder, M. Leferink, ... and M. A. Willemsen. "Seizure control and acceptance of the ketogenic diet in GLUT1 deficiency syndrome: a 2-to 5-year follow-up of 15 children enrolled prospectively." Neuropediatrics 36, no. 05 (2005): 302–8. doi: 10.1055/s-2005-872843.

Koroshetz, W. J., B. G. Jenkins, B. R. Rosen, and M. F. Beal. "Energy metabolism defects in Huntington's disease and effects of coenzyme Q10." Annals of Neurology 41, no. 2 (1997): 160–165. doi: 10.1002/ana.410410206.

Kossoff, E. H., J. Huffman, Z. Turner, and J. Gladstein. "Use of the modified Atkins diet for adolescents with chronic daily headache." Cephalalgia 30, no. 8 (2010): 1014–6. doi: 10.1111/j.1468-2982.2009.02016.x.

Kraft, B. D.,and E. C. Westman. "Schizophrenia, gluten, and low-carbohydrate, ketogenic diets: a case report and review of the literature." Nutrition & Metabolism 6 (2009): 10. doi: 10.1186/1743-7075-6-10.

Leclercq, S., P. Forsythe, and J. Bienenstock. "Posttraumatic stress disorder: does the gut microbiome hold the key?" Canadian Journal of Psychiatry 61, no. 4 (2016): 204. doi: 10.1177/0706743716635535.

Lee, H. H.,and Y. J. Hur. "Glucose transport 1 deficiency presenting as infantile spasms with a mutation identified in exon 9 of SLC2A1." Korean Journal of Pediatrics 59, suppl 1 (2016): S29–31. doi: 10.3345/kjp.2016.59.11.S29.

Liebhaber, G. M., E. Riemann, and F. A. M. Baumeister. "Ketogenic diet in Rett syndrome." Journal of Child Neurology 18, no. 1 (2003): 74–75. doi: 10.1177/08830738030180011801.

Liepa, G. U., A. Sengupta, and D. Karsies. "Polycystic ovary syndrome (PCOS) and other androgen excess–related conditions: can changes in dietary intake make a difference?" Nutrition in Clinical Practice 23, no. 1 (2008): 63–71.

Lopresti, A. L.,and F. N. Jacka. "Diet and bipolar disorder: a review of its relationship and potential therapeutic mechanisms of action." Journal of Alternative and Complementary Medicine 21, no. 12 (2015): 733–9. doi: 10.1089/acm.2015.0125.

Ma, T. C., J. L. Buescher, B. Oatis, J. A. Funk, A. J. Nash, R. L. Carrier, and K. R. Hoyt. "Metformin therapy in a transgenic mouse model of Huntington's disease." Neuroscience Letters 411, no. 2 (2007): 98–103. doi: 10.1016/j.neulet.2006.10.039.

Maalouf, M., P. G. Sullivan, L. Davis, D. Y. Kim, and J. M. Rho. "Ketones inhibit mitochondrial production of reactive oxygen species production following glutamate excitotoxicity by increasing NADH oxidation." Neuroscience 145, no. 1 (2007): 256–64. doi: 10.1016/j.neuroscience.2006.11.065.

Maggioni, F., M. Margoni, and G. Zanchin. "Ketogenic diet in migraine treatment: a brief but ancient history." Cephalalgia 31, no. 10 (2011): 1150–1. doi: 10.1177/0333102411412089.

Marazziti, D., S. Baroni, M. Picchetti, P. Landi, S. Silvestri, E. Vatteroni, and M. Catena Dell'Osso. "Psychiatric disorders and mitochondrial dysfunctions." European Review for Medical and Pharmacological Sciences 16, no. 2 (2012): 270–5.

Marosi, K., S. W. Kim, K. Moehl, M. Scheibye-Knudsen, A. Cheng, R. Cutler, ... and M. P. Mattson. "3-hydroxybutyrate regulates energy metabolism and induces BDNF expression in cerebral cortical neurons." Journal of Neurochemistry 139, no. 5 (2016): 769–81.

Masino, S. A., M. Kawamura Jr., C. A. Wasser, L. T. Pomeroy, and D. N. Ruskin. "Adenosine, ketogenic diet and epilepsy: the emerging therapeutic relationship between metabolism and brain activity." Current Neuropharmacology 7, no. 3 (2009): 257–68.

Mavropoulos, J. C., W. S. Yancy, J. Hepburn, and E. C. Westman. "The effects of a low-carbohydrate, ketogenic diet on the polycystic ovary syndrome: a pilot study." Nutrition & Metabolism 2 (2005): 35.

Mayorandan, S., U. Meyer, H. Hartmann, and A. M. Das. "Glycogen storage disease type III: modified Atkins diet improves myopathy." Orphanet Journal of Rare Diseases 9 (2014): 196. doi: 10.1186/s13023-014-0196-3.

McPherson, J. D., B. H. Shilton, and D. J. Walton. "Role of fructose in glycation and cross-linking of proteins." Biochemistry 27, no. 6 (1988): 1901–7. doi: 10.1021/bi00406a016.

Millichap, J. G.,and M. M. Yee. "The diet factor in attention-deficit/hyperactivity disorder." Pediatrics 129, no. 2 (2012): 330–7.

Millichap, J. J., C. V. Stack, and J. G. Millichap. "Frequency of epileptiform discharges in the sleep-deprived electroencephalogram in children evaluated for attention-deficit disorders." Journal of Child Neurology 26, no. 1 (2010): 6–11. doi: 10.1177/0883073810371228.

Moreno, C. L., and C. V. Mobbs. "Epigenetic mechanisms underlying lifespan and age-related effects of dietary restriction and the ketogenic diet." Molecular and Cellular Endocrinology (2016). doi: 10.1016/j.mce.2016.11.013.

Murphy, P., S. Likhodii, K. Nylen, and W. M. Burnham. "The antidepressant properties of the ketogenic diet." Biological Psychiatry 56, no. 12 (2004): 981–3. doi: 10.1016/j.biopsych.2004.09.019.

Murphy, P., and W. M. Burnham. "The ketogenic diet causes a reversible decrease in activity level in Long–Evans rats." Experimental Neurology 201, no. 1 (2006): 84–89. doi: 10.1016/j.expneurol.2006.03.024.

Mychasiuk, R.,and J. M. Rho. "Genetic modifications associated with ketogenic diet treatment in the BTBRT+ Tf/J mouse model of autism spectrum disorder." Autism Research 10, no. 3 (2016): 456–71.

Napoli, E., N. Dueñas, and C. Giulivi. "Potential therapeutic use of the ketogenic diet in autism spectrum disorders." Frontiers in Pediatrics 2 (2014): 69.

Newell, C., M. R. Bomhof, R. A. Reimer, D. S. Hittel, J. M. Rho, and J. Shearer. "Ketogenic diet modifies the gut microbiota in a murine model of autism spectrum disorder." Molecular Autism 7 (2016): 37.

Newman, J. C., and E. Verdin. "Ketone bodies as signaling metabolites." Trends in Endocrinology and Metabolism 25, no. 1 (2014): 42–52.

Nijland, P. G., I. Michailidou, M. E. Witte, M. R. Mizee, S. Pol, A. Reijerkerk, ... and J. van Horssen. "Cellular distribution of glucose and monocarboxylate transporters in human brain white matter and multiple sclerosis lesions." Glia 62, no. 7 (2014): 1125–41. doi: 10.1002/glia.22667.

Noh, H. S., S. S. Kang, D. W. Kim, Y. H. Kim, C. H. Park, J. Y. Han, ... and W. S. Choi. "Ketogenic diet increases calbindin-D28k in the hippocampi of male ICR mice with kainic acid seizures." Epilepsy Research 65, no. 3 (2005): 153–9.

Noh, H. S., Y. S. Kim, H. P. Lee, K. M. Chung, D. W. Kim, S. S. Kang, ... and W. S. Choi. "The protective effect of a ketogenic diet on kainic acid-induced hippocampal cell death in the male ICR mice." Epilepsy Research 53, nos. 1–2 (2003): 119–28.

Norman, S. B., A. J. Means-Christensen, M. G. Craske, C. D. Sherbourne, P. P. Roy-Byrne,and M. B. Stein. "Associations between psychological trauma and physical illness in primary care." Journal of Traumatic Stress 19, no. 4 (2006): 461–70. doi: 10.1002/jts.20129.

Pacheco, A., W. S. Easterling,and M. W. Pryer. "A pilot study of the ketogenic diet in schizophrenia." American Journal of Psychiatry 121, no. 11 (1965): 1110–1. doi: 10.1176/ajp.121.11.1110.

Pascual, J. M., P. Liu, D. Mao, D. I. Kelly, A. Hernandez, M. Sheng, ... and J. Y. Park. "Triheptanoin for glucose transporter type i deficiency (g1d): modulation of human ictogenesis, cerebral metabolic rate, and cognitive indices by a food supplement." JAMA Neurology 71, no. 10 (2014): 1255–65. doi: 10.1001/jamaneurol.2014.1584.

Pearce, J. M. "Historical descriptions of multiple sclerosis." European Neurology 54, no. 1 (2005): 49–53. doi: 10.1159/000087387.

Peuscher, R., M. E. Dijsselhof, N. G. Abeling, M. Van Rijn, F. J. Van Spronsen, and A. M. Bosch. "The ketogenic diet is well tolerated and can be effective in patients with argininosuccinate lyase deficiency and refractory epilepsy." JIMD Reports 5 (2012): 127–30. doi: 10.1007/8904_2011_115.

Phelps, J. R., S. V. Siemers, and R. S. El-Mallakh. "The ketogenic diet for type II bipolar disorder." Neurocase 19, no. 5 (2013): 423–6. doi: 10.1080/13554794.2012.690421.

Poff, A. M., C. Ari, T. N. Seyfried, and D. P. D'Agostino. "The ketogenic diet and hyperbaric oxygen therapy prolong survival in mice with systemic metastatic cancer." PLOS ONE 8, no. 6 (2013): e65522. doi: 10.1371/journal.pone.0065522.

Poff, A., S. Kesl, A. Koutnik, N. Ward, C. Ari, J. Deblasi, and D. D'Agostino. "Characterizing the metabolic effects of exogenous ketone supplementation–an alternative or adjuvant to the ketogenic diet." The FASEB Journal 31, suppl 1 (2017): 970–7.

Prantera, C., M. L. Scribano, G. Falasco, A. Andreoli, and C. Luzi. "Ineffectiveness of probiotics in preventing recurrence after curative resection for Crohn's disease: a randomised controlled trial with Lactobacillus GG." Gut 51, no. 3 (2002): 405–9.

Pulsifer, M. B., J. M. Gordon, J. Brandt, E. P. Vining, andJ. M. Freeman. "Effects of ketogenic diet on development and behavior: preliminary report of a prospective study." Developmental Medicine & Child Neurology 43, no. 05 (2001): 301–6. doi: 10.1111/j.1469-8749.2001.tb00209.x.

Rankin, J. W., and A. D. Turpyn. "Low carbohydrate, high fat diet increases C-reactive protein during weight loss." Journal of the American College of Nutrition 26, no. 2 (2007): 163–9.

Regenold, W. T., P. Phatak, M. J. Makley, R. D. Stone, and M. A. Kling. "Cerebrospinal fluid evidence of increased extra-mitochondrial glucose metabolism implicates mitochondrial dysfunction in multiple sclerosis disease progression." Journal of the Neurological Sciences 275, nos. 1–2 (2008): 106–112. doi: 10.1016/j.jns.2008.07.032.

Rhyu, H. S., S. Y. Cho, and H. T. Roh. "The effects of ketogenic diet on oxidative stress and antioxidative capacity markers of Taekwondo athletes." Journal of Exercise Rehabilitation 10, no. 6 (2014): 362–6. doi: 10.12965/jer.140178.

Robinson, R. J., T. Krzywicki, L. Almond, F.al-Azzawi, K. Abrams, S. J. Iqbal, and J. F. Mayberry. "Effect of a low-impact exercise program on bone mineral density in Crohn's disease: a randomized controlled trial." Gastroenterology 115, no. 1 (1998): 36–41.

Roos-Araujo, D., S. Stuart, R. A. Lea, L. M. Haupt, and L. R. Griffiths. "Epigenetics and migraine; complex mitochondrial interactions contributing to disease susceptibility." Gene 543, no. 1 (2014): 1–7. doi: 10.1016/j.gene.2014.04.001.

Ruskin, D. N., J. A. Fortin, S. N. Bisnauth, and S. A. Masino. "Ketogenic diets improve behaviors associated with autism spectrum disorder in a sex-specific manner in the EL mouse." Physiology & Behavior 168 (2017): 138–45. doi: 10.1016/j.physbeh.2016.10.023.

Ruskin, D. N., M. Kawamura Jr., and S. A. Masino. "Reduced pain and inflammation in juvenile and adult rats fed a ketogenic diet." PLoS One 4, no. 12 (2009): e8349. doi: 10.1371/journal.pone.0008349.

Ruskin, D. N., J. L. Ross, M. Kawamura Jr., T. L. Ruiz, J. D. Geiger, and S. A. Masino. "A ketogenic diet delays weight loss and does not impair working memory or motor function in the R6/2 1J mouse model of Huntington's disease." Physiology & Behavior 103, no. 5 (2011): 501–7. doi: 10.1016/j.physbeh.2011.04.001.

Ruskin, D. N., J. Svedova, J. L. Cote, U. Sandau, J. M. Rho, M. Kawamura Jr., ... and S. A. Masino. "Ketogenic diet improves core symptoms of autism in BTBR mice." PLoS One 8, no. 6 (2013): e65021. doi: 10.1371/journal.pone.0065021.

Salminen, A., and K. Kaarniranta. "AMP-activated protein kinase (AMPK) controls the aging process via an integrated signaling network." Ageing Research Reviews 11, no. 2 (2012): 230–41. doi: 10.1016/j.arr.2011.12.005.

Scheibye-Knudsen, M., S. J. Mitchell, E. F. Fang, T. Iyama, T. Ward, J. Wang, ... and A. Mangerich. "A high-fat diet and NAD+ activate Sirt1 to rescue premature aging in cockayne syndrome." Cell Metabolism 20, no. 5 (2014): 840–55. doi: 10.1016/j.cmet.2014.10.005.

Schnabel, T. G. "An experience with a ketogenic dietary in migraine." Annals of Internal Medicine 2, no. 4 (1928): 341–7. doi: 10.7326/0003-4819-2-4-341.

Scholl-Bürgi, S., A. Höller, K. Pichler, M. Michel, E. Haberlandt, and D. Karall. "Ketogenic diets in patients with inherited metabolic disorders." Journal of Inherited Metabolic Disease 38, no. 4 (2015): 765–73.

Schwartz, J. M., L. R. Baxter, J. C. Mazziotta, R. H. Gerner, and M. E. Phelps. "The differential diagnosis of depression: relevance of positron emission tomography studies of cerebral glucose metabolism to the bipolar-unipolar dichotomy." JAMA 258, no. 10 (1987): 1368–74.

Shanahan, F. "Crohn's disease." The Lancet 359, no. 9300 (2002): 62–69. doi: 10.1016/S0140-6736(02)07284-7.

Simeone, K. A., S. A. Matthews, J. M. Rho, and T. A. Simeone. "Ketogenic diet treatment increases longevity in Kcna1-null mice, a model of sudden unexpected death in epilepsy." Epilepsia 57, no. 8 (2016): e178–82. doi: 10.1111/epi.13444.

Slade, S. L. "Effect of the ketogenic diet on behavioral symptoms of autism in the poly (IC) mouse model." Senior thesis, Trinity College (2015).

Spence, S. J.,and M. T. Schneider. "The role of epilepsy and epileptiform EEGs in autism spectrum disorders." Pediatric Research 65, no. 6 (2009): 599–606. doi: 10.1203/01.pdr.0000352115.41382.65.

Spilioti, M., A. Evangeliou, D. Tramma, Z. Theodoridou, S. Metaxas, E. Michailidi, ... and K. M. Gibson. "Evidence for treatable inborn errors of metabolism in a cohort of 187 Greek patients with autism spectrum disorder (ASD)." Frontiers in Human Neuroscience 7 (2013): 858. doi: 10.3389/fnhum.2013.00858.

Stafstrom, C. E., andJ. M. Rho. "The ketogenic diet as a treatment paradigm for diverse neurological disorders." Frontiers in Pharmacology 3 (2012): 59. doi: 10.3389/fphar.2012.00059.

Storoni, M., and G. T. Plant. "The therapeutic potential of the ketogenic diet in treating progressive multiple sclerosis." Multiple Sclerosis International (2015). doi: 10.1155/2015/681289.

Strahlman, R. S. "Can ketosis help migraine sufferers? A case report." Headache: The Journal of Head and Face Pain 46, no. 1 (2006): 182. doi: 10.1111/j.1526-4610.2006.00321_5.x.

Sullivan, P. G., N. A. Rippy, K. Dorenbos, R. C. Concepcion, A. K. Agarwal, and J. M. Rho. "The ketogenic diet increases mitochondrial uncoupling protein levels and activity." Annals of Neurology 55, no. 4 (2004): 576–80. doi: 10.1002/ana.20062.

Sussman, D., J. Germann, and M. Henkelman. "Gestational ketogenic diet programs brain structure and susceptibility to depression & anxiety in the adult mouse offspring." Brain and Behavior 5, no. 2 (2015): e00300. doi: 10.1002/brb3.300.

Swoboda, K. J., L. Specht, H. R. Jones, F. Shapiro, S. DiMauro, and M. Korson. "Infantile phosphofructokinase deficiency with arthrogryposis: clinical benefit of a ketogenic diet." Journal of Pediatrics 131, no. 6 (1997): 932–4.

Tóth, C., A. Dabóczi, M. Howard, N. J. Miller, and Z. Clemens. "Crohn's disease successfully treated with the paleolithic ketogenic diet." International Journal of Case Reports and Images (IJCRI) 7, no. 10 (2016): 570–8. doi: 10.5348/ijcri-2016102-CR-10690.

Tregellas, J. R., J. Smucny, K. T. Legget, and K. E. Stevens. "Effects of a ketogenic diet on auditory gating in DBA/2 mice: a proof-of-concept study." Schizophrenia Research 169, no. 1–3 (2015): 351–4. doi: 10.1016/j.schres.2015.09.022.

Urbizu, A., E. Cuenca-León, M. Raspall-Chaure, M. Gratacòs, J. Conill, S. Redecillas, ... and A. Macaya. "Paroxysmal exercise-induced dyskinesia, writer's cramp, migraine with aura and absence epilepsy in twin brothers with a novel SLC2A1 missense mutation." Journal of the Neurological Sciences 295, no. 1–2 (2010): 110–3. doi: 10.1016/j.jns.2010.05.017.

Valayannopoulos, V., F. Bajolle, J. B. Arnoux, S. Dubois, N. Sannier, C. Baussan, ... and P. de Lonlay. "Successful treatment of severe cardiomyopathy in glycogen storage disease type III With D, L-3-hydroxybutyrate, ketogenic and high-protein diet." Pediatric Research 70, no. 6 (2011): 638–41. doi: 10.1203/PDR.0b013e318232154f.

van der Wee, N. J., J. F. van Veen, H. Stevens, I. M. van Vliet, P. P. van Rijk, and H. G. Westenberg. "Increased serotonin and dopamine transporter binding in psychotropic medication–näive patients with generalized social anxiety disorder shown by 123I-β-(4-Iodophenyl)-tropane SPECT." Journal of Nuclear Medicine 49, no. 5 (2008): 757–63. doi: 10.2967/jnumed.107.045518.

Veech, R. L. "The therapeutic implications of ketone bodies: the effects of ketone bodies in pathological conditions: ketosis, ketogenic diet, redox states, insulin resistance, and mitochondrial metabolism." Prostaglandins, Leukotrienes and Essential Fatty Acids 70, no. 3 (2004): 309–19. doi: 10.1016/j.plefa.2003.09.007.

Vorgerd, M.,and J. Zange. "Treatment of glycogenosys type V (McArdle disease) with creatine and ketogenic diet with clinical scores and with 31P-MRS on working leg muscle." Acta Myologica 26, no. 1 (2007): 61–63.

Vos, M. B., J. L. Kaar, J. A. Welsh, L. V. Van Horn, D. I. Feig, C. A. Anderson, ... and R. K. Johnson. "Added sugars and cardiovascular disease risk in children." Circulation 135, no. 15 (2016). doi: 10.1161/CIR.0000000000000439.

Vucic, S., J. D. Rothstein, and M. C. Kiernan. "Advances in treating amyotrophic lateral sclerosis: insights from pathophysiological studies." Trends in Neurosciences 37, no. 8 (2014): 433–42. doi: 10.1016/j.tins.2014.05.006.

Weber, T. A., M. R. Antognetti, and P. W. Stacpoole. "Caveats when considering ketogenic diets for the treatment of pyruvate dehydrogenase complex deficiency." Journal of Pediatrics 138, no. 3 (2001): 390–5. doi: 10.1067/mpd.2001.111817.

Wexler, I. D., S. G. Hemalatha, J. McConnell, N. R. Buist, H. H. Dahl, S. A. Berry, ... and D. S. Kerr. "Outcome of pyruvate dehydrogenase deficiency treated with ketogenic diets: studies in patients with identical mutations." Neurology 49, no. 6 (1997): 1655–61.

Wiedemann, F. R., G. Manfredi, C. Mawrin, M. F. Beal, and E. A. Schon. "Mitochondrial DNA and respiratory chain function in spinal cords of ALS patients." Journal of Neurochemistry 80, no. 4 (2002): 616–25. doi: 10.1046/j.0022-3042.2001.00731.x.

Williams, C. A., D. J. Driscoll, and A. I. Dagli. "Clinical and genetic aspects of Angelman syndrome." Genetics in Medicine 12, no. 7 (2010): 385–95. doi: 10.1097/GIM.0b013e3181def138. Woolf, E. C., J. L. Johnson, D. M. Lussier, K. S. Brooks, J. N. Blattman, and A. C. Scheck. "The ketogenic diet enhances immunity in a mouse model of malignant glioma." Cancer Research 75, suppl 5 (2015): 1344. doi: 10.1158/1538-7445.AM2015-1344.

Wright, C., and N. L. Simone. "Obesity and tumor growth: inflammation, immunity, and the role of a ketogenic diet." Current Opinion in Clinical Nutrition & Metabolic Care 19, no. 4 (2016): 294–9. doi: 10.1097/MCO.0000000000000286.

Xie, Z., D. Zhang, D. Chung, Z. Tang, H. Huang, L. Dai, ... and Y. Zhao. "Metabolic Regulation of Gene Expression by Histone Lysine β-Hydroxybutyrylation." Molecular Cell 62, no. 2 (2016): 194–206. doi: 10.1016/j.molcel.2016.03.036.

Youm, Y. H., K. Y. Nguyen, R. W. Grant, E. L. Goldberg, M. Bodogai, D. Kim, ...and V. D. Dixit. "The ketone metabolite β-hydroxybutyrate blocks NLRP3 inflammasome-mediated inflammatory disease." Nature Medicine 21, no. 3 (2015): 263–9. doi: 10.1038/nm.3804.

Zhao, W., M. Varghese, P. Vempati, A. Dzhun, A. Cheng, J. Wang, ... and G. M. Pasinetti. "Caprylic triglyceride as a novel therapeutic approach to effectively improve the performance and attenuate the symptoms due to the motor neuron loss in ALS disease." PLoS One 7, no. 11 (2012): e49191. doi: 10.1371/journal.pone.0049191.

Zhao, Z., D. J. Lange, A. Voustianiouk, D. MacGrogan, L. Ho, J. Suh, ... and G. M. Pasinetti. "A ketogenic diet as a potential novel therapeutic intervention in amyotrophic lateral sclerosis." BMC Neuroscience 7 (2006): 29. doi: 10.1186/1471-2202-7-29.

Ziegler, D. R., L. C. Ribeiro, M. Hagenn, I. R. Siqueira, E. Araújo, I. L. Torres, C. Gottfried, ... and C. A. Gonçalves. "Ketogenic diet increases glutathione peroxidase activity in rat hippocampus." Neurochemical Research 28, no. 12 (2003): 1793–7. doi: 10.1023/A:1026107405399.

Zilkha, N., Y. Kuperman, and T. Kimchi. "High-fat diet exacerbates cognitive rigidity and social deficiency in the BTBR mouse model of autism." Neuroscience 345 (2016): 142–54. doi: 10.1016/j.neuroscience.2016.01.070.

https://migraineresearchfoundation.org/about-migraine/migraine-facts/

www.adaa.org/about-adaa/press-room/facts-statistics

www.alsa.org/about-als/facts-you-should-know.html

www.angelman.org/what-is-as/

www.nia.nih.gov/research/publication/global-health-and-aging/living-longer

www.ptsd.va.gov/index.asp

第7章

American Heart Association. "How much sodium should I eat per day?" Accessed December 7, 2016. https://sodiumbreakup.heart.org/how_much_sodium_should_i_eat.

Bilsborough, S. A., and T. C. Crowe. "Low carbohydrate diets: what are the potential short and long term health implications?" Asia Pacific Journal of Clinical Nutrition 12, no. 4 (2003): 396–404.

Boden, G., X. Chen, J. Rosner, and M. Barton. "Effects of a 48-h fat infusion on insulin secretion and glucose utilization." Diabetes 44, no. 10 (1995): 1239–42.

Bough, K. J., J. Wetherington, B. Hassel, J. F. Pare, J. W. Gawryluk, J. G. Greene, R. Shaw, Y. Smith, J. D. Geiger, and R. J. Dingledine. "Mitochondrial biogenesis in the anticonvulsant mechanism of the ketogenic diet." Annals of Neurology 60, no. 2 (2006): 223–35. doi: 10.1002/ana.20899.

Bueno, N. B., I. S. de Melo, S. L. de Oliveira, and T. da Rocha Ataide. "Very-low-carbohydrate ketogenic diet v. low-fat diet for long-term weight loss: a meta-analysis of randomised controlled trials." British Journal of Nutrition 110, no. 07 (2013): 1178–87. doi: 10.1017/S0007114513000548.

Burke, L. M., D. J. Angus, G. R. Cox, N. K. Cummings, M. A. Febbraio, K. Gawthorn, J. A. Hawley, M. Minehan, D. T. Martin, and M. Hargreaves. "Effect of fat adaptation and carbohydrate restoration on metabolism and performance during prolonged cycling." Journal of Applied Physiology 89, no. 6 (2000): 2413–21.

Cartwright, M. M., W. Hajja, S. Al-Khatib, M. Hazeghazam, D. Sreedhar, R. N. Li, E. Wong-McKinstry, and R. W. Carlson. "Toxigenic and metabolic causes of ketosis and ketoacidotic syndromes." Critical Care Clinics 28, no. 4 (2012): 601–31. doi: 10.1016/j.ccc.2012.07.001.

Civitarese, A. E., M. K. Hesselink, A. P. Russell, E. Ravussin, and P. Schrauwen. "Glucose ingestion during exercise blunts exercise-induced gene expression of skeletal muscle fat oxidative genes." American Journal of Physiology-Endocrinology and Metabolism 289(6) (2005): E1023–29. doi: 10.1152/ajpendo.00193.2005.

Clarke, K., K. Tchabanenko, R. Pawlosky, E. Carter, M. T. King, K. Musa-Veloso, M. Ho, A. Roberts, J. Robertson, T. B. Vanitallie, and R. L. Veech. "Kinetics, safety and tolerability of (R)-3-hydroxybutyl (R)-3-hydroxybutyrate in healthy adult subjects." Regulatory Toxicology and Pharmacology 63, no. 3 (2012): 401–8. doi: 10.1016/j.yrtph.2012.04.008.

Courchesne-Loyer A., M. Fortier, J. Tremblay-Mercier, R. Chouinard-Watkins, M. Roy, S. Nugent, C. A. Castellano, and S. C. Cunnane. "Stimulation of mild, sustained ketonemia by medium-chain triacylglycerols in healthy humans: estimated potential contribution to brain energy metabolism." Nutrition 29, no. 4 (2013): 635–40. doi: 10.1016/j.nut.2012.09.009.

Cunnane S., S. Nugent, M. Roy, A. Courchesne-Loyer, E. Croteau, S. Tremblay, A. Castellano, F. Pifferi, C. Bocti, N. Paquet, H. Begdouri, M. Bentourkia, E. Turcotte, M. Allard, P. Barberger-Gateau, T. Fulop, and S. I. Rapoport. "Brain fuel metabolism, aging, and Alzheimer's disease." Nutrition 27, no. 1 (2011): 3–20. doi: 10.1016/j.nut.2010.07.021.

Evans, M., K. E. Cogan, and B. Egan. "Metabolism of ketone bodies during exercise and training: physiological basis for exogenous supplementation." Journal of Physiology 595, no. 9 (2016): 2857–71. doi: 10.1113/JP273185.

Freeman, J. M., E. H. Kossoff, and A. L. Hartman. "The ketogenic diet: one decade later." Pediatrics 119, no. 3 (2007): 535–43. doi: 10.1542/peds.2006-2447.

Freeman, J. M., E. P. Vining, D. J. Pillas, P. L. Pyzik, J. C. Casey, and L. M. Kelly. "The efficacy of the ketogenic diet—1998: a prospective evaluation of intervention in 150 children." Pediatrics 102(6) (1998): 1358–63.

García-Cáceres, C., E. Fuente-Martín, J. Argente, and J. A. Chowen. "Emerging role of glial cells in the control of body weight." Molecular Metabolism 1, nos. 1–2 (2012): 37–46. doi: 10.1016/j.molmet.2012.07.001.

Gasior, M., M. A. Rogawski, and A. L. Hartman. "Neuroprotective and disease-modifying effects of the ketogenic diet." Behavioural Pharmacology 17, nos. 5–6 (2006): 431–9.

Gregory, R. M. "A low-carbohydrate ketogenic diet combined with 6 weeks of CrossFit training improves body composition and performance." Dissertation/Thesis, James Madison University (2016).

Horowitz, J. F., R. Mora-Rodriguez, L. O. Byerley, and E. F. Coyle. "Lipolytic suppression following carbohydrate ingestion limits fat oxidation during exercise." American Journal of Physiology-Endocrinology and Metabolism 273, no. 4, Pt. 1 (1997): E768–75.

Johnston, K. L., M. N. Clifford, and L. M. Morgan. "Coffee acutely modifies gastrointestinal hormone secretion and glucose tolerance in humans: glycemic effects of chlorogenic acid and caffeine." American Journal of Clinical Nutrition 78, no. 4 (2003): 728–33.

Johnstone, A. M., G. W. Horgan, S. D. Murison, D. M. Bremner, and G. E. Lobley. "Effects of a high-protein ketogenic diet on hunger, appetite, and weight loss in obese men feeding ad libitum." American Journal of Clinical Nutrition 87, no. 1 (2008): 44–55.

Kang, H. C., Y. M. Lee, H. D. Kim, J. S. Lee, and A. Slama. "Safe and effective use of the ketogenic diet in children with epilepsy and mitochondrial respiratory chain complex defects." Epilepsia 48, no. 1 (2007): 82–88.

Kesl, S. L., A. M. Poff, N. P. Ward, T. N. Fiorelli, A. Csilla, A. J. Van Putten, J. W. Sherwood, P. Arnold, and D. P. D'Agostino. "Effects of exogenous ketone supplementation on blood ketone, glucose, triglyceride, and lipoprotein levels in Sprague–Dawley rats." Nutrition & Metabolism 13 (2016): 9. doi: 10.1186/s12986-016-0069-y.

Kim, D. W., H. C. Kang, J. C. Park, and H. D. Kim. "Benefits of the nonfasting ketogenic diet compared with the initial fasting ketogenic diet." Pediatrics 114, no. 6 (2004): 1627–30. doi: 10.1542/peds.2004-1001.

King, D. S., G. P. Dalsky, W. E. Clutter, D. A. Young, M. A. Staten, P. E. Cryer, and J. O. Holloszy. "Effects of lack of exercise on insulin secretion and action in trained subjects." American Journal of Physiology-Endocrinology and Metabolism 254, no. 5 (1988): E537–42.

Michalsen, A., B. Hoffmann, S. Moebus, M. Bäcker, J. Langhorst, and G. J. Dobos. "Incorporation of fasting therapy in an integrative medicine ward: evaluation of outcome, safety, and effects on lifestyle adherence in a large prospective cohort study." Journal of Alternative & Complementary Medicine 11, no. 4 (2005): 601–7.

Misell, L. M., N. D. Lagomarcino, V. Schuster, and M. Kern. "Chronic medium-chain triacylglycerol consumption and endurance performance in trained runners." Journal of Sports Medicine and Physical Fitness 41, no. 2 (2001): 210–5.

Musa-Veloso, K., S. S. Likhodii, and S. C. Cunnane. "Breath acetone is a reliable indicator of ketosis in adults consuming ketogenic meals." American Journal of Clinical Nutrition 76, no. 1 (2002): 65–70.

Nielsen, Jörgen V., and Eva A. Joensson. "Low-carbohydrate diet in type 2 diabetes: stable improvement of bodyweight and glycemic control during 44 months follow-up." Nutrition & Metabolism (London) 5 (2008): 14. doi: 10.1186/1743-7075-5-14.

Paoli, A., K. Grimaldi, D. D'Agostino, L. Cenci, T. Moro, A. Bianco, and A. Palma. "Ketogenic diet does not affect strength performance in elite artistic gymnasts." Journal of the International Society of Sports Nutrition 9, no. 1 (2012): 34. doi: 10.1186/1550-2783-9-34.

Paoli, A., A. Bianco, K. A. Grimaldi, A. Lodi, and G. Bosco. "Long term successful weight loss with a combination biphasic ketogenic Mediterranean diet and Mediterranean diet maintenance protocol." Nutrients 5, no. 12 (2013): 5205–17. doi: 10.3390/nu5125205.

Pascoe, D. D., D. L. Costill, W. J. Fink, R. A. Robergs, and J. J. Zachwieja. "Glycogen resynthesis in skeletal muscle following resistive exercise." Medicine and Science in Sports and Exercise 25, no. 3 (1993): 349–54.

Pérez-Guisado, J., A. Muñoz-Serrano, and Á. Alonso-Moraga. "Spanish ketogenic Mediterranean diet: a healthy cardiovascular diet for weight loss." Nutrition Journal 7, no. 1 (2008): 30. doi: 10.1186/1475-2891-7-30.

Phinney, S. D., E. S. Horton, E. A. Sims, J. S. Hanson, E. Danforth Jr., and B. M. Lagrange. "Capacity for moderate exercise in obese subjects after adaptation to a hypocaloric, ketogenic diet." Journal of Clinical Investigation 66, no. 5 (1980): 1152–61. doi: 10.1172/JCI109945.

Rebello, C. J., J. N. Keller, A. G. Liu, W. D. Johnson, and F. L. Greenway. "Pilot feasibility and safety study examining the effect of medium chain triglyceride supplementation in subjects with mild cognitive impairment: A randomized controlled trial." BBA Clinical 3 (2015): 123–5.

Reichard Jr., G. A., O. E. Owen, A. C. Haff, P. Paul, and W. M. Bortz. "Ketone-body production and oxidation in fasting obese humans." Journal of Clinical Investigation 53, no. 2 (1974): 508–15. doi: 10.1172/JCI107584.

Seaton T. B., S. L. Welle, M. K. Warenko, and R. G. Campbell. "Thermic effect of medium-chain and long-chain triglycerides in man." American Journal of Clinical Nutrition 44, no. 5 (1986): 630–4.

Sharman, M. J., W. J. Kraemer, D. M. Love, N. G. Avery, A. L. Gómez, T. P. Scheett, and J. S. Volek. "A ketogenic diet favorably affects serum biomarkers for cardiovascular disease in normal-weight men." Journal of Nutrition 132, no. 7 (2002): 1879–85.

Sharp, M. S., R. P. Lowery, K. A. Shields, C. A. Hollmer, J. R. Lane, J. M. Partl, ... and J. M. Wilson. "The 8 week effects of very low carbohydrate dieting vs very low carbohydrate dieting with refeed on body composition." NSCA National Conference, Orlando, FL. (2015).

Sumithran, P., L. A. Prendergast, E. Delbridge, K. Purcell, A. Shulkes, A. Kriketos, et al. "Long-term persistence of hormonal adaptations to weight loss." New England Journal of Medicine 365 (2011): 1597–604. doi: 10.1056/NEJMoa1105816.

Sumithran, P., L. A. Prendergast, E. Delbridge, K. Purcell, A. Shulkes, A. Kriketos, et al. "Ketosis and appetite-mediating nutrients and hormones after weight loss." European Journal of Clinical Nutrition 67 (2013): 759–64. doi: 10.1038/ejcn.2013.90.

Suo, C., J. Liao, X. Lu, K. Fang, Y. Hu, L. Chen, ... and C. Li. "Efficacy and safety of the ketogenic diet in Chinese children." Seizure 22, no. 3 (2013): 174–8.

Tiwari, S., S. Riazi, and C. A. Ecelbarger. "Insulin's impact on renal sodium transport and blood pressure in health, obesity, and diabetes." American Journal of Physiology-Renal Physiology 293, no. 4 (2007): F974–84.

Traul, K. A., A. Driedger, D. L. Ingle, and D. Nakhasi. "Review of the toxicologic properties of medium-chain triglycerides." Food and Chemical Toxicology 38, no. 1 (2000): 79–98.

Vandenberghe, C., V. St-Pierre, A. Courchesne-Loyer, M. Hennebelle, C. A. Castellano, and S. C. Cunnane. "Caffeine intake increases plasma ketones: an acute metabolic study in humans." Canadian Journal of Physiology and Pharmacology 95, no. 4 (2017): 455–8. doi: 10.1139/cjpp-2016-0338.

Veech, R. L. "The therapeutic implications of ketone bodies: the effects of ketone bodies in pathological conditions: ketosis, ketogenic diet, redox states, insulin resistance, and mitochondrial metabolism." Prostaglandins, Leukotrienes and Essential Fatty Acids 70, no. 3 (2004): 309–19.

Volek, J. S., D. J. Freidenreich, C. Saenz, L. J. Kunces, B. C. Creighton, J. M. Bartley, ... and E. C. Lee. "Metabolic characteristics of keto-adapted ultra-endurance runners." Metabolism 65, no. 3 (2016): 100–10.

Volek, J. S., M. J. Sharman, A. L. Gómez, D. A. Judelson, M. R. Rubin, G. Watson, ... and W. J. Kraemer. "Comparison of energy-restricted very low-carbohydrate and low-fat diets on weight loss and body composition in overweight men and women." Nutrition & Metabolism 1, no. 1 (2004): 13.

Volek, J. S., M. J. Sharman, D. M. Love, N. G. Avery, T. P. Scheett, and W. J. Kraemer. "Body composition and hormonal responses to a carbohydrate-restricted diet." Metabolism 51, no. 7 (2002): 864–70.

Wallace, T. M., N. M. Meston, S. G. Gardner, and D. R. Matthews. "The hospital and home use of a 30-second hand-held blood ketone meter: guidelines for clinical practice." Diabetic Medicine 18, no. 8 (2001): 640–5.

Welle, S., U. Lilavivat, and R. G. Campbell. "Thermic effect of feeding in man: increased plasma norepinephrine levels following glucose but not protein or fat consumption." Metabolism 30, no. 10 (1981): 953–8.

Westman, E. C., R. D. Feinman, J. C. Mavropoulos, M. C. Vernon, J. S. Volek, J. A. Wortman, ... and S. D. Phinney. "Low-carbohydrate nutrition and metabolism." American Journal of Clinical Nutrition 86, no. 2 (2007): 276–84.

Westman, E. C., W. S. Yancy, J. C. Mavropoulos, M. Marquart, and J. R. McDuffie. "The effect of a low-carbohydrate, ketogenic diet versus a low-glycemic index diet on glycemic control in type 2 diabetes mellitus." Nutrition & Metabolism 5, no. 1 (2008): 36.

Yancy, W. S., M. K. Olsen, J. R. Guyton, R. P. Bakst, and E. C. Westman. "A low-carbohydrate, ketogenic diet versus a low-fat diet to treat obesity and hyperlipidemia: A randomized, controlled trial." Annals of Internal Medicine 140, no. 10 (2004): 769–77.

Young, C. M., S. S. Scanlan, H. S. Im, and L. Lutwak. "Effect on body composition and other parameters in obese young men of carbohydrate level of reduction diet." American Journal of Clinical Nutrition 24, no. 3 (1971): 290–6.